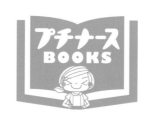

プチナース BOOKS

領域別

看護過程 展開ガイド 第2版

地域・在宅 〉 成人 〉 老年
小児 〉 母性 〉 精神

編著 任 和子

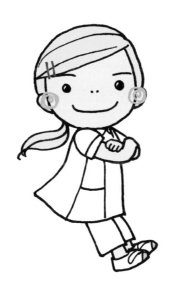

照林社

執筆者等一覧

編集

任 和子
Kazuko Nin
京都大学大学院医学研究科人間健康科学系専攻・教授

執筆（執筆順）

任 和子
Kazuko Nin
京都大学大学院医学研究科人間健康科学系専攻・教授

川上祐子
Yuko Kawakami
京都府立医科大学医学部看護学科・講師

本田可奈子
Kanako Honda
滋賀県立大学人間看護学部・教授

安田真琴
Makoto Yasuda
元 京都大学大学院医学研究科人間健康科学系専攻・修士課程

山川みやえ
Miyae Yamakawa
大阪大学大学院医学系研究科保健学専攻看護実践開発科学講座・准教授

高見亜美
Ami Takami
元 大阪大学大学院医学系研究科保健学専攻看護実践開発科学講座・助教

福山亜弥
Aya Fukuyama
元 医療法人協和会千里中央病院・看護師

松岡瑞穂
Mizuho Matsuoka
伊川谷病院・看護師

椛屋絵理子
Eriko Koujiya
大阪大学大学院医学研究科保健学専攻看護実践開発科学講座・助教

西田志穂
Shiho Nishida
共立女子大学看護学部小児看護学・教授

古川亮子
Ryoko Furukawa
長野県看護大学発達看護学講座母性・助産看護学・教授

小西奈美
Nami Konishi
京都橘大学看護学部看護学科・講師

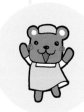

はじめに

　問題解決法を活用した看護過程は、看護専門職として責任をもって看護をするうえできわめて有用なツールです。日本看護協会の看護業務基準にも、「看護を必要とする人を継続的に観察し、状態を査定し、適切に対処する」[1]と書かれており、看護活動の基盤であることが示されています。

　「正しく看護過程が使える」ことが目的ではなく、「看護過程を使って」、対象となる人々が自分のもつ力を十分に発揮してより健康に、その人らしく生活することができるように、個別的な看護を実践することに価値があります。

　とはいえ、「看護過程を使う」トレーニングが必要なので、看護基礎教育では看護過程の使い方を教え、それが実習記録となっています。そのため個別的な看護実践が重要であるのに、看護過程がよくわからず、実習記録の書き方につまずいて、受け持ち患者さんのことを考える余裕がなくなるという本末転倒の事態になることがよくあります。

　本書では、領域別実習と呼称される地域・在宅看護論、成人看護学（急性期、慢性期）、老年看護学、小児看護学、母性看護学、精神看護学の6つの実習での看護過程を使った実習記録について解説しています。本書を読むことで看護過程をどのように使うかの全貌が見えれば、少しは気持ちを楽にして、受け持ち患者さんの看護に全力投球できるのではないかと期待しています。そうすれば、それが自ずと「看護過程を使う」トレーニングになると確信しています。

　姉妹本の「実習記録の書き方がわかる　看護過程展開ガイド 第2版」[2]とともに、看護学生ばかりでなく実習指導者や教員のみなさまにも教育のツールとして活用していただけるとうれしいです。

　2022年4月

　　　　　　　　　　　　　　　　　　　　　　　　　　　　　任　和子

＜引用文献＞
1. 日本看護協会看護業務基準2021年改訂版　https://www.nurse.or.jp/home/publication/pdf/gyomu/kijyun.pdf（2022/02/17アクセス）
2. 任和子 編著：実習記録の書き方がわかる　看護過程展開ガイド 第2版. 照林社, 東京, 2022.

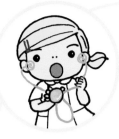

本書の特徴と使い方

- ●プチナース BOOKS『領域別 看護過程展開ガイド 第2版』では、地域・在宅看護論実習、成人看護学実習、老年看護学実習、小児看護学実習、母性看護学実習、精神看護学実習の各領域の実習における、看護過程の展開のしかたと記録（実習記録）の書き方を、わかりやすくガイドしました。
- ●領域の特徴を踏まえた看護過程展開のポイントがわかり、事例をもとにアセスメントからサマリーまで掲載・解説していますので、実習記録の書き方もマスターできます。
- ●実習での看護過程の展開のほか、紙上演習の参考としてもご活用ください。

1

看護過程展開の
ポイント

領域の特徴を踏まえた看護過程展開の
ポイントをステップ別に解説しています！
役立つ資料もいっぱい！

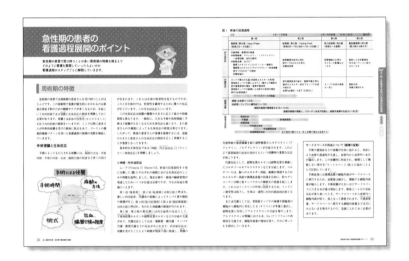

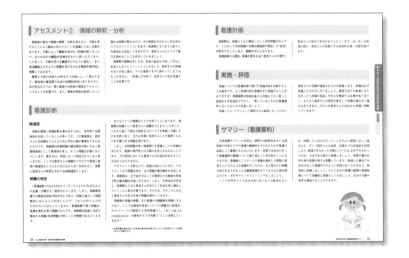

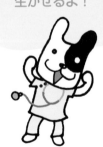

領域の特徴を
理解して看護過程に
生かせるよ！

2
事例でわかる！
看護過程の展開

実習でよく出合う事例をもとにアセスメントからサマリーまで記録のお手本とともに根拠や視点を解説します！

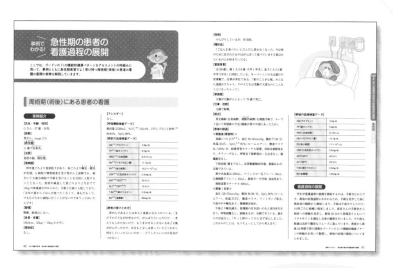

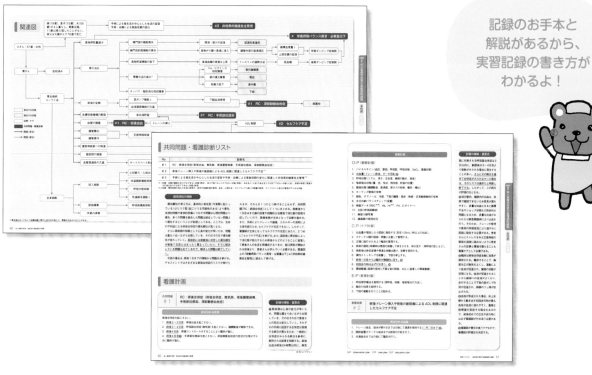

記録のお手本と
解説があるから、
実習記録の書き方が
わかるよ！

領域別実習の看護過程の
展開と実習記録の書き方が
この1冊でわかります！

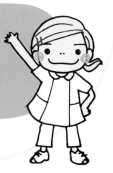

● 本書では、看護診断はおもに、T. ヘザー・ハードマン，上鶴重美，カミラ・タカオ・ロペス 原著編，上鶴重美 訳『NANDA-I 看護診断　定義と分類　2021-2023』（医学書院）の診断名を使用しています。

● 「母性看護学実習の看護過程展開」では、一部、日本助産診断・実践研究会 編著『マタニティ診断ガイドブック　第6版』（医学書院）の診断名も使用しています。

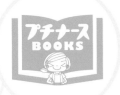

領域別
看護過程展開ガイド

地域・在宅　成人　老年　小児　母性　精神　編著●任 和子

CONTENTS

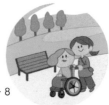
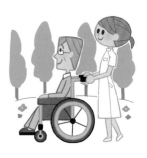
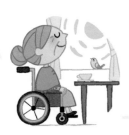

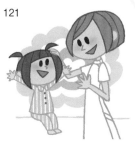

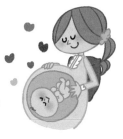

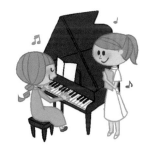

カバー・表紙デザイン
ビーワークス
表紙イラスト
ウマカケバクミコ
本文デザイン
林慎悟、ウエイド
本文イラスト
ウマカケバクミコ、カネコシオリ
日の友太、今崎和広
DTP 制作
ウエイド

領域別実習（各論実習）での看護過程展開のポイント

執筆：**任 和子**

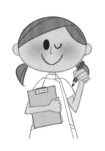

看護過程は
よりよい看護を
行うための道具ととらえ、
活用しましょう

実習記録は学習を助ける道具

臨地実習では、一人の人間として患者さんと出会い、その関係を発展させながら学習が進んでいきます。したがって、まずはできるだけ患者さんのベッドサイドに行き、患者さんに関心をもつことが重要です。一方、そうはいっても「看護過程の展開の記録」である実習記録の量が膨大で、そのために睡眠不足となって、ベッドサイドで力を発揮できないということを学生からよく聞きます。

患者さんと話をする際にも、「足りない情報は家族背景だから、忘れず聞かなければ」と頭の中で考えてしまうために、目の前にいる患者さんとしっかり向き合えなかったり、患者さんの問題点を探そうとしてしまって、本来の患者さんの姿を見失ってしまったりすることもあるようです。

特に実習が始まった数日は、実習記録が気になって実習記録を埋めることや実習記録のフォーマットにこだわってしまいがちです。できるだけ肩の力を抜いて患者さんとかかわりましょう。そうすれば、気づくことがたくさんあるはずです。気づいたことを手がかりに、「これってどういうことかな」と推測し、それを確かめるプロセスを踏むことで、患者さんとの関係も発展し、看護の方向性が見えてきます。

「看護過程は、看護師が看護実践を系統的・計画的に"看護師らしく考える"ために、まず、学ばなければならないツールである」[1]とアルファロは述べています。看護師らしく考え、よりよい看護をするための道具として看護過程をとらえ、実習記録は学習を助ける道具として使ってほしいと願っています。

問題解決法の基本をおさえよう

看護過程は問題解決法に基づいています。「問題解決」は、

図1 問題解決の基本①：
問題・原因・解決策・あるべき姿の関係

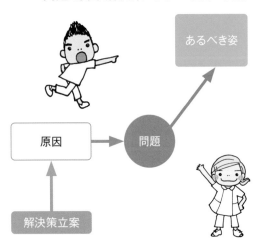

図2 問題解決の基本②：
問題と原因の複雑な関係

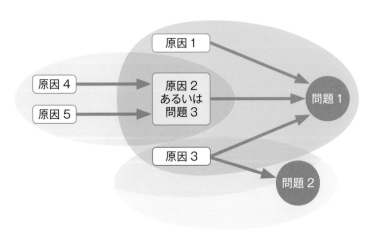

日常生活でも仕事でも日々必要とされ使えるスキルですが、この考え方を理解し実践するのは容易ではありません。現実世界は複雑で、何が原因で何が結果かを明確に分けることが難しいのですが、問題解決法では、分けて考えることが基本だからです。なぜ分けて考えるかというと、行き当たりばったりではなく、効果的な解決策をみつけ、実行するためです。看護過程の講義が難しく感じられ、実習記録を書くのに時間がかかるのは当たり前といえます。

そこで、ここでは少しでも理解が進むように問題解決の基本をおさえておきましょう。一つ目は、考える順番です。まず、「問題はどこにあるのか」、続いて「問題の原因は何か」、そして「どのようにすればよいか」を考えます。問題→原因→解決策の順です。ここで重要なことは、問題をできるだけ具体的にすることと、問題と原因を分けて考えることです。問題を具体的にするというのは、たとえば「今日はちょっと調子が悪い」という情報を得た場合、それは「吐き気」なのか、「倦怠感」なのか、「めまい」なのかをはっきりさせることです。そうしなければ、原因がたくさん出てきてしまい、効果的な解決策を探るのに時間がかかってしまいます。問題が具体的になれば、「なぜ」それが起こったかについて広く深く掘り下げます。

図1に、「問題」と「原因」と「解決策」、「あるべき姿」の関係を示しました。解決策は問題ではなく原因に対して立てます。解決策を立てて実行することによって、問題が解決し、あるべき姿になる、という考え方が問題解決の基本です。問題が解決あるいは改善した状態が「あるべき姿」です。

二つ目は、問題と原因の複雑な関係です。**図2**に示したように、問題は1つに絞りますが、その原因は1つの場合もあれば複数ある場合もあります。また、原因1、原因2、原因3は問題1の原因ですが、このうち原因2は原因4と原因5の問題でもあります。丸で囲ったようにいくつかの問題と原因のセットができるので、どこを取り出すかを考えます。有効な解決策が立てられそうかを考えながら、問題と原因を特定します。

このように、問題解決法では、細かく分けることによって、効果的な解決策を見いだすことにメリットがあります。一方、細分化したために全体の方向性が見えにくくなり、問題は解決したけれど、それが次の問題を生んでしまい、意図しない方向に進んでしまうことがあります。

たとえば、入院治療後、元気に歩いて帰っていただくことが看護の方向性であるのに、転倒・転落対策として離床センサー設置をしたことで、看護師に気をつかって自由に歩く回数が減ってしまったために筋力が低下して車椅子での退院となったというケースが考えられます。したがって、患者さんのこれまでの生活が病気や治療によってどのように変化するのかを的確に予測し、患者さんやご家族と話し合ってどのような将来の姿をめざすのかの見通しをもって、それに向かって今起こっている問題をひとつ一つ解決するために看護として介入することが重要です（**図3**）。

図3　看護の方向性をもつ

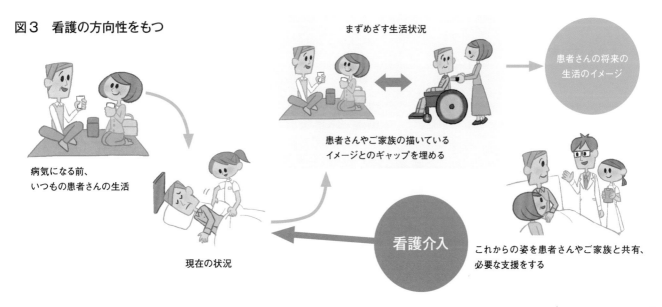

まずめざす生活状況

患者さんの将来の
生活のイメージ

患者さんやご家族の描いている
イメージとのギャップを埋める

病気になる前、
いつもの患者さんの生活

看護介入

現在の状況

これからの姿を患者さんやご家族と共有、
必要な支援をする

さまざまな実習の場（図4）

　看護学生が学ぶ教育の内容は、「保健師助産師看護師学校養成所指定規則」で決められています。このなかで臨地実習は23単位と定められています。

　本書では、この23単位の実習のうち、地域・在宅看護論実習（2単位）、成人看護学実習および老年看護学実習（4単位）、小児看護学実習（2単位）、母性看護学実習（2単位）、精神看護学実習（2単位）を取り上げて、看護過程展開のポイントを説明し、さらに事例を挙げて、より具体的に理解が進むようにしています。成人看護学実習は、急性期と慢性期の2つに分かれていることが多いですが、学校によっては、回復期やリハビリテーション期が加わっている場合もあります。

　1単位につき、おおむね1週間の実習をすると考えると、成人看護学実習および老年看護学実習では4週間、その他では2週間の実習をすることになります。これらの実習時間をどのような場で実習するかは、実習目的に合わせて設定されますので、学校によって異なります。

　成人看護学実習では多くの場合、病棟での受け持ち実習や外来実習をすることが多いですが、老年看護学実習や小児看護学実習、母性看護学実習、地域・在宅看護論実習では、病院以外の場で学ぶことが組み合わされていることがあります。

　たとえば、老年看護学実習では、老年期の特徴をとらえ、治療目的ではない場で看護を展開することを学ぶために、介護老人保健施設や特別養護老人ホーム、デイケアなどの施設が実習場所として選択されていることも多いでしょう。小児看護学実習では、健康な子どもの姿から学ぶために保育所実習を組み入れている場合があります。母性看護学実習では、妊娠期の理解を深めるために、助産師外来や外来で行われる母親教室に参加したり、マタニティヨガなど地域での支援を見学したりすることもあるでしょう。精神看護学実習でも、外来や地域に開かれたデイケアでの実習を組み込むように工夫されていることがあります。

　本書では、どの領域もおおよそ2週間、病棟で受け持ち実習をすることを想定して、看護過程を展開しています。このような受け持ち実習に、病棟以外の場で学んだことを活かして、広い視点で受け持ち患者さんの状況をとらえることで、退院ばかりではなくその先を見すえた看護を展開することができるでしょう。

領域別実習を楽しむために

　令和4年（2022年）度からは新カリキュラムによる教育が始まり、在宅看護論は、地域・在宅看護論として学習することになります。地域・在宅看護論実習では、在宅で療養する人とその家族だけでなく、地域で生活する人々が看護の対象となります。実習は、おもに訪問看護ステーションで行われます。地域で生活している人への理解を深め、多職種連携、チーム医療を学びましょう。

　成人看護学実習（急性期）では、手術を受ける患者さんの看護を通して学ぶように設定されていることが多いと思われます。術前・術中・術後と経過するなかで、必要な看護が変わり、術後は患者さんがみるみる回復されます。特に

図4　さまざまな実習の場

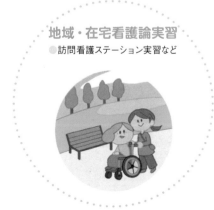

地域・在宅看護論実習
●訪問看護ステーション実習など

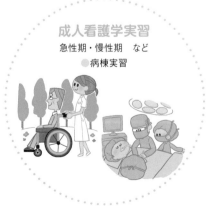

成人看護学実習
急性期・慢性期　など
●病棟実習

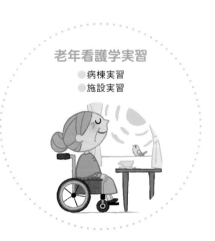

老年看護学実習
●病棟実習
●施設実習

術後は手術という大きな侵襲を身体が受けるので、生体反応を的確にとらえ回復を促さなければなりません。起こり得る合併症も時間の経過とともに変化するため、予測してタイムリーな観察をすることが求められます。そのスピードについていき、適時的な観察とケアを行うことができれば、とてもやりがいのある実習になります。

成人看護学実習(慢性期)では、慢性疾患をもつ患者さんを受け持つことが多いですが、食事や運動などのセルフマネジメント教育であったり、リハビリテーションであったり、ときにはターミナルケアなど、患者さんの状態によって必要とされる看護が大きく異なります。また、慢性期といっても実習病院が急性期病院の場合、慢性疾患の病状が悪化して急性期にある患者さんを受け持つことが多いでしょう。病態や病期、病状を正確につかんで、病気をもってどのように生活してこられたのか、今後の見通しはどうか、患者さんはそれらをどのように理解しているかを長い時間経過でとらえることで、看護の方向性がみえてきます。

老年看護学実習では、「高齢者」に接した経験が少ない学生が多く、たいへん戸惑うようです。これまでの人生が長く、身体機能や精神機能、社会的背景も多様性があるため、その人らしさを知り、支えることがより重要になります。そのために、今の状態をていねいにとらえるとともに、これまでどのように生きてこられたのかを知り、どのようにあることを望んでおられるかという視点をもちましょう。たとえ認知症をもっておられても同様です。また、特に入院中は、残存機能を落とさないように予防する視点も重要です。

小児看護学実習では、どのような場でも子どもの成長発達を支援するという視点が重要です。入院生活の中に成長・発達段階を踏まえた遊びや学習を取り入れた看護を展開しましょう。「子どもが大好き！」という学生さんがほとんどですが、ときに苦手意識をもっている場合があります。私も学生のころは子どもが苦手でしたが、友人の子どもと遊んだり、子育てするようになって大好きになりました。うまくかかわろうと思わず、まずは自分らしさを大事にしてかかわってみましょう。

母性看護学実習では、母親と新生児の2人が対象になるので、それが大変なようです。一方、観察ポイントやケアは日ごとにはっきりしているので、共通するところは教科書や参考書を利用すると効率的です。初産婦さんとはいっしょに学ぶつもりで、経産婦さんからは教えてもらう姿勢でかかわりましょう。

精神看護学実習では、「精神科病棟」のイメージがつかず、自分のなかにある偏見もあって最初は緊張してしまう場合がありますが、実習が始まれば自分らしさを取り戻せます。一方、患者さんを通して自分を見つめることになるため、あらたな葛藤も生まれるようです。混乱することは悪いことではないし、教員や看護スタッフが支援してくれます。真剣に患者さんとかかわるほど、新しい自分を発見する機会になると思います。そのプロセスをぜひ楽しんでください。

私も実習を通して看護のおもしろさや価値に気づきました。苦しいこともありますが、楽しさも味わってください。

<引用文献>
1. ロザリンダ・アルファロ-ルフィーヴァ 著, 本郷久美子 監訳：基本から学ぶ看護過程と看護診断 第7版. 医学書院, 2012.

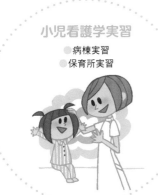

小児看護学実習
● 病棟実習
● 保育所実習

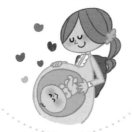

母性看護学実習
● 病棟実習
● (助産師)外来実習、母親教室

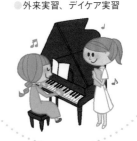

精神看護学実習
● 病棟実習
● 外来実習、デイケア実習

看護過程の構成要素と実習記録

- 本書において、看護過程は「アセスメント」「診断」「計画立案」「実施」「評価」の5相を基本としています。
- 看護過程自体は、記録のしかたについて特別の様式はありませんが、病院の看護記録や実習記録で看護過程の展開に用いられる様式は、POS（problem oriented system：問題志向型システム）に基づいたPONR（problem oriented nursing record：問題志向型看護記録）が多いです。本書でもPONRの記録様式を採用しています。

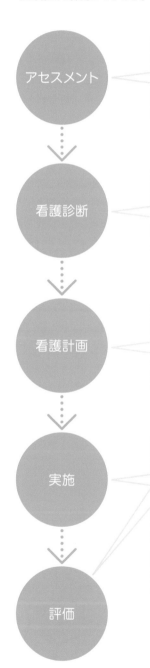

アセスメント
- 「情報（データ）の収集」と「情報の解釈と分析」が含まれます。
- 「情報の収集」は、枠組み（ゴードンの機能的健康パターンなど）に沿って、診療録（カルテ）や看護記録、患者さんやご家族への面接や観察で得た情報を記載していきます。
- 「情報の解釈と分析」は、看護介入をするために情報から意味を引き出すことです。
- 情報は、Sデータ（主観的データ）、Oデータ（客観的データ）に分けて記載します。

看護診断
- 看護介入を必要とする事項を決定し、原因や関連する事項とともに問題を明確化し、その優先順位を決定し「診断リスト」を作成します。
- 学校によって関連図（「要因関連図」や「問題関連図」「全体像」など）で図式化し整理をします。
- 「看護診断」では、NANDAインターナショナルの定義・分類がよく用いられます。本書でもおもにNANDAインターナショナルの看護診断を使用しています。

看護計画
- 看護計画の立案には、「期待される結果」の設定と、「看護介入」の選定が含まれます。
- 「期待される結果」は、看護介入の結果、患者さんにどのような行動や反応がみられたらいいかを表現するものです。
- 「期待される結果」を設定したら、それを達成するための「看護介入」を選択します。O-P（観察計画）、C-P（ケア計画）、E-P（教育計画）に分けて記載します。

実施
- 看護計画に基づいて看護介入を行い（実施）、「期待される結果」に向かっていたかを評価します。
- 実習記録では、日々、計画・実施・評価できるように、経過記録を書きます。その際、評価はSOAP形式で記載します。
  - ▶評価をするための情報（S、O）
  - ▶情報を基にした評価（A）
  - ▶評価に基づいて翌日の計画を立案（P）
- 実習終了時にまとめる「サマリー」も評価にあたります。サマリーでは、患者さんの健康上の問題に対して何を実施し、その結果、その問題はどのように変化したのか、まとめます。

評価

看護診断の書き方と種類

書き方

- 看護診断は、基本としては「関連因子」と「診断名」のセットで表現します。
- 「関連因子」とは、「診断名」の誘因や原因となっているものです。「関連因子」と「診断名」の関係は、直接的な因果関係や影響を示すものではありません。「関連因子」の部分が改善すれば問題も改善するだろうと予測される関係です。
- 「診断名」の誘因や原因となっている「関連因子」が示されれば、関連因子に看護介入することで診断名に示された患者さんの問題を解決することができます。
- 「関連因子」と「診断名」をつなぐには、「〜に関連した」「〜に伴う」「〜を起こさせる」「〜の一因となる」などの表現を用います。
- よく用いられる NANDA インターナショナル看護診断の定義と分類には、診断名ごとに「定義」「診断指標」「関連因子」が示されています。リスク状態の診断名には「診断指標」はなく、「関連因子」は「危険因子」となります。

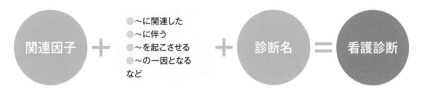

関連因子 ＋ ●〜に関連した ●〜に伴う ●〜を起こさせる ●〜の一因となる など ＋ 診断名 ＝ 看護診断

種類

- NANDA インターナショナルの看護診断は、「診断状態」でも分類できるようになっています。この診断状態を示す分類には、「問題焦点型」「ヘルスプロモーション型」「リスク型」「シンドローム型」の 4 つがあります。「〜リスク状態」や「〜促進準備状態」など看護診断を立てる際に、みなさん使用しているのではないかと思います。これは「診断状態」を示しています。「栄養摂取バランス異常：必要量以下」などと、使用します。

問題焦点型 看護診断	● NANDA インターナショナルで承認されている看護診断のほとんどがこの「問題焦点型看護診断」です。言葉のとおり、"実際にある"状態です。 ● 診断指標にあてはまる徴候や症状が、患者さんのデータベースに実際に存在していることから、診断ができます。 ●「〜リスク状態」や「〜促進準備状態」「〜シンドローム」がつかないものは問題焦点型です。
ヘルス プロモーション型 看護診断	● より健康になりたいという望みや動機づけがある状態です。栄養や運動などの健康行動をよりよい方向へ促進しようとする準備があることから、診断ができます。どのような健康状態でも使用することができます。 ● ヘルスプロモーション型看護診断のラベルはすべて「〜促進準備状態」という言葉がつきます。
リスク型 看護診断	● その状態が起こるおそれのある状態です。診断指標にあてはまる徴候や症状はないものの、その状態を起こしやすくする危険因子がデータベースに存在していることから、診断ができます。 ● リスク型看護診断のラベルにはすべて「〜リスク状態」という言葉がつきます。
シンドローム型 看護診断	● 上記の 3 つとは異なり、診断指標にあるような徴候と症状がほとんどいつも同時に起こるような状態をいいます。 ●「〜シンドローム」という言葉がつきます。これにさらに「リスク状態」がつく看護診断ラベルもあります。

※ウェルネス型看護診断は、現在、NANDA インターナショナルの看護診断では、「ヘルスプロモーション型看護診断」に含まれるとし、このカテゴリーを使用しないことになっています。

看護計画、実施・評価の書き方

看護計画

- 看護計画には、期待される結果の設定と、看護介入の選定が含まれます。
- 期待される結果は、患者さんの目標なので、主語は患者さんになります。
- 期待される結果を長期目標と短期目標で分けて書くときは、①看護診断の表記に対応させて設定する場合、②時期の長短に併せて設定する場合、があります。
- ①の場合は、長期目標はその看護診断の解決を示すもので、短期目標は関連因子に焦点があたります。
- ②の場合は、実習期間の終了日を目途に長期目標を立て、そこにいたるまでの短期目標を細かく設定します。
- 期待される結果は評価ができるよう、具体的に設定するとよいでしょう（**下表**）。
- 看護介入は、できる限り短期目標ごとに選択するとよいでしょう。一般に、看護介入計画には、**下表**に示した3つの要素があります。この3つの要素を意識することで、より綿密な計画を立てることができます。

期待される結果設定のコツ

コツ	例
主語：**誰が**	山田さん
動詞：**何を**	歩行する
状態：**どのように**	松葉杖を用いて
尺度：**どこまで**	1人で、少なくとも廊下の端から端まで
時間：**いつまでに**	12月28日までに

看護介入計画に記入すべき3つの計画とその内容

観察計画(O-P)	関連因子や問題の変化を観察した内容のほか、ケア計画や教育計画を実施する際に観察しなければならない内容を記載する。
ケア計画(C-P)	患者さんに行うケアの内容を記載する（清拭や歩行の介助など）。
教育計画(E-P)	患者さんとその家族に伝えることや指導することを記載する。

実施・評価

- 「実施と評価」の記録様式は、学校や専門領域によってかなり異なることがあります。
- 本書では、日々、計画・実施・評価できるように工夫した経過記録の様式を用いています。
- POSにのっとり、問題ごとに、SOAP形式で記載することが多いでしょう。

経過記録：SOAPの書き方

S	Subjective data 主観的データ（主観的情報）	● 患者さんの言葉を記載。患者さんとの言語的コミュニケーションによって得られた情報
O	Objective data 客観的データ（客観的情報）	● 観察したことや測定したこと ● 判断、解釈は含めず事実を書く
A	Assessment アセスメント	● SとOから考えたことや意見、印象などを記述すること
P	Plan プラン	● S・O・Aを受けて実施するべきことを記述する ● 具体的な内容：観察計画、ケア計画、教育計画　など

PART 1

地域・在宅看護論実習の看護過程展開

地域・在宅看護論実習では、在宅で療養する人々だけでなく、地域で生活する人々とその家族に対する看護の実践を行っていきます。

地域で生活する多様な人々の身体的・精神的・社会的特徴のほか、地域で療養している人が置かれている状況や受けている医療・介護サービスなどを理解し、実習に臨む必要があります。

ここでは、地域・在宅看護論の対象や場の特徴や実習のポイントから看護過程展開のポイント、実際までを解説します。

執筆＝川上祐子

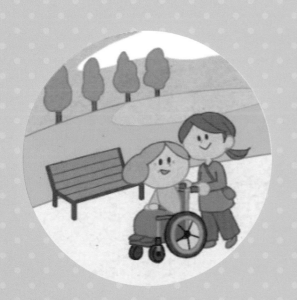

地域・在宅看護論実習の
対象・場のポイント

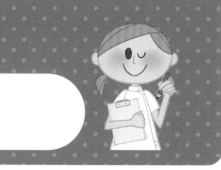

まず、実習に出るうえで知っておきたい
地域・在宅看護論実習の特徴、その対象や場の特徴、
実習のポイントを解説します。

地域・在宅看護論実習の対象

　地域で療養する人々だけでなく、生活する人々とその家族を看護の対象としています。

　地域包括ケアシステムの構築が推進されているなか、療養の場は拡大されており、地域におけるさまざまな場において、看護能力を発揮することが求められています。

　地域・在宅看護論では、地域で生活する人々とその家族の健康と暮らしを理解し、支援することをめざし、看護の展開を実践していきましょう。

「在宅看護論実習」から
「地域・在宅看護論実習」へ

　2022年度からは、保健師助産師看護師学校養成所指定規則および看護師等養成所の運営に関する指導ガイドラインの改正を受けて、新カリキュラムの編成が行われます。とくに、「在宅看護論」は、「地域・在宅看護論」に名称が変わり、単位数が増えて学習することになります。

　新カリキュラムでは、領域実習の事前実習とした位置づけで「地域の実習」が設定されており、小児期・青年期・成人期・老年期の各ライフステージにある人々の暮らしの場[1]、たとえば、幼稚園、保育園、高齢者施設、高齢者サロン、社会福祉協議会、地元の商店、農業経営者、企業等に出向き、地域の人々の暮らしを理解するための実習が行われます。

　領域実習は、おもに訪問看護ステーションで行われます。訪問看護では、在宅ターミナルケア、終末期ケア、認知症、精神疾患の療養者、重度心身障害児、退院支援など[2]の対応が増えています。また、医療機関との連携のほかに、サービス付き高齢者住宅等の介護施設、グループホーム、学校など、自宅以外の多様な場へ拡大しています。実習生は、訪問看護に同行し、地域における多職種連携、チーム医療、地域で生活されている療養者への理解を深め、訪問看護師の役割を学んでいきます。

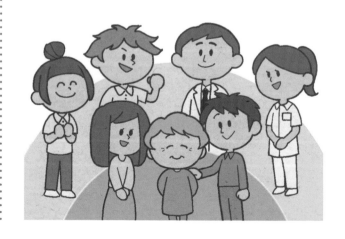

少子超高齢多死社会における看護の場の拡大

　看護者が行う看護の対象は、**病院以外のさまざまな療養の場**へと拡大しています。その理由には、日本が急速に少子超高齢多死社会の時代へと変化していることが挙げられます（**図1**）。このような社会状況の変化によって、家族構造は、老老介護、認認介護、独居世帯、核家族等が増加しています。また、子どもや親戚も少ないなどの理由で、**療養者の介護を家族だけで補うことが難しく**なっています。

　疾病構造においては、複数の慢性疾患を併存する高齢者、障害を抱えながら長期の療養を要する人々の増加によって、地域で生活する人々の**看護問題はより複雑化**し、**個別的な対応を必要としている療養者が増加している**といえます。

　さらに、生産年齢人口の減少により、市場サービスの購入を含めて自らの健康管理は自分のことは自分でする「自助」、ならびに、相互に支え合っているが、費用負担が制度的に裏付けられていない自発的なものとする「互助」に比重が置かれるようになってきています。

　こうした背景より、病院完結型から地域完結型へと移行しており、重度な要介護状態となっても住み慣れた地域で自分らしい暮らしを人生の最期まで続けられることができるよう、住まい・医療・介護・予防・生活支援が一体的に提供される地域包括ケアシステムの構築が促進[3]されています（**図2**）。

　そのため、看護者は、地域の人々とともに、地域包括ケアシステムを推進し、強化する役割をも担っていくことが期待されています。このように、看護を提供する場は、病院以外の地域へと確実に拡大しており、加えて、看護の対象者は、**療養者を含めた地域で生活する人々**と拡大していることから、地域・在宅看護論実習の充実が図られました。

対象者を理解するために地域を理解する

　地域・在宅看護論実習では、地域で療養や生活する人々、療養者の家族・介護者の健康と暮らしを理解し、支援するために看護の展開および看護の実践を行っていきます。一方、公衆衛生看護学実習では、療養者とその家族を対象とするよりも、地域やある集団に着目し展開していきます。

　あくまで、地域・在宅看護論実習では、**療養者とその家族、生活者の予防を含めた健康を支えるために、人々の生活の基盤である地域を理解する**[1]ものになります。

図1　少子超高齢多死社会

少子超高齢多死社会
・平均寿命の延伸　男性：81.41 女性：87.45（2019年）
・出生数の減少　86万4000人（2019年）
・年間死亡者数　2019年 137万6000人→2038年 170万人
・生産年齢人口　1992年の69.8%をピークに減少

家族構成の変化	疾病構造の変化
・高齢者の単身世帯の増加 ・世帯内の支え合い機能が低下	・複数の慢性疾患が併存

公助	共助	自助	互助

・従来型の病院中心、医療従事者主導の医療のしくみを根本から見直す必要性を示唆（池西2020）

治す医療	治し支える医療	医療機関	暮らしの場

図2　地域包括ケアシステム

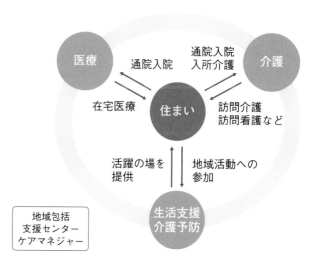

地域・在宅看護における
看護過程展開のポイント

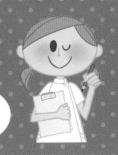

前項の「地域・在宅看護論実習の対象・場のポイント」を踏まえて地域・在宅で療養生活をしている人の看護過程の展開のポイントについて解説します。

地域・在宅看護における看護過程の特徴

地域・在宅看護では、療養者の長年住み慣れた生活空間で看護が展開されていきます。そのため、看護者の先入観や価値観で対象者をとらえてしまうことがないように注意しなければなりません。対象者が暮らしてきた生活の多様性、療養生活に対する意向や価値観にもていねいに配慮した看護過程を展開[4]する必要があります。

訪問看護ステーション実習では、看護師が療養者宅へ訪問し、看護を提供する場面に実習生も参加し携わります。そのうち1名を受け持ち事例として看護過程を展開します。2週間の訪問看護ステーション実習、訪問看護2回/週の療養者を受け持った場合の看護展開の方法の一例を紹介します。

情報収集

受け持ち療養者宅の訪問までに、カルテや訪問看護師から療養者の情報収集を行います。つぎに、訪問看護師に同

行して、訪問看護ステーションから療養者宅までの移動中に地域の特徴をとらえます。そして、療養者本人と家族に対面したとき、訪問看護師が看護を提供している場面等から情報収集を行います。

アセスメント

情報収集した事柄を次回の訪問までに整理し、アセスメントを行います。不足している情報は2回目の訪問で情報収集を行っていきます。並行して、関連図・看護課題の抽出を行い、看護の方向性を考えていきます。

看護計画立案

2週目の3回目の訪問までに看護計画を立案し、教員や実習指導者より指導を受けた後、3回目もしくは4回目の訪問時に看護計画を実施・評価するという流れになります。

アセスメント①　情報収集

情報収集のポイント

地域・在宅看護では、療養者の生活を重要視しているため、疾患、身体、心理状態の情報以外に、家族・介護者の状況、家庭環境、経済状況、社会資源などの情報を収集していきます（**表1**）。とくに、療養者本人と家族の療養に対する思いや考え方、在宅療養生活への希望は、初期の段階

で確認しておくことが重要です。また、療養者の楽しみや趣味、嗜好についての情報は、療養生活への意欲を維持・継続させるためにも把握しておく必要があります。さらに、療養者のこれまでの人生経験の中で、培ってこられた価値観や信念、生き方に関する情報は、今後の看護展開に大きく関係します。これらの幅広い情報は、一気に多くの情報を得るのではなく、守秘義務・プライバシーの保護に努め

ながら、重要度や、優先順位を考慮しつつ、計画的に情報を収集していきます。また、たくさんの情報に埋もれることのないよう情報を整理していくことが大切になります。

訪問看護は、ケアプランに沿って提供されていますので、居宅サービス計画書を確認し、どのように作成されているのかも学んでおきましょう。

ICF を用いた情報の把握

2001 年 5 月、WHO は ICF（International Classification of Functioning, Disability and Health：国際生活機能分類）を発表しています（図3）。ICF とは、すべての人を対象とした生活機能、生きることの全体像を表しています。共通理解しやすい概念であるため、保健医療福祉のさまざまな分野で用いられています。

地域・在宅療養における看護過程の展開でも療養生活の状況を踏まえ、療養者や家族の生活への思い、希望、生き方を重視していますので、ICF の概念を適用されていることが多くみられます。

限られた時間で効率的に情報を収集

訪問看護の多くは、診療報酬・介護報酬が時間単位で決められています。そのため、1 回の訪問時間である約 30

表1 地域・在宅看護での基本的情報収集項目

1. 療養者の概要	年齢、性別、家族構成、家族内での役割、職業、生活歴、生活習慣、価値観（大切にしている思い）、理解力
2. 療養者の健康問題	現疾患・現病歴・治療の方針・予後、既往歴、疾病の受け入れぐあい、ADL[※1]、IADL[※2]障害とその程度、医療処置内容
3. 家族	家族成員の就学・就職状況・健康問題、家族内の関係性、介護協力体制 介護者について 年齢、性別、家族内での役割、職業、生活歴、価値観（大切にしている思い）、介護への思い、現疾患・現病歴、既往歴、介護能力、疲労、介護内容と介護時間、副介護者の有無
4. 在宅療養生活への希望（療養者、家族）	療養生活における目標、生活習慣、趣味、嗜好、介護方法などに関する療養者・家族介護者の思いや希望の有無やその内容
5. 住宅環境	賃貸または持ち家、エレベーターの有無、住居の間取り（療養者の居室、トイレ、洗面所、浴室、玄関、廊下）、移動の障害となるもの
6. 経済状況	収入や貯蓄の有無、保障や手当などの取得状況、家計の管理者、お金の使用に関する考え方など
7. 利用しているサービス	介護保険制度（介護度、サービス内容）、医療費の助成、身体障害者手帳取得の有無

河原加代子著者代表：系統看護学 統合分野 在宅看護論 第5版. 医学書院, 東京, 2019：118. より引用

図3 ICF（国際生活機能分類）による対象のとらえ方

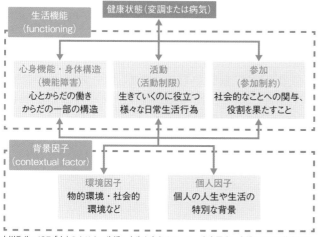

大川弥生：ICF「人」のよりよい生活・人生を支えるツール. 在宅医療・介護における基本概念.
訪問看護と介護2014；19（2）：108. を引用し一部改変

表2 地域・在宅看護の情報収集源

療養者	本人
家族	キーパーソン、主介護者、同居家族、別居家族
家族以外の者、コミュニティ	友人、知人、民生委員、町内会会長、近隣住民など
保健医療福祉関係者	主治医、看護師、保健師、理学療法士、ケアマネジャー、社会福祉士、 ホームヘルパー、入所・通所施設のスタッフなど
記録物	看護記録、訪問看護指示書、訪問看護計画書、訪問看護報告書、退院時サマリー 居宅サービス計画書、サービス利用票・提供票、担当者会議録など 各種保険証など

河野あゆみ他：新体系看護学全書 在宅看護論. メヂカルフレンド社, 東京, 2019：124. を参考に作成

～90分間の限られた時間の中で、情報収集、アセスメント、看護診断、看護の提供が行われています。したがって、訪問前にある程度情報を収集・整理し、訪問時には不足している情報を補い、新しい情報として療養者や家族の変化をとらえていくように、情報を収集することがポイントとして挙げられます。また、情報収集源も多岐にわたるため（**表2**）、整理して把握しておくことが必要です。

アセスメント②　情報の解釈・分析

アセスメントでは、得られたすべての情報をやみくもに解釈していくことは、実践的ではありません。まずは、**療養者の健康に関連した情報を整理**します。次に、**療養者や家族のQOL**※3に関連することに着目して整理していくとよいでしょう。

①療養者の健康に関連した情報

【療養者の疾患】

現病歴・既往歴をもとに病態を整理します。高齢者は、**複数の疾患をもっていることが多い**ため、それぞれの疾患がいつごろ発症したのか時系列で整理していきます。たとえば、脳梗塞の既往があれば、原因となる糖尿病、高血圧などの生活習慣病の有無、脳梗塞の発症後に出現した誤嚥性肺炎や片麻痺などの障害について整理をします。基礎疾患とそれによって引き起こされた疾患や障害をつなげて考えることで、生活していくうえでのリスクも予測しやすくなります。

【医療ケア】

病態の整理をしたあとは、必要な医療ケアについて把握します。たとえば、糖尿病療養者であればインスリンの投与や血糖降下薬の服用、COPD※4療養者であればHOT※5（在宅酸素療法）使用の状況や医師の指示による酸素量の確認、また、褥瘡の有無や処置などの医療ケアを確認することが必要になります。

②療養者や家族の質に関連した情報

①で整理した情報をもとに、療養者のADLやIADLなどの活動を確認します。また、住宅環境や生活習慣、経済状況、家族関係、コミュニティなどと照らし合わせて、**療養者のQOLを阻害する要因やそのリスクもアセスメント**していきます。

介護保険サービスの利用の有無、社会資源の活用状況、往診、通院、訪問看護、訪問介護なども確認します。**療養者や家族の意向を尊重し、在宅療養生活への希望を重視**しながら、アセスメントしていくことが大切です。

看護診断

看護問題（課題）の明確化

前項①②のアセスメント結果を統合し、**看護診断**、または看護問題（課題）を明らかにします。看護問題と看護課題に大きな違いはありません。しかし、看護問題では、療養者本人に問題の要因があるととらえ、**問題解決型の思考**によって、早期回復に向けて支援を行うときに使われています。その一方で、看護課題は、**療養者の日常生活や環境に**視点をおき、療養者にとって望ましい生活を実現するための課題を考えながら、看護を提供していくときに使われています。

看護問題（課題）の優先順位

療養者の看護問題（課題）を解決するために、**優先順位**を設定します。優先順位には、生命の維持にかかわることや、緊急の対応が必要な問題を優先して支援していきます。

また、看護問題（課題）が顕在的か潜在的なのかを判断することは重要です。顕在的な問題には、緊急対応の必要性や、経過を追って対応するべきことかを見極めなければなりません。潜在的な問題には、疾患の進行などによって生命の維持にかかわること、安全・安楽を妨げるリスクが挙げられます。

看護目標・看護計画

看護目標の設定

地域・在宅看護における看護目標には、**長期目標**と短期目標を設定します。長期目標は、療養者・家族の在宅療養生活への意向や希望を尊重した内容とし、**数か月から数年先**を目途に目標を立てます。一方、**短期目標**は、長期目標を見据えて、**数週間から数か月**で達成できる内容を立てますが、地域・在宅看護論実習中では、より短期間で達成できる内容の目標を設定することによって、看護計画の実施・評価につながり、一連の看護過程の展開を経験することができるでしょう。

看護計画の立案

看護問題（課題）に応じた**看護目標**に合わせて、**看護計画**を立案していきます。

地域・在宅の療養者への援助計画は、援助の必要性、根拠、いつ行うのか、どのようにして実施するのかなどを療養者と家族に説明を行ったうえ、同意が得られれば実施が可能となります。援助を行う際にも、療養者や家族の意向や希望に添った内容になるよう計画を立案することが大切です。また、援助を行うために、病院と同じ物品を揃えることは困難であるため、療養者の自宅であることを十分に配慮した内容の援助計画を立案することが必要になります。

実施・評価

訪問看護は、限られた時間内に援助を提供する必要があります。前述しましたが、診療報酬・介護報酬は時間単位で決められていますので、1回の訪問時間はほぼ、約30分、約60分、約90分に分類されます。したがって、援助を実施する場合は、あらかじめ、**必要物品の確認**、**物品の配置**、**療養者の姿勢・体位**、**行動手順**をシミュレーションしておく方がよいでしょう。また、実施している中で、想定外のことが生じた場合など、臨機応変に対応することも必要になります。

何よりも療養者の居宅であることを意識し、**安全で安楽な援助**を行うことが重要です。

評価については、看護問題（課題）に対応した短期目標が達成できたかどうか、あるいは、計画を継続するのか、修正が必要なのかなど、療養者と家族の反応も踏まえて、経過を見ながら評価していくことが必要です。

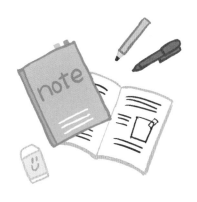

事例で わかる！ 地域・在宅看護における 看護過程の展開

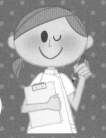

ここでは、事例をもとに地域・在宅看護における看護過程の展開の実際を解説していきます。

アルツハイマー型認知症がある療養者の看護

事例紹介

【氏名・年齢・性別】

Aさん、82歳、女性。

【主病名】

アルツハイマー型認知症

【現病歴】

5年前に夫と死別したあと、近所で暮らす長男家族と同居されている。3年前より物忘れ（近似記憶障害、見当識障害）が目立つようになり、もの忘れ外来に受診し検査したところ、MRI[※6]では、海馬を含む側頭葉内側の萎縮がみられ、HDS-R[※7]（改訂版長谷川式簡易知能評価スケール）12点、MMSE[※8]（簡易精神機能検査）16点であった。アルツハイマー型認知症と診断され、ドネペジル塩酸塩が処方された。

認知症初期の認知機能が保たれている頃のAさんは、「息子夫婦や孫に迷惑をかけたくない」「ゆくゆくは施設へ入所したい」と話されていた。Aさんは、仕事を続けながら、育児・家事を両立してこられたうえに、孫の面倒もよく見てこられ、家族関係は良好である。長男家族は、できるだけ家で母親の面倒をみたいとの思いがあり、長男、長男の妻、孫娘も介護に加わり、デイサービスや訪問看護の介護保険サービスを受けながら、生活をされていた。

最近、Aさんは、記憶障害を作話でごまかす（取り繕い反応）、財布等を盗まれたという勘違い（物盗られ妄想）、すり足でつまずく、周囲の物にぶつかりながらも歩き回る行動（徘徊）がみられるようになった。認知機能や実行機能の低下により、日常生活に支障をきたしており、認知症の進行に伴って、家族の不安や戸惑いが生じている。また、長男の妻の実母が脳卒中により入院治療を受けていることもあり、介護疲れが増加している状況である。

【既往歴】

60歳　高血圧症

68歳　白内障で両眼手術

【服薬】

ドネペジル（アリセプト®）5mg 朝

Ca拮抗薬（アダラート®）20mg 朝

【家族構成】

長男家族（妻、孫娘）との4人暮らし

長男52歳、妻50歳、娘25歳

Aさんが27歳のときに会社員の夫と結婚し、長男と次男がいる。次男（48歳）は独身、海外に赴任中。夫は5年前に胃がんで他界された。

【身長・体重・BMI】

身長155cm、体重50kg、BMI[※9]20.8

【職歴】

小学校の教員として定年まで勤務した。

【趣味】

編み物、生け花、おしゃべり好き

【日常生活自立度】

認知症高齢者の日常生活自立度 Ⅱb

障害高齢者の日常生活自立度 A1

【要介護度】

要介護2

【利用している介護保険サービス】

訪問看護1回／週、デイサービス2回／週

【住宅環境】
庭付き一戸建て

【医療保険】
国民健康保険

【年金受給】
共済年金

看護過程の展開

　3年次の地域・在宅看護論実習（2週間）において、学生はAさんを受け持ち、週1回の訪問看護に同行し看護展開を行った。

アセスメント

1 疾患、病態、症状、医療ケア

収集した情報	情報の解釈と分析
＜疾患・病態・症状＞ ●疾患：アルツハイマー型認知症 ▷79歳より物忘れが目立ち、もの忘れ外来を受診したところ、アルツハイマー型認知症と診断。 ▷MRIで海馬を含む側頭葉内側の萎縮❶ ▷HDS-R 12点❷、MMSE 16点❸ ▷60歳より高血圧症 ●症状：記憶障害、見当識障害、実行機能障害、認知機能低下、取り繕い反応、物盗られ妄想、徘徊 ●経過：60歳より高血圧症で降圧薬を服用、現在、記憶機能などの高次脳機能が徐々に低下、日常生活行動へ支障をきたしている状態。 **＜治療・医療ケア＞** ●治療・服薬： ▷ドネペジル（アリセプト®）5mg朝❹ ▷Ca拮抗薬（アダラート®）20mg朝 ▷薬の服用を促さないと飲み忘れあり ▷リハビリテーション（デイサービス） ●訪問看護：服薬確認、症状観察、非薬物療法 ●もの忘れ外来：2か月に1度通院	●アルツハイマー型認知症の危険因子である動脈硬化は、加齢や高血圧によっても促進されるため、降圧薬の服用により血圧コントロールを図る必要がある。 ●記憶障害、見当識障害、実行機能障害等の認知機能障害（中核症状）は、脳の器質的な障害により現れる。Aさんは、海馬〜側頭葉内側の萎縮がみられるため、記憶障害、見当識障害を生じているといえる。また、HDS-R 12点及びMMSE16点により中等度の認知症が疑われ、日常生活への支障をきたしている状態である。 ●Aさんは、アルツハイマー型認知症で多くみられる行動・心理症状（BPSD※10）の徘徊や物盗られ妄想が現れており、病状は緩徐に進行し、日常生活に支障をきたしている❶ため、家族への支援を含め対応が必要である。注意障害や記憶障害等により、降圧薬や認知機能改善薬の飲み忘れがあるため、服薬管理を行い飲み忘れがないよう支援する。

情報理解のための基礎知識

❶アルツハイマー型認知症の病理変化の特徴として、大脳皮質全体の萎縮（側頭葉内側から萎縮がはじまり頭頂葉へと拡大することが多い）、老人斑（アミロイドβの沈着）、タウタンパクによる神経原線維変化がある。

❷HDS-R（改訂版長谷川式簡易知能評価スケール）はMMSEと比べると、注意機能、前頭葉機能の評価を行う検査である。9項目を評価し、30点満点のうち20点以下を認知症と判定する。

❸MMSE（簡易精神機能検査）は、言語機能、構成障害、見当識、記憶力などの項目で構成されている。11項目を評価し、30点満点のうち23点以下を認知障害と判定する。

❹ドネペジル（アリセプト®）は、認知機能低下の進行を抑えるための治療薬であるが、高齢のアルツハイマー型認知症者に用いる場合は、嘔気、消化器症状、興奮、歩行障害等の副作用にも注意が必要である。

<全身状態>
●呼吸：16回/分、SpO$_2$※11 98%、副雑音なし
●血圧：124/60mmHg、体温：36.2℃
●脈拍：70回/分、不整脈なし
●摂食、嚥下状態：摂食困難、先行期の嚥下障害あり。
●栄養状態：身長155cm、体重50kg、BMI 20.8
●排泄状態：排尿回数6回/日、排便1回/2日、尿、便意あり
●皮膚の状態：乾燥傾向
●加齢による筋力低下あり
●感覚器の状態：68歳のときに白内障で両眼手術、聴覚は左右差なし、難聴なし。
●歩行時に周囲の物にぶつかっていることがある。

●降圧薬の服用で血圧はコントロールされており、バイタルは安定している。
●現在、BMIは20.8であり適正体重であるが、認知症の進行に伴い、注意障害❷、失行、失認等による摂食困難や、加齢に伴う咀嚼機能の低下、嚥下反射の低下が生じており、不十分な口腔ケア等による低栄養状態や誤嚥等に注意していく必要がある。
●Aさんの場合、尿意や便意を感じることができており、下部尿路機能を維持し、排便機能は保たれている❸といえる。しかし、アルツハイマー型認知症に伴う失行、見当識障害等の認知機能低下によって、排泄場所の想起、移動、トイレの認知ができないために生じる機能性尿・便失禁の問題も生じる可能性がある。
●Aさんが皮膚を掻いて傷つけてしまわないよう保湿や爪切り等のケアが必要である。❹また、注意障害により周囲の物にぶつかりながら歩いていることもあるため、打撲時のけがや皮下出血等がないか観察する。

2　ADL・IADL

収集した情報	情報の解釈と分析（根拠）
<コミュニケーション> ●元来おしゃべり好きであるが、話す内容の詳細さが低下、自分から人に話しかけることが減少。 ●記憶障害、見当識障害、取り繕い反応、喚語困難	●Aさんは、加齢に伴う視聴覚機能の低下はみられず保たれているが、人の名前や物の名称が思い出せない喚語困難があり、記憶の欠陥を取り繕うための作話がみられる。また、おしゃべり好きであったAさんは、人に話しかけることが減少している。❺コミュニケーションが難しくなるために、非言語的コミュニケーションを用いながら、Aさんの意思をくみ取れるよう注力していく必要がある。

<食事>
●調理は見守りの中、簡単な食材に調味料を加えて和える、盛り付け、セッティング等ができる。
●食事はじっと座ったまま食べ始められない。
●食事摂取中には物音等で食事を中断、集中できない、米飯の適量をすくうことができずこぼす。
●水分摂取を忘れる、促して摂取する。
●夕食は、家族揃って食べることが多い。
●食事量は、ゆっくり時間をかけてほぼ完食。
●嚥下障害なし

<清潔>
●清潔：入浴はデイサービスで週2回、一部介助・見守りで洗髪や洗身ができる。
●更衣・整容：
▶更衣はほぼ自立
▶髪を整えていない、季節に合わない衣類を着ている、ボタンの掛け違いや服の裏表を間違えてもそのままのときがある。

<排泄>
●尿・便意があり、訴えることもできる。
●ときどきそわそわしてトイレを探している。
●トイレ時の衣服の着脱・起居動作は自立。
●住宅改修によって手すりを設置。

●Aさんは、記憶障害や実行機能障害を生じているが、見守りで簡単な調理等の行為ができており、❻残存機能を維持できるよう援助していく。
●Aさんの場合、認知機能の低下により口渇を訴えることができないことや、水分摂取を忘れていることがあり、水分摂取量の不足が考えられる。高齢者は脱水を起こしやすく、便秘の要因にもなるため水分摂取を促していく。❼
●Aさんは、失認によって、食べ物を食べる対象物として認知することができず、じっと座ったまま食べ始めることができない状態であり、先行期に支障をきたしている摂食困難であるといえる。注意障害があるため、適量を口に運び入れることができない、目前を人が横切ることや急な物音等の刺激によって摂食を中断していることが考えられ、自尊心を傷つけないよう適宜声かけを行いながら、適切な食具の選択や食事に集中できる環境を調整することが必要である。
●認知症者の清潔ケアは、最も拒否や怒ることが多いとされているが、Aさんの場合、デイサービスで入浴ができており、家族の介護負担も少なく清潔の保持ができている。また、身だしなみに関しては無頓着のことがあり、社会的認知低下をきたしている状態といえる。さらに、注意障害や実行機能障害があるために排泄の失敗、食べこぼし等によって汚染したときは、Aさんの自尊心を傷つけないよう端的なわかりやすい言葉を用いて説明をし、清潔ケアや更衣を行っていくことが必要である。
●Aさんは尿・便意の知覚があり、排泄移動や起居動作の運動機能維持ができており残存能力がある。しかし、排泄場所の想起、トイレへの移動、トイレの認知、トイレの後始末等、排泄動作が低下している状態といえる。トイ

<アセスメントの根拠>

❻手続き記憶：包丁の使い方、編み物、車の運転など経験を積み、からだで覚えたことや身についたやり方のことであり、比較的保持されやすい記憶である。
❼1日の必要水分摂取量は1,500mL（年齢別必要量30（mL）×体重50.0（kg）＝1,500mL）

●ときどきトイレの流し忘れがある。
●排尿回数6回/日、排便1回/2日、尿・便意あり

<休息>
●昼夜逆転なし
●6時覚醒、昼食後30分程度昼寝、22時就寝

<活動・参加>
●障害高齢者の日常生活自立度 A1 ❺
●認知症高齢者の日常生活自立度 Ⅱb ❻
●要介護2 ❼
●デイサービスのレクリエーションに参加。
▷穏やかな生活で社交性あり。
▷元来おしゃべり好きであるが、自分から人に話しかけることが減少している。
▷すり足で歩きつまずくことがある。
▷周囲の物にぶつかりながら歩いている。
▷徘徊がみられるようになり一人にできない。
▷時々スーパーマーケットや公園に家族と外出する。
▷趣味は編み物、生け花。
▷定年まで小学校の教員として勤務。
▷女学校時代の友人が2～3か月に1度訪れる。
▷近所の人に挨拶できる。

レへの声かけや誘導に加え、トイレが見つけやすくなるよう環境を整えていく。
●Aさんの排尿・排便回数に異常はみられないが、加齢に伴う腸蠕動の低下、腹筋の弛緩に加え、水分摂取不足も否めないため、水分摂取量と併せて排尿・排便の周期や回数を把握し、羞恥心や自尊感情に配慮しながら援助を行うことが必要である。
●アルツハイマー型認知症では、昼夜逆転の睡眠覚醒リズム障害をきたすこともあるが、現在のAさんの睡眠リズムは保たれている。日光を浴びることや日中の活動を促し、生活リズムが保持できる援助を家族といっしょに考えていく。今後昼夜逆転等の睡眠障害が現れれば、主治医と相談し、睡眠薬の導入等も検討していく。
●Aさんは、日中ほとんどベッドから離れて生活した状態であるが、認知機能や実行機能の低下により、日常生活に支障をきたすような症状・行動、意思疎通の困難さがみられ、最近では徘徊もあってひとりで留守番ができない状態である。また、移動時はすり足で歩きつまずくことや、周囲の物にぶつかることもみられ転倒リスクが高いため、環境を整える等の援助が必要である。
●Aさんは、定年まで小学校の教員として勤務され、性格は穏やかで社交性があるものの、最近では自分から人に話しかけることが減少し、コミュニケーション能力の低下をきたしている。また、アルツハイマー型認知症や加齢に伴う身体機能の低下、記憶障害、見当識障害による喪失感や不安が、自発性や意欲低下を引き起こし、うつ状態が現れていることも考えられるため、本人の訴える症状や状況を把握し、対応していく。

情報理解のための基礎知識

❺地域や施設等において、高齢者の日常生活自立度、あるいは、寝たきり度を客観的かつ短時間に判断する基準(P.15表3)。
❻認知症高齢者の日常生活自立度は、認知症が日常生活にどの程度影響を及ぼしているかを判断する基準(P.15表4)。
❼厚生労働省の定める要介護状態区分による要介護2は、食事や排泄に何らかの介助を必要とし、歩行や両足での立位保持など移動の動作や、複雑な動作への介助が必要な状態。認知症の場合、服薬管理や留守番などが困難なため支援が必要な状態。

3 | 家族、経済、社会資源、環境

収集した情報	情報の解釈と分析
<療養環境>	●Aさんの自宅は玄関までに段差があり、1階の日当たりのよい部屋でベッドでの生活を送られているが、寝起きがしやすい反面、転倒や転落の危険性もある。Aさんの部屋からトイレは近くにあって手すりも設置されているが、認知機能の低下があるため、手すりの使用状況の確認や、トイレの入り口に目印となるような飾りや貼り紙を貼る等の工夫をし、家族へ説明を行いながら、環境整備を行っていく必要がある。

<療養環境>
●庭付き一戸建て、Aさんの居宅スペースは1階の日当たりのよい部屋でベッドでの生活、トイレが近い。
●玄関までに段差あり、住宅改修でトイレ、廊下に手すりを設置。
●近所にスーパーマーケット、交通量の多い大通りに面している、地下鉄の駅やバス停は徒歩10分。

●Aさんの自宅は、大通りに面しており、駅、スーパーマーケットが近くにあって利便性のよい地域である。しかし、徘徊もみられるようになっているため、自宅外での転倒の危険性は高く、交通事故等にも注力していく必要がある。

<家族環境、経済状況>
●夫（80歳没）は5年前に死別後、長男家族と同居。
●長男52歳（会社員）、長男の妻50歳、孫娘25歳（会社員）、次男（48歳）は独身で海外在住。
●家族関係は良好で家族全員で介護を行っている
●共済年金
●財布等の物盗られ妄想で、金銭管理ができない。

●長男家族と同居中、次男は独身で仕事のために海外に在住しており、長男がキーパーソンである。Aさんは金銭管理ができない状態であるが、長年小学校教諭として勤めてこられ年金生活のうえ、長男が金銭管理を行われているので、経済的な問題はみられない。

<社会資源>
●医療保険：国民健康保険
●介護保険：要介護2
●近所のホームドクター、往診可能。
●X病院のもの忘れ外来1回/2か月通院。
●デイサービス2回/週、訪問看護1回/週、インフォーマルなサポート：特になし。

●X病院のもの忘れ外来に通院し、近くのホームドクターによって往診も可能であるため、医療機関との連携は取れている。認知症の進行に伴い、デイサービス利用の増加、介護負担軽減のためにレスパイトケア等を検討し、ケアマネジャー、医師等の多職種連携で、自宅療養生活を支援していく。

4 │ 療養生活の理解・意向

収集した情報	情報の解釈と分析（根拠）
＜療養者本人＞ ●家族との団らんが楽しみであり、孫娘のことが大好きで話をするときは笑顔がみられ機嫌がよい。 ●<u>認知症初期の認知機能が保たれている頃のAさんは、「息子夫婦や孫に迷惑をかけたくない、ゆくゆくは施設へ入所したい」、「認知症で何もわからなくなって、人に迷惑をかけるのはつらい」と話されていた。</u>❽ **＜家族＞** ●Aさんは仕事を続けながら、育児・家事を両立、孫の育児も行ってこられ家族関係は良好。 ●主に長男の妻が介護を行い、介護保険サービスを受けながら、生活されている。 ●1か月前、長男の妻の実母が脳卒中で入院し、介護が必要なためにAさんがデイサービス中に病院へ通われている。 ●長男、孫娘は日中仕事で、帰宅後や休日にAさんの介護を行っているが、介護疲れもみられる。 ●長男家族は、できるだけ家で母親の面倒をみたいと思っているが、認知症の進行に伴って、家族の不安や戸惑いが生じている。	●Aさんは、穏やかで社交的な性格をもち、これまで仕事と育児を両立しながら良好な家族関係を築いてこられた。Aさんにとって家族は、かけがえのない存在であり、生きがいであるともいえる。認知症の進行とともに現れるさまざまな症状によって、家族に迷惑をかけたくないとの思いが強く、将来的には施設入所の意思を表明されていた。 ●キーパーソンである長男は、母親をできるだけ家で面倒みたいとの思いがある。しかし、長男の妻の実母が脳卒中で後遺症がみられるため、<u>介護が必要になった現実を目の当たりにされており、家族の介護疲れが垣間見られるなか、不安や戸惑いが生じている状況である。</u>❽　将来的には、施設入所も視野に入れつつ、現在利用している介護サービスに、デイサービスや訪問看護の回数の増加、レスパイトケアなどを検討し、Aさんと家族の意思をくみ取りながら自宅での療養生活ができるだけ継続できるよう支援が必要である。

表3　障害高齢者の日常生活自立度（寝たきり度）

生活自立	ランク J	何らかの障害などを有するが日常生活はほぼ自立し、独力で外出する 1．交通機関などを利用して外出する 2．隣近所へなら外出する
準寝たきり	ランク A	屋内での生活はおおむね自立しているが、介助なしには外出しない 1．介助により外出し、日中はほとんどベッドから離れて生活する 2．外出の頻度が少なく、日中も寝たり起きたりの生活をしている
寝たきり	ランク B	屋内での生活は何らかの介助を要し、日中もベッド上での生活が主体であるが、座位を保つ 1．車椅子に移乗し、食事、排泄はベッドから離れて行う 2．介助により車椅子に移乗する
寝たきり	ランク C	1日中ベッド上で過ごし、排泄、食事、着替において介助を要する 1．自力で寝返りをうつ 2．自力では寝返りもうてない

（厚生労働省、1991）

表4　認知症高齢者の日常生活自立度

ランク	判定基準
Ⅰ	何らかの認知症を有するが、日常生活は家庭内および社会的にほぼ自立している
Ⅱ	日常生活に支障をきたすような症状・行動や意思疎通の困難さが多少みられても、誰かが注意していれば自立できる
Ⅱa	家庭外で上記Ⅱの状態がみられる
Ⅱb	家庭内でも上記Ⅱの状態がみられる
Ⅲ	日常生活に支障をきたすような症状・行動や意思疎通の困難さがみられ、介護を必要とする
Ⅲa	日中を中心として上記Ⅲの状態がみられる
Ⅲb	夜間を中心として上記Ⅲの状態がみられる
Ⅳ	日常生活に支障をきたすような症状・行動や意思疎通の困難さがひんぱんにみられ、常に介護を必要とする
M	著しい精神症状や周辺症状あるいは重篤な身体疾患がみられ、専門医療を必要とする

（厚生労働省、2006）

図4　家族の認知症の介護受容プロセス

認知症の進行に伴う症状の変化

❶ とまどい 不安	❷ ショック 混乱	❸ 否認 過小評価	❹ 怒り 悲しみ	❺ 適応 葛藤	❻ 受容
加齢の影響と区別がしづらく、家族も確信をもてずにとまどいや不安を抱きやすい	認知症の診断を受けてショックや混乱に陥りやすい	年のせいと否認したり、残存機能の良い面だけを評価しやすい	認知症の症状や介護状況に怒りや悲しみが生じやすい	認知症や介護状況を受け入れ始めるが、受容が不十分で葛藤しやすい	認知症の症状と介護する状況を受容する

時間の経過 →

症状の進行

小野寺敦志：認知症の理解と対応，介護職員基礎研修テキスト④．長寿社会開発センター，東京，2007：250．を引用し一部改変

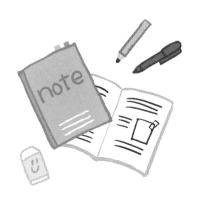

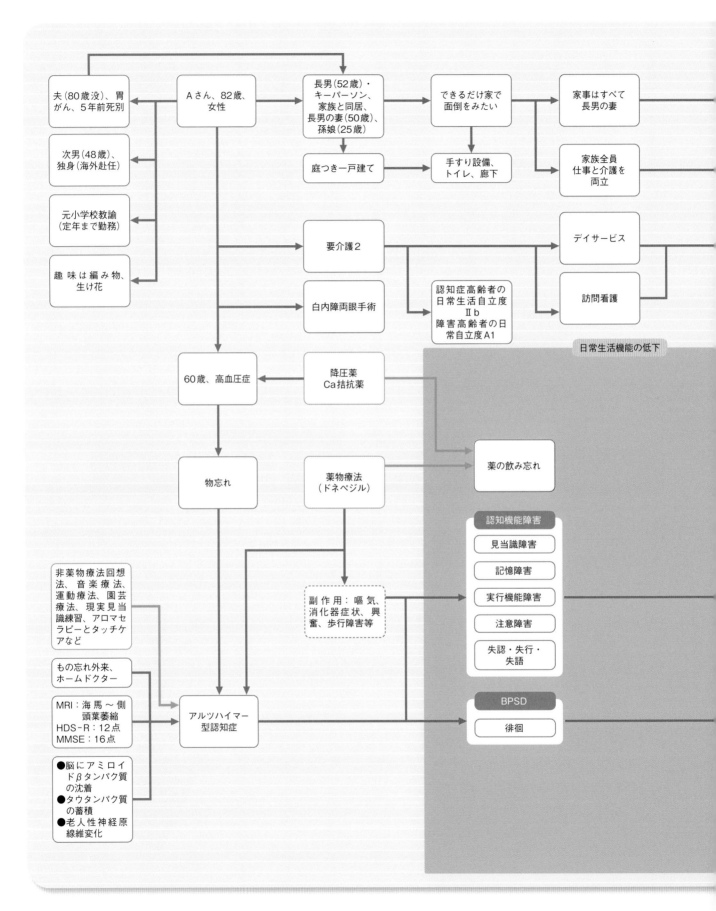

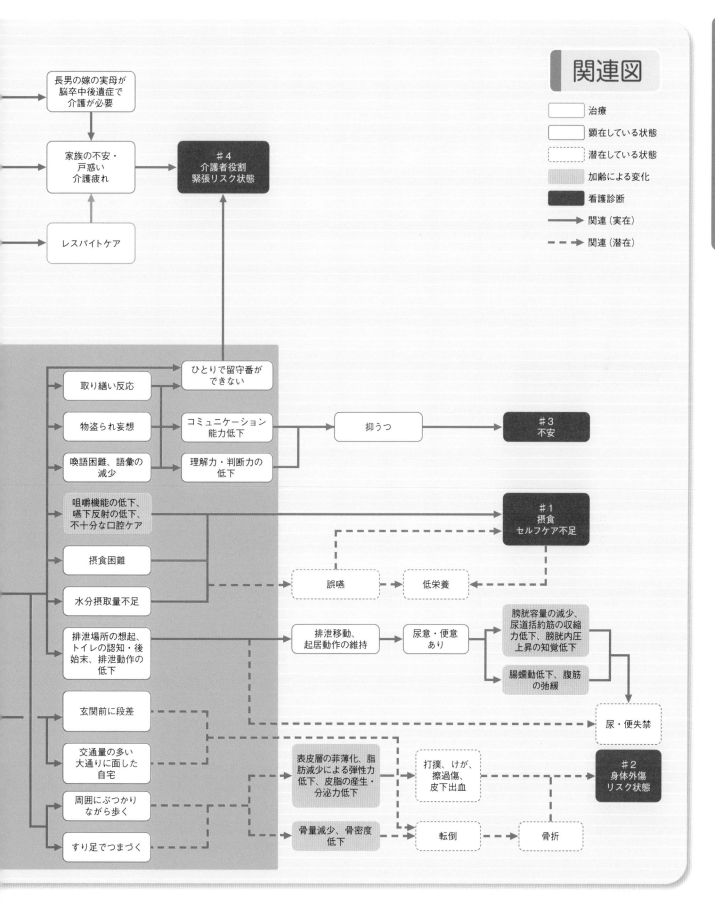

関連図

治療

顕在している状態

潜在している状態

加齢による変化

看護診断

—→ 関連（実在）

- - → 関連（潜在）

長男の嫁の実母が
脳卒中後遺症で
介護が必要

家族の不安・
戸惑い
介護疲れ

レスパイトケア

＃4
介護者役割
緊張リスク状態

取り繕い反応

物盗られ妄想

喚語困難、語彙の
減少

ひとりで留守番が
できない

コミュニケーション
能力低下

理解力・判断力の
低下

抑うつ

＃3
不安

咀嚼機能の低下、
嚥下反射の低下、
不十分な口腔ケア

摂食困難

水分摂取量不足

誤嚥

低栄養

＃1
摂食
セルフケア不足

排泄場所の想起、
トイレの認知・後
始末、排泄動作の
低下

排泄移動、
起居動作の維持

尿意・便意
あり

膀胱容量の減少、
尿道括約筋の収縮
力低下、膀胱内圧
上昇の知覚低下

腸蠕動低下、腹筋
の弛緩

玄関前に段差

交通量の多い
大通りに面した
自宅

周囲にぶつかり
ながら歩く

すり足でつまづく

尿・便失禁

表皮層の菲薄化、脂
肪減少による弾性力
低下、皮脂の産生・
分泌力低下

骨量減少、骨密度
低下

打撲、けが、
擦過傷、
皮下出血

転倒

骨折

＃2
身体外傷
リスク状態

看護診断リスト

No.	看護診断	関連因子
#1	摂食セルフケア不足※1	注意障害、失認・失行、実行機能障害、摂食困難、水分摂取量不足、加齢に伴う咀嚼機能・嚥下反射の低下、不十分な口腔ケア
#2	身体外傷リスク状態※2	注意障害、失認・失行、徘徊、見当識障害、転倒リスク、加齢による表皮層の菲薄化、骨密度の低下、玄関前の段差、大通りに面した自宅
#3	不安※3	記憶障害、見当識障害、理解力・判断力の低下、喚語困難、コミュニケーション能力低下、抑うつ
#4	介護者役割緊張リスク状態※4	日常生活機能の低下、介護疲れ、家族の不安、戸惑い

※1定義　自力で食べることができない状態
※2定義　突然の発症および重症度で、早急な対応を必要とする身体損傷が起こりやすい状態
※3定義　漠然とした差し迫った危険、大惨事、不運を予期するような、広範な脅威に対する情動反応
※4定義　家族や大切な人のために、ケアの責任を果たすこと、期待に応えること、あるいは行動することが困難になりやすく、健康を損なうおそれのある状態

優先順位の根拠

　Aさんは、失行、失認等により先行期に支障をきたした摂食困難を生じている。また、注意障害により食べ物の適量を口に運び入れることができない、急な物音等の刺激によって摂食を中断されることがある。これらの認知症症状の進行と相まって、加齢に伴う咀嚼機能の低下、嚥下反射の低下、不十分な口腔ケア等により誤嚥や窒息をきたすおそれがある。さらに、水分摂取量の不足によって、脱水を引き起こしやすく、便秘の要因にもなり得る。摂食困難の継続によっては、体重減少、低栄養状態、誤嚥性肺炎、脱水等を生じる可能性があり、生命を脅かされるリスクが生じている状態である。このため#1に摂食セルフケア不足を挙げた。

　注意障害・徘徊があり、周囲の物にぶつかりながら歩き不安定な歩行状態である。利便性のある商業地域に自宅があるものの、人通りや交通量の多い通りに面していることや自宅の玄関前に段差があるため、とくに外出時や徘徊に伴う転倒の危険性は高い。さらに、認知機能の低下により危険を回避する能力の低下があり、加えて、加齢による表皮層の菲薄化、皮下脂肪減少による弾力性の低下、皮膚の乾燥、骨量・骨密度の低下もみられるため、つまずいて転倒することにより、打撲、皮膚裂傷、骨折等の身体を損傷する危険性が高い。そのため#2に身体外傷リスク状態を挙げた。

　Aさんは、定年まで小学校教諭として勤務し、元来、社交性があり人との会話が好きな方であった。しかし、認知機能の低下による記憶障害、見当識障害、理解力・判断力の低下により、喚語困難、取り繕い反応がみられる等コミュニケーション能力の低下をきたしており、認知症の進行とともに不安も増強している。また、家族が生きがいであるAさんにとって、家族へ迷惑をかけたくない思いは人一倍強く、将来的には施設入所の意思表明をされている状況である。認知症による症状の出現や予後の不安が強いことから、自尊感情の低下をきたし抑うつ状態になっている。心理的不安定な状態はBPSDの出現を増長させるため、#3に不安を挙げた。

　長男家族とAさんの関係は良好であり、できるだけ家で面倒をみたいとの思いがある。しかし、認知機能の低下によって、コミュニケーションがしだいに難しくなってきていることや、日常生活への支障も増えてきたことから、長男家族に不安や戸惑いが生じている。これまで長男の妻が家事全般を担い、休日には長男と孫娘がAさんの介護を行ってきたが、長男の妻の実母の介護が必要となり、家族全員への介護負担が大きくなっている状態である。近頃は介護疲れもみられるため、家族への精神的な支援が必要であることから#4に介護者役割緊張リスク状態を挙げた。

看護計画

看護診断 #1	摂食セルフケア不足

期待される結果

＜長期目標＞

1. 認知機能の低下に伴う日常生活への支障や不安が軽減され、健康状態を維持し、在宅療養生活を継続できる。
2. 摂食・嚥下機能を維持し低栄養を起こさない。

＜短期目標＞

1. 食事摂取量を維持できる。
2. 食事に集中し食べることができる。
3. 自分で水分摂取ができる。
4. 誤嚥を起こさない。

看護計画

O-P（観察計画）

1. 食事摂取量
- 食事摂取量、水分摂取量、食事への集中力、食事時間・スピード、口に運ぶ食べ物の量、使用している食具、食具の使い方・持ち方、食事の中断の有無・状況、食事への関心の程度
- 食べこぼしの有無・状況、食事の嗜好、誤嚥の有無、摂食・咀嚼・嚥下機能の状態❶
2. 身体状況
- 立位・座位保持の有無や状態、歩行の有無や状態、食べているときの姿勢、食事中の環境
- 感覚機能（視覚、聴覚）
- 口腔ケアの状況、口腔内の清潔、口腔内の乾燥の有無、皮膚乾燥の有無❷
- バイタルサイン（血圧、脈拍、体温、呼吸、SpO_2）、体重、BMI
3. 認知機能の状況
- 認知機能障害（中核症状）：記憶障害、見当識障害、失行、失語、失認、実行機能障害、注意障害
- 行動・心理症状（BPSD）：徘徊、うつ、不安、多動、幻覚・妄想、意欲の低下
4. 食事への援助
- 食事の世話をしている人や状況、食事援助の介護負担の程度、援助の内容
5. 残存能力（強み）
- 簡単な調理の有無、盛り付け、セッティングなどの手続き記憶の状態

計画の根拠・留意点

❶ Aさんは、認知機能低下により摂食困難をきたし、先行期の嚥下障害がみられる。また、加齢による舌の運動機能の低下、唾液分泌量の低下、咀嚼筋群の機能低下等の準備期、口腔期の障害もあり、誤嚥しやすい状態である。

❷ 高齢者の場合、脱水症状の自覚症状が乏しく、発見が遅れることも多くみられる。そのため、皮膚・粘膜の乾燥の有無も観察し、脱水の早期発見に努める。

C-P（ケア計画）

1. 食事への援助
①食事摂取が自力でできるように見守る。
②摂取開始困難な場合は、声かけを行い食事が開始できるよう援助を行う。
2. 適切な食器や食具の選択を行う。❸
①適量を口に運ぶことができる一口サイズのスプーンを用いる。
②食卓に並べる食品を少なく調整し情報量を制限する。
3. 食事に集中できるような環境を整備する。❹
①目の前に人が横切らない位置を選択し、物音が静かな場所を選ぶ。
②安定した食事姿勢を保つことができるよう援助する。
4. 水筒に1日の必要な水分摂取量1,500mLのお茶を入れて、Aさんの馴染みのあるコップを用意し、自分で飲めるようにテーブルの上に置いておく。
5. Aさんができる簡単な調理、盛り付けなどは継続して行ってもらう。
6. 口腔ケアを促し自力でできるよう援助を行う。❺

E-P（教育計画）

1. 食事姿勢の維持、食事環境を整備する必要性について家族へ説明する。
2. 摂食困難がある場合の援助方法を家族へ説明する。
3. Aさんの残存能力を活かすよう家族へ説明する。

看護診断 #2	身体外傷リスク状態

期待される結果

＜長期目標＞
1. ＃1の1. と同様。
2. BPSDが軽減し❻転倒につながる危険行動がみられない。
＜短期目標＞
転倒などによる身体損傷がない。

看護計画

O-P（観察計画）

1. 認知機能の状況
●認知機能障害（中核症状）：記憶障害、見当識障害、失行、失語、失認、実行機能障害、注意障害
●行動・心理症状（BPSD）：：徘徊、うつ、不安、多動、幻覚・妄想、意欲の低下
2. 身体状況
●打撲の有無・程度、皮下出血の有無・程度、皮膚裂傷の有無、程度
●皮膚の乾燥の有無・程度、擦過傷の有無・程度

計画の根拠・留意点

❸Aさんの摂食ペースが適切となるよう一品ずつの配膳や、小さな弁当箱やタッパーに盛りつけるなどの工夫をする。適量を口に運ぶことができるよう、一口量のスプーンを活用する。

❹注意障害がある場合は、テレビを消し、食事の場所や座る位置など、Aさんが食事に集中できるよう環境を見直すことが大切である。

❺口腔ケアにより、唾液分泌を促す。口腔乾燥の予防など口腔内の環境を整えることで、食物をおいしく安全に摂取できるよう口腔機能を維持する。

❻BPSDの出現によって、通常の安定した状態や態度、平静さを損なうために事故を起こしやすい。

●立位保持の状況、歩行時の姿勢・状態、活動の程度・状況

3. 衣服・履き物

4. 環境：自宅、介護状況、自宅周辺

5. デイサービスでの活動状況

C-P（ケア計画）

1. 衣服や履き物の調整を行う。

①衣服類も本人の好みを反映させ、ズボンやスカート・寝衣の丈は足首程度までに調節する。

②滑り止めのある靴下、滑らない履き物を用意する。

③サイズの合った、安定感のある履き物を確保する。

2. 自宅内の環境整備

①物にぶつからないようAさんが移動する場所に障害物を少なくする等の環境を整備する。

②濡れている床、滑りやすいマットは除去する。

3. 外出の際は付き添う。

4. 日中の活動を促し、夜間眠れずに歩き回ることがないよう生活リズムを整える。

5. Aさんの楽しみを増やすなどBPSDが現われないよう精神の安定をはかる。

E-P（教育計画）

1. 衣服や履き物の調整の必要性を家族へ説明する。

2. 転倒を引き起こす障害物を整備するよう家族へ説明する。

3. 転倒を引き起こすBPSDの出現が緩和されるよう精神安定の必要性を家族へ説明する。

看護診断 #3	不安

期待される結果

＜長期目標＞

1. ♯1の1. と同様。

2. 不安が軽減し、情緒が安定した生活を送る。

＜短期目標＞

1. BPSDがみられない。

2. 家庭内での役割をもち自信につなげる。

看護計画

O-P（観察計画）

1. 認知機能の状況

●認知機能障害（中核症状）：記憶障害、見当識障害、失行、失語、失認、実行機能障害、注意障害

●行動・心理症状（BPSD）：徘徊、うつ、不安、多動、幻覚・妄想、意欲の低下

2. 身体状況

●表情、そわそわしている・落ち着かない等の行動、発言内容

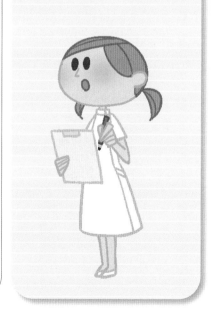

●睡眠状況、1日の活動状況
3. デイサービス等の参加状況
4. 役割、残存能力の有無・程度・内容
5. 家族関係
●家族の受け入れ状況、家族の疾患に対する理解度、家族のかかわり方や内容

C-P（ケア計画）

1. Aさんへの受容的態度、不安の訴え、発言内容を受け止め傾聴する
2. アクティビティケアを行う（非薬物療法への援助）
①リアリティ・オリエンテーションの実施
②好きな音楽を流す、いっしょに歌う等の音楽療法
③Aさんの趣味を活かし、編み物、生け花、園芸などを行う。❼
④Aさんの残存能力を活かし、簡単な調理、洗濯物をたたむなどの役割をもたせる。

E-P（教育計画）

1. Aさんへのかかわり方を家族に説明する。
2. Aさんが家庭内で役割をもつことの大切さを家族へ説明する。
3. Aさんの認知機能低下から生じる不安な状況を家族へ説明することを家族や周囲の人が認識しているかどうか把握する。

看護診断 #4	介護者役割緊張リスク状態

期待される結果

＜長期目標＞
1. ＃1の1. と同様。
2. 在宅療養生活を維持できる。
＜短期目標＞
1. 家族の介護負担が増強しない。
2. 長男の妻の介護負担が軽減する。

看護計画

O-P（観察計画）

1. 介護負担の状況
   介護疲れの有無と程度、介護の内容と程度、介護負担の変化の有無
   長男の介護負担の程度と発言内容、長男の妻の介護負担の程度と発言内容、
   孫娘の介護負担の程度と発言内容
2. 療養者と家族の関係性、価値観
3. 家族の疾患・予後に対する理解度やとらえ方
4. 社会資源の活用状況、現在のサービス利用状況と意向
5. 長男の妻の実母の病状と介護状況

計画の根拠・留意点

❼Aさんのできないところを注視すると注意を促す声かけが多くなり、Aさんの苦痛になっていることが考えられる。手続き記憶は、認知症では障害されにくく、Aさんのできることや強みを活かせるような支援を行い、気分転換、楽しみ、役割意識をもたせることでストレスや不安の緩和をはかる。

C-P（ケア計画）

1. 新たなサービスの利用を家族と検討する。

● レスパイトケアの導入や、デイサービスの利用を増やす等を家族と相談し検討する。

● 家族が休養できる時間を確保する。

● 長男の妻が実母の介護を行うことができるよう計らう。

2. 家族の介護状況を労いながら、不安や戸惑いなどについて傾聴する。

3. 認知症の家族会などを紹介する。

● 同じ認知症者をもつ家族との情報、不安等を共有できるよう支援を行う。

E-P（教育計画）

1. 社会資源の種類と活用方法、必要性についての説明

2. 認知症の症状と予後についての説明

● 家族が疾患に対する症状や予後、治療やケアについて、正しく理解することができる

3. 認知症者とのかかわり方の説明

4. 認知症者の家族介護者の受容プロセスについて説明

実施・評価

看護診断 #1	摂食セルフケア不足

〇月×日　訪問2／2回

実施計画 （本日の計画）	実施したこと	評価
1 バイタルサイン測定を行う。 2 食事に集中できる環境を整える。 3 食べ物の適量をすくい摂取できるようにする。 4 摂取を自ら行えるようにする。	● バイタルサイン、体重測定を実施した。 ● 注意障害により食事に集中できない状況を家族へ説明し、Aさんが座るテーブルの位置の前を人が通らないよう壁側に移動し環境を整えた。 ● 適量をすくい口に運ぶことができるよう、一口サイズのスプーンを用いるよう家族へ説明した。 ● Aさんの1日水分摂取量1500mLのお茶を水筒に入れ、好みのコップといっしょにテーブルの上に置いて、Aさんに水	S ●「ここに私が座るのですね」 　●「ええお茶も飲みますよ」 O ● 血圧 130/64mmHg、脈拍 72回/分、体温 36.5℃、体重 47.0kg、BMI 19.56（普通） ● 物音や人が目の前を通ると食事を中断し、食べる適量やスピードの調整ができない等の摂食困難がみられている。食事摂取量は5〜8割と変動がある。 A ● バイタルサインは安定している。 ● 全体的に食事摂取量が減少し、体重は1か月で3kg減少している。❶ ● Aさんの座る位置を壁側に移動❷ ❸、食具の変更、水分摂取を促すこ

実施・評価の視点

❶ 訪問後の食事摂取状況の経過を家族より情報収集し評価を行っていく。

❷ Aさんの座る位置を変更したことで、落ち着きのない症状やそわそわした感じが現れていないかを評価する必要がある。

❸ 席の移動後、摂食中断が減少したか、食べこぼしが減少し、適量をむせなく口に運ぶことができているかを評価する必要がある。

	分摂取を促した。	とに対して、家族の理解が得られ実施できた。 ●本人へは簡単な言葉を用いて説明すると、快く受け入れられたが、記憶障害があるため、その都度、家族から自尊心を傷つけないような言葉がけで座る位置を誘導することや、安全な食具の選択、水分摂取を促すなどを説明し、継続できるよう指示した。今後のAさんの食事摂取状況を確認しながら、摂食困難への対応を行っていく必要がある。❹❺❻

看護診断 ＃2	身体外傷リスク状態

○月×日　訪問2／2回

実施計画 （本日の計画）	実施したこと	評価
■自宅内で転倒を起こさないよう環境整備を行う。	●Aさんが物にぶつかって転倒しないよう環境整備の必要性❼❽❾を家族へ説明し同意が得られたため、Aさんが歩く場所の荷物整理を家族といっしょに行った。	S ●（家族）「見慣れてしまうと気づかないこともありますね」 ●（家族）「意外に荷物が置かれていることに気づきました」 O ●転倒はみられない、つまずいていることが時々あり。 ●廊下や食事をする部屋の歩く場所に荷物が積み上げられていた。❿家族は、Aさんとのコミュニケーションが難しいと感じることが多くなっている。 A ●環境整備の必要性を説明し、家族の理解が得られた。 ●BPSDの出現によって転倒のリスクが高まることを説明し、Aさんが穏やかに過ごせるよう認知症者へのかかわり方についても説明を行い同意が得られた。しかし、かかわり方については、難しい点もあるため、家族が無理なく行うことができるよう介護相談を受けながら継続した支援を行っていく必要がある。

実施・評価の視点

❹食事摂取量や水分摂取量が維持できているかを確認する。

❺低体重になっていないかを確認する。

❻本人・家族の受け入れ状況を確認する。

❼訪問後のAさんの状況を家族より情報収集し評価する。

❽つまずきの有無や転倒していないかどうかを評価する。

❾BPSDの有無・程度、出現頻度を評価する。

❿転倒の危険性はないかどうかを評価する。

看護診断 #3 不安

〇月×日　訪問2／2回

実施計画 （本日の計画）	実施したこと	評価
■Aさんの残存機能⓫を活かし不安の緩和をはかる。	●クリスマスに向けて、孫へマフラーを編むことを提案し促した。⓬ ●Aさんの得意なかぎ針を使った編み物を試し実施した。	S ●「楽しいね」 O ●うまくかぎ針を使い編み物ができる。楽しげな表情をされている。 A ●Aさんの趣味である編み物を試してみたところ、手続き記憶がみられ、上手に編むことができたため、孫へのプレゼントの提案を行ったところ快く受け入れられた。クリスマスの季節感を取り入れることは現実見当識練習にもなり得ることや、孫へのプレゼントであれば、意欲を維持することにも期待できる。また、マフラーを完成させて孫に喜んでもらえることで自信にもつながる。ただし、Aさんの負担にならないよう、Aさんのペースに合わせ、家族にも手伝ってもらいながら、いっしょに取り組んでいくことが大切である。

看護診断 #4 介護者役割緊張リスク状態

〇月×日　訪問2／2回

実施計画 （本日の計画）	実施したこと	評価
■家族へ社会資源を説明し活用を促す。	●レスパイトケアの利用方法についてパンフレットを用いて説明した。⓭⓮ ●認知症家族会について、パンフレットを用いて説明を行った。	S ●（家族）「母を預けるのは気が進まないんです」 O ●長男は、社会資源についての知識があるが、これまでレスパイトケアを利用したことがない。 ●母親を施設に日中預けるのは抵抗がないものの、宿泊に関しては罪悪感をもっている。 ●認知症の家族会の利用方法については知識不足がみられる。

実施・評価の視点

⓫訪問後のAさんの状態を家族から情報収集し評価を行う。

⓬Aさんの趣味である編み物を活かした提案である。ストレスや不安の緩和につながっているかが大切である。Aさんの認知機能の状況をみながら、編み物を継続して行っているか、意欲が低下していないか、家族の協力はあるかなどを評価していく。

⓭家族の介護負担を減らすために、デイサービスの利用回数の増加やレスパイトケアの利用、新しいサービスの利用などにつながったかどうかを評価していく。

⓮社会資源を利用した場合には、長男の妻の介護負担や家族全体の介護疲れが軽減したかどうかを評価する。また、長男の妻の実母の介護状況もあわせて確認する。

		A ●レスパイトケアのサービスについて、長男はすでに知っておられたが、ある一定期間Aさんの面倒をみないことに罪悪感をもたれていたため、介護を継続するためにも家族の休息が必要であること、Aさんにとってのメリット、非薬物療法等の説明も行うことで納得された。 ●認知症患者会については、関心が高かった。家族でしかわからない苦悩や生活のつらさを共有することは、介護負担の緩和につながるため、家族の支援を続けていくことが必要である。

サマリー（看護要約）：短期目標の評価

＃1　摂食セルフケア不足

実施内容	評価	自己評価
●摂食困難への対応として、家族へ説明し同意を得たうえで、食事に集中できるよう、環境の整備を行った。 ●誤嚥や食べこぼしへの対応には、適切な食具を選択できるよう家族へ説明をした。 ●Aさんが自ら水分摂取できるように、1日の必要水分摂取量を水筒に入れて、好みのコップといっしょにセッティングを行った。	●Aさんは、食事摂取量が減少傾向にあって体重は1か月前より3kg減少しているため、摂食困難への対応が必要な状況である。訪問には時間制限があり在宅療養の食事援助の介入のタイミングは難しいが、家族へ説明し、同意を得てからいっしょに、食事の際のテーブルの位置の移動、食具の工夫や選択方法、Aさんが自ら水分摂取できるようにセッティングを行うことができた。 ●現在、低体重には至っていないが、食事への援助が必要な状態であるため、経過観察を行いながら適切な支援が必要である。	●受け持ち療養者の訪問回数は2回（訪問看護1回/週）であった。訪問時間が限られているため、事前に実施することをシミュレーションしていたものの、思い描いていた家庭環境が異なる点があり戸惑った。1回目の訪問同行時の情報収集の不足や準備不足があった。また、食事時間に訪問できなかったため、経過を追って、家族から情報収集を行い評価していく必要がある。

#2 | 身体外傷リスク状態

実施内容	評価	自己評価
●自宅内での転倒リスクを軽減するために家族への説明を行い、同意を得たうえで環境整備をいっしょに行った。	●注意障害、徘徊、不安定な歩行状態等により転倒リスクが高い状態であるため、Aさんが歩かれる自宅の廊下、食事する部屋の荷物を整理することができた。 ●転倒の危険性が高い場所を家族といっしょに検討することによって、転倒予防意識が高まったと思われる。 ●同時にAさんの精神状態が転倒への危険性を高めることを説明したことによって、Aさんへのかかわり方についても説明することができた。	●病院と違い、訪問看護は断片的なかかわりしかできないため、限られた時間でアセスメントを行い、家族とAさんにとって必要なことを見極めて援助していくことの難しさを実感した。 ●家族が安心して生活できるようにするためには、介護相談や悩みがあれば、いつでもサポートすることを家族に伝えておくことが必要である。 ●Aさんの歩行状態や認知機能症状を見ながら、適宜介入していき転倒予防に努めていくことが必要である。

#3 | 不安

実施内容	評価	自己評価
●不安の緩和を図るために、編み物ができるというAさんの強みである残存機能を活かし、家庭内での役割や楽しみをもっていただくよう促した。	●見当識障害のあるAさんに、クリスマスを意識することで季節感を認識してもらうことができると思われる。 ●残存機能を活かした取り組みは、家族の協力を得られたことにより、Aさんに役割をもたせ自信の獲得にもつながると思われる。 ●BPSDが現われずに生活ができるよう、家族と情報共有しながらいっしょに取り組んでいく必要がある。	●Aさんの不安やBPSDを緩和させるためにも1日の生活リズム、季節の変化等を意識したかかわり方が大切であると認識することができた。残存機能、すなわち強みにアプローチすることは、豊かな生活を送ることにもつながり、また、療養生活への意欲の維持・向上につながっていくと思われる。

#4 介護者役割緊張リスク状態

実施内容	評価	自己評価
●家族へ社会資源の利用についてパンフレットを作成し、レスパイトケア、認知症家族会の説明を実施した。	●長男の妻の実母の介護が必要になったため、家族全員の介護負担が大きくなり、介護疲れがみられたため、家族への休息を促す目的でレスパイトケアの利用を勧めることができた。 ●長男の発言より、介護サービスの知識があったが、これまでレスパイトケアを利用しなかった理由には、母親を施設へ預けることに抵抗感や罪悪感があったためであることがわかり、長男の思いを傾聴し、介護を継続するためには家族にも休息が必要であると説明することができた。 ●定期的にレスパイトケアを利用することにより、家族の休息ができ、介護疲れが軽減されると思われる。 ●認知症の家族会について、関心を抱かれており、家族のつらさや思いを共有する仲間をつくることは家族のストレスが軽減され、家族介護者の励みになると思われる。	●家族がレスパイトケアを利用することに抵抗感や罪悪感を抱いていることには気づいていなかった。 ●認知症の家族介護者のつらさや思いを傾聴し介護者を労うことでも、介護疲れが緩和されることを実感することが認識できたため、傾聴スキルを高めていく必要がある。 ●地域で療養生活を継続するには、社会資源の利用は不可欠であり、そのためにも地域包括ケアシステムを理解し、療養者や家族へ情報提供ができるよう努める必要がある。

<略語一覧>
※1【ADL】activities of daily living
※2【IADL】instrumental activities of daily living
※3【QOL】quality of life
※4【COPD】chronic obstructive pulmonary disease
※5【HOT】home oxygen therapy
※6【MRI】magnetic resonance imaging
※7【HDS-R】Hasegawa's dementia rating scale-revised
※8【MMSE】mini mental state examination
※9【BMI】body mass index
※10【BPSD】behavioral and psychological symptoms of dementia
※11【SpO$_2$】saturation of percutaneous oxygen

<引用文献>
1. 池西静江：「看護師等養成所におけるカリキュラム改正支援事業」カリキュラム編成ガイドライン＆地域・在宅看護論の教育内容. 日本看護学校協議会, 2020.
2. 厚生労働省：地域包括ケアシステム
https://www.mhlw.go.jp/stf/seisakunitsuite/bunya/hukushi_kaigo/kaigo_koureisha/chiiki-houkatsu/ （2021/12/24 アクセス）
3. 厚生労働省：地域包括ケアシステムの5つの構成要素と「自助・互助・共助・公助」.
https://www.mhlw.go.jp/seisakunitsuite/bunya/hukushi_kaigo/kaigo_koureisha/chiiki-houkatsu/dl/link1-3.pdf （2021/12/24 アクセス）
4. 厚生労働省：看護基礎教育検討会報告書.
https://www.mhlw.go.jp/content/10805000/000557411.pdf （2021/12/24 アクセス）
5. 文部科学省：看護学教育モデル・コア・カリキュラム―「学士課程においてコアとなる看護実践能力」の修得を目指した学修目標―.
https://www.mext.go.jp/component/a_menu/education/detail/_icsFiles/afieldfile/2017/10/31/1217788_3.pdf （2021/12/24 アクセス）
6. 池西静江：指定規則改正で強化が求められる「地域・在宅看護論」. 看護教育 2020；61（7）：548-555.

7. 厚生労働省：令和元年簡易生命表の概況.
https://www.mhlw.go.jp/toukei/saikin/hw/life/life19/dl/life19-02.pdf （2021/12/24 アクセス）
8. 厚生労働省令和元年人口動態統計の年間推計.
https://www.mhlw.go.jp/toukei/saikin/hw/jinkou/suikei19/dl/2019suikei.pdf （2021/12/24 アクセス）
9. 厚生労働省：平成28年度版厚生労働白書―人口高齢化を乗り越える社会モデルを考える―.
https://www.mhlw.go.jp/wp/hakusyo/kousei/16/dl/all.pdf （2021/12/24 アクセス）
10. 佐田久美子, 平瀬節子, 小山陽子他：特集「地域・在宅看護論実習―地域看護の視点を養う演習・実習づくり」. 看護展望2021；26（12）：9-21.
11. 河原加代子 著者代表：系統看護学講座 在宅看護論 第5版. 医学書院, 東京, 2017.
12. 河野あゆみほか：新体系看護学全書 在宅看護論. メヂカルフレンド社, 東京, 2019.
13. 厚生労働省：国際生活機能分類―国際障害分類改訂版―」（日本語版）.
https://www.mhlw.go.jp/houdou/2002/08/h0805-1.html （2021/12/24 アクセス）
14. 河野あゆみ：強みと弱みからみた在宅看護過程. 医学書院, 東京, 2018.
15. 山田律子他：生活機能からみた老年看護課程＋病態・生活機能関連図. 医学書院, 東京, 2019.
16. 日本看護協会：認知症ケアガイドブック. 照林社, 東京, 2021.
17. 北川公子：系統看護学講座 専門分野Ⅱ 老年看護学. 医学書院, 東京, 2020.
18. 日本看護協会：認知症ケアガイドブック. 照林社, 東京, 2021.
19. 篠崎惠美子・藤井徹也：事例から学ぶ地域・在宅看護論―訪問時のお作法から実習のポイントまで. 医学書院, 東京, 2021.
20. 長江弘子：認知症plus意思表明支援―日常生活の心地よさを引き出す対話事例. 日本看護協会出版会, 東京, 2021.
21. 医療情報科学研究所：病気がみえるvol.7脳・神経. メディックメディア, 東京, 2017.

PART 2

成人看護学実習
の看護過程展開

成人看護学実習の看護過程展開では、大きく、「急性期」「慢性期」に分けられます。
ここでは、「急性期」のなかでも患者さんを受け持つことが多い、
「周術期（術後）」と、「慢性期」の2つに焦点をあて、
その特徴や看護過程の展開について、解説していきます。

Ⅰ 急性期

P.31

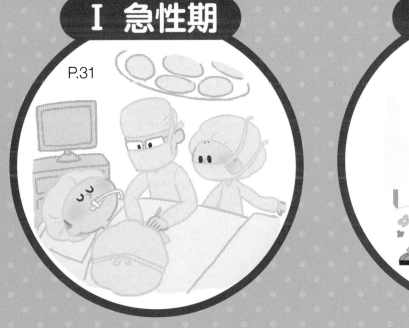

Ⅱ 慢性期

P.61

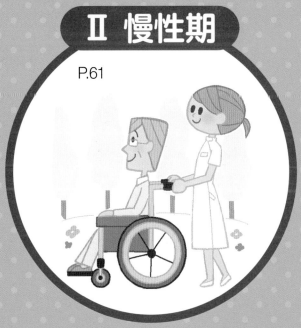

I 急性期実習
の看護過程展開

成人看護の急性期の実習では、周術期の患者さんを受け持つことがほとんどです。
周術期とは、術前・術中・術後を含む一連の期間のことをいいます。
手術という侵襲を受け、どういった生体反応が起こるのかを理解し
患者さんの看護を展開する必要があります。
また、起こりうる合併症を予測し、予防・観察を行うことも欠かせません。
ここでは、周術期の特徴や看護過程展開のポイントと、
事例をもとに、術後の患者さんの看護過程の展開を解説していきます。

執筆＝本田可奈子

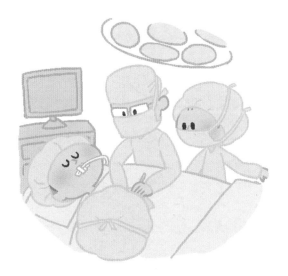

急性期の患者の
看護過程展開のポイント

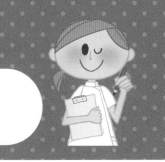

急性期の実習で受け持つことの多い周術期の特徴を踏まえて
どのように看護を展開していったらよいのか
看護過程のステップごとに解説していきます。

周術期の特徴

急性期の実習では周術期の患者さんを受け持つことがほとんどです。この周術期で看護が優先的にかかわるのは術後合併症予防のための観察やケアが多くなるため、手術という外的刺激である侵襲と生体反応の関係を理解しておく必要があります。侵襲とは身体の恒常性（ホメオスタシス）を乱す外的刺激の総称をいいますが、ここでは特に患者さんが外科的侵襲を受けた術後に焦点をあて、ゴードンの機能的健康パターンを用いた看護過程の展開の実際を解説していきます。

手術侵襲と生体反応

手術によってもたらされる侵襲には、麻酔の方法・手術時間・手術の内容・出血・臓器欠損の程度など多くの因子

が含まれます。これらは生体の恒常性を乱すものですが、このとき生体内では、恒常性を維持するために種々の反応が生じています。これを生体反応といいます。

この生体反応は侵襲の種類や大きさに応じて強さや持続期間も異なります。一般的に、大きな手術や長時間続く手術ほど侵襲が大きくなるため生体反応も強くなり、また患者さんの予備能によっても生体反応の程度は異なります。したがって、術後の患者さんの看護を展開するには、侵襲の大きさと患者さんの生体反応の関係を正しく評価することが重要となってきます。

基本的な生体反応である「神経・内分泌反応」と「サイトカイン誘発反応」を理解しましょう。

●神経・内分泌反応

ムーア（Francis D. Moore）は、術後の回復過程を4相に分類して（図1）それぞれの病期における生体反応のしくみや特徴を説明しました。現在は術中・術後の輸液管理が発達したためいくつか注意は必要ですが、今なお有益な理論といえます。

第1相（傷害期）・第2相（転換期）は異化期と呼ばれ、激しい内分泌系、代謝系の変動によってタンパク質や脂肪の崩壊が生じ、第3相（筋力回復期）と第4相（脂肪蓄積期）は同化期と呼ばれ、失われた体組織の修復が行われます。

第1相・第2相の異化期には内分泌性の反応として、下垂体前葉ホルモンや副腎皮質ホルモンなどの分泌の亢進があり、代謝反応としては水・電解質・糖代謝・タンパク代謝・脂質代謝などの反応がみられます。内分泌反応は、侵襲を受けたことにより刺激が視床下部に到達し、脊髄の

手術による侵襲

手術時間

麻酔の方法

術式

出血、臓器欠損の程度

図1　術後の回復過程

時期	0日　　　　3日〜7日前後　　　　4日〜9日前後　14日〜30日　　数か月			
	第1相	第2相	第3相	第4相
	傷害期/異化期：Injury Phase（術後2日〜4日続く）	転換期/異化期：Turning Point（術後3日〜7日に始まり1日〜2日続く）	筋力回復期/同化期（術後2〜5週間）	脂肪蓄積期/同化期（第3相から数か月）
内分泌反応	交感神経・副腎系の刺激 ●副腎髄質：アドレナリン・ノルアドレナリン　→血管収縮、血圧の維持 ●副腎皮質：ACTH[※1] 　糖質コルチコイド（コルチゾール）→糖新生 　電解質コルチコイド（アルドステロン）→体液増量 　尿中17OHCS[※2]の増加 　好酸球減少	副腎髄質系症状は消失 尿中17OHCSの正常化 好酸球回復	副腎機能は正常化 ホルモンの影響はなくなる	脂肪による体重増加 内分泌バランスに変化はなくなる
代謝反応	タンパク異化の亢進（内因性エネルギーの利用） 骨格筋タンパク分解によるアミノ酸からの糖新生 尿中窒素排泄の増加・窒素平衡負荷 骨格筋タンパクの崩壊による尿中K排泄の増加 尿中Na排泄減少 　　　　サードスペースの形成	尿中窒素排泄の減少・窒素平衡正常化 適切なエネルギー投与でタンパク合成が始まる 血漿Na増加・K低下（正常化に）	タンパク合成の速度は一定に	脂肪合成 体重は増加する
創傷治癒	凝固・止血期（1〜2日） 炎症期・フィブリン網形成（1〜7日） 　　細胞外基質の蓄積高まる（3〜14日） 　　　線維芽細胞が増殖し、コラーゲン合成が促進し、細胞外基質の合成（5〜30日）			
【術後合併症】	術後出血 不整脈　　　　　術後創感染 術後疼痛 　呼吸器合併症 　　術後腸管麻痺 　　深部静脈血栓症　　（足の筋肉を動かせない床上安静の場合は延長する）			

PART 2 成人看護学実習の看護過程展開　急性期　慢性期

交感神経の節前線維（せつぜんせんい）を経て副腎髄質からカテコラミン（アドレナリン、ノルアドレナリン）が分泌されます。これにより重要臓器の血液を保持するという侵襲時の重要な反応が起こります。

　代謝反応として、副腎皮質ホルモンは副腎皮質を刺激してコルチゾールやアルドステロンなどを分泌します。コルチゾールは、脳へのエネルギー供給、組織を修復するためのエネルギー供給や循環血液量の回復を目的に、肝のグリコーゲン分解と筋タンパクからの糖新生の促進を起こします。これらはインスリンの作用に拮抗（きっこう）するため、インスリン感受性は低下し、生体は一過性に外科的糖尿病状態となります。

　また水代謝としては、骨格筋タンパクの崩壊や損傷部の細胞から細胞内に存在したK（カリウム）が多量に遊出し、副腎皮質に作用してアルドステロンの分泌を増やします。アルドステロンは腎臓における水、Na（ナトリウム）の再吸収を亢進させ、細胞外液量の増加を図り、それに伴ってKを排出していきます。

サードスペースの形成について（循環の変動）

　手術や感染症などの侵襲が生体に加わると、炎症により血管の透過性が亢進し、血管内から血管外へ水分が漏出（ろうしゅつ）します。この侵襲時に形成され、循環として機能しない部分を「サードスペース（第3の場所）」とよんで区別しています。

　手術直後には循環血漿の細胞外液がサードスペースに移行するため、血漿量は減少し、機能する細胞外液量が縮小します。手術侵襲が大きいほどサードスペースにたまる水分量は増加します。術後2〜4日の炎症反応が落ち着いたとき、サードスペースから血管内へ細胞外液が戻り、尿となって排泄されます。不感蒸泄量（ふかんじょうせつ）、サードスペースへ移行する細胞外液量などは目にみえないまま喪失するので、念頭に入れておく必要があります。

●サイトカイン誘発反応

外科的侵襲に対して神経・内分泌系の生体反応に加え、サイトカインを中心とする炎症性メディエーター（情報伝達物質）によって引き起こされる炎症反応も重要な反応です。サイトカインは、単球・マクロファージ・リンパ球・好中球・血管内皮細胞・線維芽細胞などで、生体の神経・内分泌の反応に重要な役割を果たしています。

サイトカインは、サイトカイン・ネットワークという複雑な相互作用の情報網をもっており、免疫や炎症を調整します。例えば手術侵襲に対して早期に反応し、抗体産生、細胞増殖、血管新生などを誘発しますが、これがサイトカイン誘発反応です。反面、侵襲の炎症反応に対する抗炎症反応によって、免疫抑制が起こり、臓器への傷害に影響するといわれており、全身性炎症反応症候群（SIRS[※3]）として注目されています。

術後合併症

手術は患者さんの治療であると同時に侵襲となりますから、合併症が生じます。周術期の看護の代表的な術後合併症を以下にまとめ、おもに起こりうる時期は図1と表1に示しました。

図1で示すように、合併症の発現はほとんど傷害期に集中しています。この傷害期のメカニズムを踏まえて、患者さんに術後合併症を起こさず、すみやかに生体反応をしずめ、転換期に進めることが私たちのケアの目標といえるでしょう。

●循環器合併症

▶術後出血：術後出血の原因として、血管結紮糸の脱落、毛細血管からの出血、ドレーン・チューブ類の物理的刺激、血液凝固障害などがありますが、麻酔からの覚醒や血圧が上昇することで、収縮していた血管が拡張することにより生じます。とくに手術直後から約48時間の間に出現し、通常は術後3～4日でほぼ止血します。しかし血性の排液が100mL/時以上となると出血性ショックが起こることがあり危険なので、すぐに医師に報告し、止血をするための何らかの医療処置を緊急に行わなくてはなりません。出血性ショックは重要臓器（脳・心臓）への血流が異常に低下した状態、生命にかかわる重篤な状態です。

▶不整脈：術後は疼痛、低酸素血症、循環血液量の減少や使用する薬剤の影響などから一般に頻脈になりますが、術後の合併症として不整脈があります。不整脈によって循環

動態が影響を受けるため、注意が必要です。とくに術直後の侵襲の強いときにみられるので、モニターの観察、胸部症状やバイタルサインの観察は重要です。

▶深部静脈血栓症（DVT[※4]）：平常時、下肢の筋肉の収縮運動によって行われている静脈還流が傷害されることで血液のうっ滞が生じたり、外傷による血栓形成等により発症します。血栓形成の発症には、①血液のうっ滞、②静脈内皮の傷害、③血液凝固能の亢進が3大誘発因子とされています。症状には、下肢全体の腫脹・緊満感・不快感・鈍痛・表在静脈の怒張・皮膚の色調変化（紫色、赤色）、足関節背屈時の腓腹筋部の痛み（ホーマンズ徴候）、膝下部の痛みなどがあります。血栓の確認のための検査としては、静脈造影検査、超音波検査、MRI[※5]、Dダイマーなどがあります。深部静脈血栓症が問題とされるのは、下肢や骨盤の静脈血栓が遊離して心臓から肺動脈に入り、肺塞栓を発症し生命を脅かすことになるからです。実に肺塞栓の原因の全体の80～90%といわれています。症状の観察と、弾性ストッキングやフットポンプの装着、早期離床などによる予防に努め、十分に離床ができ、足関節をよく動かすことが重要です。

●呼吸器合併症

全身麻酔の手術では術後に換気機能の低下が起こりやすくなるため、呼吸器合併症は頻度の高い合併症です。なかでも無気肺は術後呼吸器合併症の半分以上を占めるとされています。無気肺とは肺の一部が虚脱して肺胞に空気を含まない状態のことです。気道の閉塞や機能的残気量の減少などによって肺胞の虚脱を引き起こしたもので、そのために静脈血のガスがガス交換されないまま肺静脈に流れ込むシャントや換気・血流比不均等となり、低酸素血症をきたします。気道の閉塞の原因には、気管内挿管や麻酔薬などによって気管・気管支内にある線毛の運動が妨げられ、痰、あるいは血液などが気管支・細気管支内部に付着することなどが挙げられます。無気肺はときに肺炎に進行するので早期から適切な対応が必要となります。

●消化器合併症

▶腸管麻痺：手術後の腸管は消化管の機能が低下した状態となり、腸蠕動が不活発で、排ガスがないことから生理的腸管麻痺ともいわれます。術後24時間から72時間まで続きますが、この時期を過ぎても腸蠕動がみられない場合は病的であり、高度の腸管機能障害となります。そうなる

表1　術後合併症

合併症		出現時期	症状	対策
循環器合併症	術後出血	術直後〜48時間、3〜4日でほぼ止血	100mL/時以上→出血性ショック	すぐに医師に報告
	不整脈	術直後の侵襲の強い時期にみられる	一般に術後は侵襲により頻脈	モニタリング 胸部症状の観察
	深部静脈血栓症（DVT）	術直後〜十分な離床ができる7日ごろまで	下肢全体の腫脹・緊満感・不快感・鈍痛・表在静脈の怒張・皮膚の色調変化（紫色・赤色）、ホーマンズ徴候 血栓が遊離して肺動脈に詰まると肺塞栓	症状の観察 弾性ストッキング・フットポンプの装着 早期離床
呼吸器合併症		術後1〜3日ごろ	換気能の低下→無気肺→低酸素血症→肺炎	呼吸状態の観察 酸素療法 早期離床
消化器合併症（腸管麻痺）		生理的腸管麻痺：術後24〜72時間 術後イレウス：術後72時間以降	生理的時期を過ぎても腸蠕動がみられない→イレウス→腸管の壊死・穿孔	腸蠕動、腹部の観察 薬物療法 イレウス管挿入・吸引 早期離床
術後疼痛（急性）		術後9〜13時間ごろ 術後5日目ではぼ消失	術後4日を過ぎても痛みが続く→創感染、縫合不全	スケール（図2）などを用いて痛みの程度の観察 疼痛コントロール（薬物療法） 不安や睡眠障害の有無の観察
創部感染（手術部位感染）		術後3〜4日目からの発熱	創やドレーンからの排膿、疼痛、腫脹、発赤、発熱など 敗血症→多臓器不全	禁煙・血糖管理など 感染予防対策 抗菌薬投与
縫合不全		術後5〜10日ごろ	消化管の縫合不全→腹膜炎	創部の感染予防 体位調整 薬物療法 再手術
術後せん妄		術後1〜3日ごろ 1週間前後続いて次第に落ち着く	急激な錯乱、妄想、幻覚など一過性の意識障害	意識レベルの観察 自己抜去、転倒・転落などの防止 早期離床

図2　ペインスケール

VAS（visual analog scale：ビジュアル・アナログ・スケール）

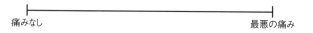

痛みなし　　　　　　　　　　　　　　最悪の痛み

NRS（numerical rating scale：NRスケール）、0-10スケール

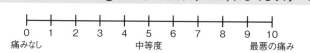

0　1　2　3　4　5　6　7　8　9　10
痛みなし　　　　　　中等度　　　　　最悪の痛み

簡易表現スケール

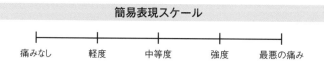

痛みなし　　軽度　　中等度　　強度　　最悪の痛み

フェイススケール

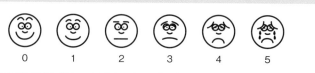

0　　1　　2　　3　　4　　5

患者さん自身に線上に印をつけてもらったり、絵を指さしてもらい、痛みを表してもらう

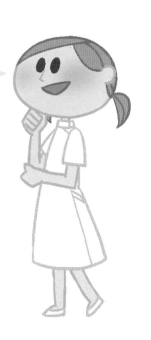

代表的な合併症を理解し、観察に活かしましょう！

と水分やガスの貯留が起こり、腸管が拡張し、静脈還流が障害され腸管壁に浮腫が起こって腸管腔へ水やNaが漏出します。さらに腸管内圧が上昇して静脈血流の障害が発症し、腸管の壊死・穿孔が引き起こされ危険な状態となるのです。

●急性の術後疼痛

術後の疼痛のおもなものは創痛であり、これは手術操作に伴う組織損傷による内因性発痛物質がおもな原因で起こります。急性の創痛はピークが術後9～13時間ごろといわれており、術後5日目でほぼ創痛は消失しますが、この時期に痛みにより離床が妨げられると無気肺などの呼吸器合併症を誘発してしまいますので、急性の痛みのコントロールは重要です。また、術後4日を過ぎても痛みが続くような場合、縫合不全・創感染を考える必要があります。

痛み刺激が何度も脊髄に伝えられることで痛みの閾値が下がり、痛みが長く持続されてしまうことで不安、無力感、睡眠障害が起こり、これによってますます痛みを増強させることが指摘されています。

●術後創感染

術後創感染は、手術操作が直接及ぶ部位に生じる手術部位感染（SSI[6]）ともいわれ、術操作が直接及ばない部位に生じる術野外感染症と区別されています。手術部位感染は術後3～4日目より発熱がみられたら疑います。[※]

原因は、術中に開放となった消化管の常在細菌と皮膚の常在細菌による術野の汚染です。術後感染症の発症には、手術創が多数の細菌に接触するかどうかが大きく影響します。主要な手術部位感染から分離した病原体は、黄色ブド

ウ球菌などのグラム陽性球菌や、大腸菌、緑膿菌などのグラム陰性桿菌、バクテロイデスなどの嫌気性菌などがあります。黄色ブドウ球菌は特に人の皮膚に存在しているため、術野の清潔や、さらに術中・術後に人を介した院内感染を防止することが重要です。

症状として創やドレーンからの排膿、疼痛、腫脹、発赤、発熱などがあり、感染によって全身性の反応が起こり敗血症から多臓器不全に移行して死に至る場合もあるので注意を要します。

●縫合不全

正常な創癒合の過程では、縫合してから2～3日の後に組織中の線維芽細胞の活性化が起こり、1週間前後で癒合が完成しますが、この縫合した組織間が十分な癒着を起こさず、縫合部位の一部分が離開、あるいは創の深部まで貫通して開いた状態が縫合不全です。

原因として、低タンパクと吻合部への酸素供給の低下、さらに感染と組織の脆弱化が挙げられます。術後5～10日ごろにわかることが多いです。消化管の縫合不全では、胃液・胆汁・膵液などが腹腔内に流出するため腹膜炎など致命的な症状に進行する場合があるので、再手術も視野に入れながら創部の感染防止や体位による創部の緊張回避、また薬物療法などの医療介入を行っていくことが必要です。

●術後せん妄

術後せん妄は手術をきっかけに発症するせん妄であり、多くは手術侵襲からの回復とともに消失する一過性の意識障害です。

表2　ドレーンの排液の量と性状の変化

		正常	異常
量		●100～200mL/日以下（目安）	●150mL/時以上の血性排液→出血性ショック
色		●淡血性～漿液性	●血性→出血 ●混濁、浮遊物→感染 ●濃緑色→縫合不全、胆汁漏れ ●気体→気胸

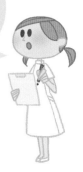

通常、術後3～4日でほぼ止血します。突然に量が増えたり、性状が変わったりした場合は、患者さんに何らかの変化が起こっていると考えられますので、医師への報告が必要です

※CDC[7]（米疾病予防センター）では術後30日以内に発生する手術操作が直接およぶ部位に発生する感染症をSSIと定義している。

手術侵襲によるおもな要因は脳血流低下や低酸素血症による脳の低酸素状態です。脳は安静時における全身の酸素消費量の約20%を消費していますので、十分な酸素が供給されないと認知機能や思考・判断能力などが低下し、正常な精神活動が行えなくなります。ほかの原因としては、手術侵襲の体液変動により、神経細胞の機能を維持するうえで不可欠なNaの異常から意欲の減退や意識障害などの中枢神経症状を引き起こし、発症する場合があります。

いずれにしても術後せん妄になることで、治療上重要なドレーン抜去や転倒・転落などを起こすおそれがあり、患者さんの安全に大きくかかわりますので、術後の患者さんの意識レベルの観察を行う必要があります。

アセスメント① 情報収集

看護過程の展開の基本は患者さんを観察し、看護を行ううえで必要な情報を集め、整理することからスタートしますが、ここでは周術期の看護を行う視点で情報の収集を行わなくてはなりません。特に周術期は術後の順調な回復が目標であり、侵襲からの回復、合併症を予防する、機能が正常に戻り生活に適応することを支援することが大切です。

したがって、まず侵襲を受けた身体の回復を焦点とした観察とケアが必要となります。後半の事例ではゴードンの11の機能的健康パターン（**表3**）を用いて情報を整理していきますが、解剖生理学的な情報が含まれるパターンとして、〈栄養−代謝パターン〉、〈排泄パターン〉、〈活動−運動パターン〉などの情報が焦点となるでしょう。また、術後の健康管理が再構成されますので、〈健康知覚−健康管理パターン〉や、患者さんの健康管理の支援に影響する〈役割−関係パターン〉も大切になってきます。

表3 ゴードンの機能的健康パターン

1 健康知覚―健康管理パターン
クライエント※が認識している健康と安寧（あんねい）のパターン、健康管理の方法を表す

2 栄養―代謝パターン
代謝に必要な飲食物の摂取についてのパターンと、身体各部への栄養供給状態がわかるパターン指標を表す

3 排泄パターン
排泄機能（腸、膀胱、皮膚）のパターンを表す

4 活動―運動パターン
運動、活動、余暇、レクリエーションのパターンを表す

5 睡眠―休息パターン
睡眠、休息、リラクゼーションのパターンを表す

6 認知―知覚パターン
感覚−知覚と認知のパターンを表す

7 自己知覚―自己概念パターン
クライエントの自己概念パターンと、自己に関する理解（例えば、自己の理解や価値観、ボディイメージ、情動）を表す

8 役割―関係パターン
役割関与と人間関係についてのクライエントのパターンを表す

9 セクシュアリティ―生殖パターン
セクシュアリティパターンに関する満足と不満足についてのクライエントのパターン、および生殖パターンを表す

10 コーピング―ストレス耐性パターン
クライエントの全般的なコーピングパターンとストレス耐性との関連で、そのパターンの有効性を表す

11 価値―信念パターン
クライエントの選択や意思決定を導く価値観、目標、信念（霊的／精神的なものも）、目標についてのパターンを表す

※クライエントとは、患者さんのことです。

アセスメント②　情報の解釈・分析

　周術期の視点で情報の解釈・分析を考えると、手術を受けることにより臓器が変化することを認識しておく必要があります。手術によって臓器本来がもつ役割が弱くなったり、またはほかの臓器が役割を代わりに担ったりします。したがって、手術を受ける臓器がどのように変化し、また周辺臓器もどのように影響を受けるのかを解剖生理学的に理解しておきます。

　解釈と分析の内容も分析を行う時期によって異なります。術直後の傷害期では命の危機的状況にありますから、命が安全かどうか、特に術後の合併症の程度をアセスメントすることが必要です。また、術後合併症は症状によって現れる時期が異なるので、その時期を手がかりに早め早めにアセスメントしていきます。転換期になりますと徐々に生体反応も安定してきますので、患者さんのセルフケア能力を高めることにも注目していきましょう。

　周術期の展開は早いため、術後の経過を予測して早めに患者さんをアセスメントしていかないと、患者さんの回復のほうが先に進み、ケアを提供できずに終わってしまうかもしれません。一歩進んだ分析で、患者さんの先を見通すことが必要です。

看護診断

関連図

　情報を整理し看護診断を導き出すために、各学校では関連図を作成していることが多いです。この関連図は、患者さんの全体像をとらえるために学生の頭の整理をするためのものです。周術期は医療問題の優先順位が高いため、「病態関連図」として関連図を考え、そこに問題点が書けるようにします。書き方は、学校によって指定されていると思いますが、ここでは患者さんの病態のプロセスや原因と結果の関連性をとらえるために左から右へ矢印を示し、病態と患者さんの背景も含めた全体関連図とします。

問題の特定

　「看護診断」ではNANDAインターナショナル（NANDA-I）の定義・分類がよく使用されています。しかし、周術期看護では術後合併症予防が中心であり、医師と協力して問題解決にあたることがほとんどで、これらのほとんどがNANDA-Iには入っていません。看護診断で扱う問題は、看護が責任を負う問題だからです。周術期は医師と共同で解決する問題（共同問題）が多いことが特徴であるといえます。

　またもう1つの特徴はリスクを防ぐことにあります。周術期は治療として患者さんに侵襲を与えます。したがって、これから起こり得る合併症などのリスクを事前に予測しそれを未然に防ぐ、または早期に発見することが重要となるため予測できる問題を挙げます。

　しかし、共同問題が多い周術期でも看護としての役割はあります。看護の専門性とは人間の生活にかかわることであり、どの状況においても患者さんの生活は存在することを忘れてはなりません。

　アセスメントを終えたら、問題の特定に入ります。アセスメントから問題は何か、また問題の優先順位を決定します。周術期は、まず命を守ることが重要なため術後合併症予防の優先順位が高くなります。しかし、生体反応が安定し、回復期に入ると患者さんが自立して社会生活に適応していくことに焦点が移ります。そのため、そのころになると患者さんの自立を促す問題が挙がってきます。

　周術期の看護の特徴、また看護の守備範囲を明確にするために、ここでは術後合併症についての問題点の表現を、カルペニートの提唱する共同問題とし、「RC（risk for complications：合併症のリスク状態）」[※]として表現していきます[6]。

※共同問題の表記法は「合併症の潜在的状態（RC）」から「合併症のリスク状態（RC）」に変更された。

看護計画

周術期は、医師とともに解決していく共同問題が中心です。したがって共同問題の目標は関連図で明記した「症状」が消失することにあり、観察が中心になります。

看護診断の目標は、看護が責任を追う患者さんの目標で、患者さんの変化に焦点があてられています。あいまいな表現は避け、患者さんが目標とする具体的な姿、状態を挙げます。

実施・評価

実施については看護計画で挙げた実施内容を反映することが基本です。よく計画内容を意識せずに実施することがありますが、看護過程は情報収集から評価までの一貫した論理的な思考過程ですから、一貫していないものは看護過程とはいえないので注意しましょう。

実施したら、ケアによって期待される結果になったのか、患者さんの目標が達成されたのか評価します。評価は必ず実施したその日に行いましょう。期待どおりの結果にならなかったら計画の見直しや中止を検討する必要がありますし、もちろん患者さんの状況が変化して計画が適さない場合も出てきます。それらを患者さんの反応から評価し判断していきます。

サマリー（看護要約）

本来看護サマリーの目的は、病院では転院先あるいは退院後の外来などでの看護の継続性をすすめるためや看護の記録として蓄積するために行います。実習では自分の行った看護過程の展開について振り返ることが目的の1つになりますが、看護師としてチームで看護を提供した期間に患者さんにどのような看護を行ったのか、また残された問題は何かをまとめることは継続看護を行ううえでは大変必要な力です。ぜひサマリーのトレーニングをしましょう。

ここでは学生として自分が受け持つまでの経過をまとめ、問題ごとに自分が行ったことを中心に簡潔に正しく書きます。そして期待される結果、目標までの到達度を評価します。到達できなかった目標については、なぜできなかったのか、さまざまな面から評価しましょう。実習の場合は受け持ち期間の短さも影響しています。到達した場合でも自分の行った看護がどのように有効であったのかなど、批判的に評価しましょう。さらに自分の看護の展開や看護技術について客観的に評価もしてみましょう。自分の行動や思考を確認することができます。

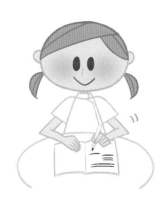

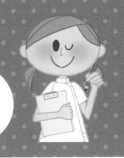

急性期の患者の看護過程の展開

ここでは、ゴードンの11の機能的健康パターンをアセスメントの枠組みに用いて、事例とともに急性期実習でよく受け持つ周術期（術後）の患者の看護の展開の実際を解説していきます。

周術期（術後）にある患者の看護

事例紹介

【氏名・年齢・性別】
O さん・57 歳・女性。

【診断】
胃がん。stage IIA

【既往歴】
11 歳で虫垂炎。

【主訴】
食欲不振。倦怠感。

【現病歴】
昨年夏ごろより食欲低下があり、秋ごろより嘔気・曖気が出現。A 病院で精密検査を受け胃がんと診断され、紹介にて B 総合病院で手術を受けることを目的に入院することとなった。食欲が減退した夏ごろより2月までで 10kg の体重減少がみられた。手術 2 日前に入院してきた。「去年の夏からごはんが食べたくなくて、体もだるくて。でも日ごろから病院に行くことがないのでほうっておいたんです」

【習慣】
喫煙、飲酒はしない。

【身長・体重】
160.0cm、55kg（-10kg/6 か月）。

【感染症】
なし。

【アレルギー】
なし。

【呼吸機能検査データ】
肺活量 2,530mL、%VC[8] 102.4%、FEV$_1$/FVC（1 秒率）[9] 89.84%、SpO$_2$ 98%。

【術前の血液検査データ】

Alb[10]（アルブミン）	3.8g/dL
TP[11]（総タンパク）	6.0g/dL
WBC[12]（白血球数）	6,210/μL
Hb[13]（ヘモグロビン量）	11.7g/dL
Plt[14]（血小板数）	16.2×10^4/μL
CRP[15]（C反応性タンパク）	0.2mg/dL
AST[16]（GOT[17]）	33 IU/L
ALT[18]（GPT[19]）	15 IU/L
T-Bil[20]（総ビリルビン）	0.5mg/dL
BS[21]（血糖値）	98mg/dL

【病気の受けとめ方】
胃がんであることは本人と家族に伝えられている。「まだ下の子どもが中学なので、がんばりたいんだけど……考えてもしかたないけど、もうまかせるしかないなあ」「父親ががんだったので、自分もと少しは思っていた」「これから何をしていったらいいのか……どうしたらいいのか見当がつかない」

【性格】

のんびりしているが、社交的。

【嗜好品】

「ごはんを食べたいとだんだん思わなくなった。今は体のために出されたものはがんばって食べています」「前はからいものとか好きだったな」

【家族背景】

夫（58歳）、娘1人（19歳：大学1年生）、息子1人（15歳：中学3年生）と同居している。キーパーソンの夫は銀行の営業職で、仕事が多忙である。「家のことが心配。みんなに迷惑かけちゃう。下の子どもは受験で大変なのにこんなことになっちゃって」

【家族歴】

父親が大腸がんによって76歳で死亡。

【仕事・役割】

主婦で無職。

【術式】

胃全摘術（全身麻酔、硬膜外麻酔）を開腹手術で、ルーワイ法にて再建術の予定（腫瘍が胃の中部にあったため）。

【術後の経過】

＜術直後（帰室時）＞

意識レベルJCS[※22]1、血圧90/45mmHg、脈拍77回/分、体温35.0℃、SpO$_2$[※23]92％（ルームエアー）、酸素マスク4L/100％/分、経鼻胃管カテーテル留置、四肢冷感軽度あり、チアノーゼなし、呼吸音下肺野弱め・左右差なし。腸蠕動音なし。

下肢知覚・膝までなし。足背動脈触知可能。創痛あるが、自制できている。

術中出血量は250mL、ウインスロー孔ドレーン30mL、左横隔膜下ドレーン45mL。創部ガーゼ汚染・淡血性あり。

膀胱留置カテーテル400mL。

＜術後1日目＞

血圧120/55mmHg、脈拍80回/分、SpO$_2$96％（ルームエアー）、体温37.6℃、酸素マスク、フットポンプ除去。午前中やや嘔気あり。腸蠕動音弱め。

午後より嘔気減少。看護師の付き添いのもと室内歩行を行う。呼吸困難なし。創痛あるが、自制できている。創からの出血なし。「やっと終わってひとまず安心しました。これからのことは、もうちょっとしてから考えます」

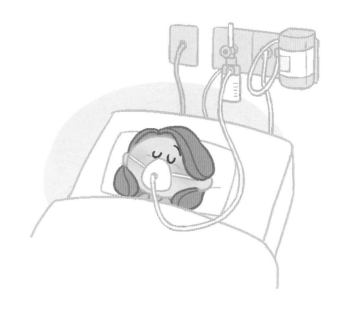

【術後の血液検査データ】

Alb（アルブミン）	3.0g/dL
TP（総タンパク）	5.8g/dL
WBC（白血球数）	9,100/μL
Hb（ヘモグロビン量）	10.7g/dL
Plt（血小板数）	17×10^4/μL
CRP（C反応性タンパク）	5.5mg/dL
AST（GOT）	40 IU/L
ALT（GPT）	33 IU/L
T-Bil（総ビリルビン）	0.5mg/dL
BS（血糖値）	120mg/dL

看護過程の展開

学生が看護過程の展開を開始するのは、手術当日からです。術後の回復過程にかかわるため、手術を見学した後に術直後の観察から開始します。手術は午前中でしたので、14時ごろに病棟に帰室しました。患者さんの手術室から病室への移動を見学し、術後30分から指導者とともにバイタルサインを測定し全身の観察を行いました。その後も経過は良好で離床もスムーズに進んでいます。術前から術後24時間で得た情報をゴードンの11の機能的健康パターンの枠組みを用いて整理し、術後の回復の援助についてまとめました。

アセスメント

1 | 健康知覚―健康管理パターン❶

情報（S・O）	情報の解釈と分析（A）
術前 S ●「去年の夏からごはんが食べたくなくて、からだもだるくて」 ●「これから何をしていったらいいのか……どうしたらいいのか見当がつかない」 O ●57歳、女性。 ●診断名：胃がん（ステージⅡA）。昨年夏ごろより食欲低下があり、秋ごろより嘔気・曖気が出現。A病院で精密検査を受け診断され、紹介にてB総合病院で手術を受けることとなった。 ●今回は、胃全摘術（全身麻酔、硬膜外麻酔）、ルーワイ法にて再建術予定。 ●既往歴：11歳で虫垂炎。 ●内服はなし。 ●身長160.0cm、体重55kg。 ●喫煙、飲酒はしない。 ●アレルギーなし。	●胃全摘術（全身麻酔、硬膜外麻酔）・ルーワイ法にて再建術予定から、全身麻酔や術式による合併症などが起こる可能性がある❶。 ●胃全摘術を行うことにより、消化管の状態が変化するため、今後特に食生活を中心とした生活の再構築を行って自己管理をしていく必要がある。 ●11歳から疾患による入院はしていないことから健康障害による生活の変容に適応していくことは初めての経験であり、知識や心理面での援助が必要である。以上のことから非効果的健康自主管理を挙げ、援助する❷。 ●胃全摘術（全身麻酔、硬膜外麻酔）、ルーワイ法にて再建術予定の情報はそのほかすべてのパターンのアセスメントでも使用する。

2 | 栄養―代謝パターン❷

情報（S・O）	情報の解釈と分析（A）
術前 S ●「ごはんを食べたいとだんだん思わなくなった。今は体のために出されたものはがんばって食べています」 ●「前はからいものとか好きだったな」 O ●身長160.0cm、体重55kg（半年間で10kg体重減少）。食事は経口摂取で病院食はほぼ全量摂取。 ●体温36.8℃。	●術後に胃がなくなることにより食物摂取量が低下し、低栄養状態になる可能性がある。また、食物の小腸への急な流入より高浸透圧になることで早期ダンピング症候群、血糖値の上昇などより低血糖となる後期ダンピング症候群になる可能性より栄養摂取障害が起こる。

S：subjective data；主観的データ　O：objective data；客観的データ　A：assessment；アセスメント

●血液検査データ

Alb	3.8g/dL
TP	6.0g/dL
WBC	6,210/μL
Hb	11.7g/dL
Plt	16.2×10^4/μL
CRP	0.2mg/dL
AST（GOT）	33 IU/L
ALT（GPT）	15 IU/L
T-Bil	0.5mg/dL
BS（血糖値）	98mg/dL

術直後～術後1日目

O ●体温35.0～37.6℃。

●血液検査データ

Alb	3.0g/dL
TP	5.8g/dL
WBC	9,100/μL
Hb	10.7g/dL
Plt	17×10^4/μL
CRP	5.5mg/dL
AST（GOT）	40IU/L
ALT（GPT）	33IU/L
T-Bil	0.5mg/dL
BS	120mg/dL

●胃酸の分泌低下に伴う膵液・胆汁分泌の低下から、Ca（カルシウム）、ビタミンD吸収障害、その結果、骨代謝障害が起こる可能性がある。さらに、殺菌力が低下することで食中毒を起こす可能性がある。

●血液検査データから低栄養状態が示唆され、術後の創傷治癒遅延の可能性が考えられる。創傷治癒が遅れることで、縫合不全が起こるため、術後の創感染症のリスクが高くなる。創感染が起これば、創傷治癒遅延だけでなく、敗血症などの重篤な症状に進展した場合に生命の危険も伴う。

●以上のことから、ここでは栄養状態の低下、手術部位感染のリスクを問題として挙げ、援助する必要がある❸。

3 排泄パターン❸

情報（S・O）	情報の解釈と分析（A）

術前

O ●排尿1日5回。排便2日に1回便秘傾向。夜間排尿はない。

術直後～術後1日目

O ●術後、膀胱留置カテーテルを留置し、術中400mL、術後1日約1,200mL/日。

●創部に各種ドレーンを留置。
ウインスロー孔ドレーン30～70mL/日
左横隔膜下ドレーン30～45mL/日
胃管カテーテル80～30mL/日

●腸蠕動音（−）～微弱（＋）に。嘔気は術後1日目には消失。

●胃を全摘することは、胃の噴門部、幽門部の機能を喪失することになる。これによって逆流防止の機能を消失し、そのため胃液や膵液が食道に逆流して炎症を起こす可能性がある。

●もともと便秘気味であること、また胃を切除することで腸管が露出し、腸管の過伸展や癒着が起こる。さらに全身麻酔をかけることから消化管の機能が低下する。そのため腸蠕動が不活発になり、腸管麻痺が起こる。ほとんどは3～4日までに腸蠕動がみられ回復するが、72時間を超えても回復し

情報理解のための基礎知識

❷周術期の〈栄養−代謝パターン〉では、侵襲からの回復と創傷の治癒が重要な視点となるため、創傷の治癒過程や生体反応にかかるエネルギー産生のシステム、肝臓・腎臓の代謝系の理解が基本である。

❸体の中から外に出す機能としての排泄は、周術期においてはドレナージの意味、目的を基本知識として理解する。また、ここでは中から外に送り出すという意味での消化管の解剖生理も理解する。

アセスメントの根拠

❸ここは、特に手術の回復の基盤となる栄養・代謝機能が整っているのか、サポートが必要かをアセスメントしていく。今回は胃切除という栄養に影響のある臓器を切除することになるので、胃が栄養摂取に果たしてきた役割を理解したうえで、それが消失することによって栄養・代謝系にもたらす影響を考える必要がある。また、再建術の方法によってその後の機能は影響を受ける。今回はルーワイ法であるので、この再建方法による解剖学的な問題を理解しておく。

※胃全摘術・ルーワイ法では、十二指腸断端を閉鎖し、食道空腸吻合術を行う。再建後に、食物停滞症状が起こりやすい。

ない場合は病的イレウスとなり、水分の再吸収が妨げられ、水分やガスが腸管内に貯留し、脱水による循環血液量の減少や代謝性アルカローシスとなる可能性がある。

●以上のことから、術後腸管麻痺を問題として挙げて援助する必要がある❹。

4 活動—運動パターン❹

情報（S・O）	情報の解釈と分析（A）
術前 S ●「やせてから疲れやすくなったかなあ。そんなのもあって病院にいったけど」 O ●肺活量2,530mL、%VC102.4%、FEV₁89.84%、SpO₂98%。 ●趣味：特になし。 ●日常生活活動のすべてを自分でできる。 ●体温36.8℃、脈拍74回/分（1分間に2～3回不整がある）、血圧132/72mmHg。 ●心電図：異常所見なし。 **術直後～術後1日目** O ●血圧90/45～120/55mmHg、脈拍77～80回/分。 ●術中出血量は250mL。 ●酸素マスク4L/100%/分、術後1日目早朝には酸素マスクを除去する。呼吸音下肺野弱め。左右差なし。SpO₂100%（酸素マスク）～SpO₂96%（ルームエアー）。 ●四肢冷感軽度あるが、チアノーゼなし。 ●下肢知覚・膝までなし。足背動脈触知可能。 ●創痛あるが、自制できている。 ●創部ガーゼ汚染・淡血性あり。 ●術後1日目午後に看護師の付き添いのもと室内歩行を行うが、呼吸困難などなく、スムーズに離床が行えた。 ●創痛あるが、硬膜外持続注入にてコントロールできている。	●術後は麻酔の影響で呼吸筋運動の低下や、気道分泌物が貯留し、一時的に呼吸機能の低下が考えられる。さらに術後の創痛のため呼吸運動が妨げられ、十分な換気ができず、無気肺など呼吸器合併症のリスクが増し、回復のための全身への酸素供給が不十分となる。 ●術前は手術操作や循環動態の管理不備のため、術後24時間以内に術後出血が起こりやすい。出血量が100mL/時を超える場合は再手術をして止血する場合があるが、出血の増加はみられていない。 ●手術侵襲により凝固能の亢進や、長時間の手術により同一体位をとり動かないことで筋ポンプ作用が低下し、深部静脈血栓症のリスクが高くなる。形成された血栓は最初の歩行時に血管から剥離し血流に乗って移動し、肺塞栓を起こすことがあり、致命的な状況に陥る。 ●術後は手術創、ドレーン、創痛により安静を強いられたり、またADL※24の制限があるため、特に清潔や移動に関するセルフケアが一時的に充足されない。侵襲が強い傷害期の時期には生体反応が活

❹ここは胃切除後の排泄機能であるから、食物を消化吸収から外へと送り出す管としての消化管の機能、また体腔に貯留した排液を外に排出するドレナージをみていく。腸管の蠕動機能、また各種ドレナージが効果的に行えているか、また異常をきたしていないかを考える必要がある。特に術直後は術後出血が起こっているかをドレーンの排液から知ることができる。ドレーンの挿入されている位置によって排泄された性状に意味があるため、ドレーンの解剖学的な位置を正しく理解しておくことが重要になる。

情報（S・O）	情報の解釈と分析（A）
	発でエネルギーの消耗も大きく、セルフケアが不足している部分は援助する必要がある。 ●以上のことから、無気肺、術後出血、深部静脈血栓症、セルフケア不足を問題として援助する必要がある**❺**。

5 睡眠─休息パターン❺

情報（S・O）	情報の解釈と分析（A）
術前 S ●「ここ最近、寝つきにくくなった。病院で薬をもらっている」 O ●レンドルミン®D錠1錠ずつ頓用で内服している。家では1人でいるときは横になることが増えた。 **術直後～術後1日目** O ●1日中うとうとしている。 　●創痛があるが、自制できている。	●手術侵襲により、交感神経系─副腎系を中心とした自律神経の活動が起こる。そのため侵襲を安定させるための生体反応によりエネルギー消費が高まり、O氏は1日中うとうとした状態となっている。また、点滴や創部痛などが睡眠の妨げになる可能性がある。回復には、副交感神経が優位となるリラックス状態を維持することなど、質のよい休息をとる必要がある**❻**。

6 認知─知覚パターン❻

情報（S・O）	情報の解釈と分析（A）
術前 O ●聴力障害はない。 　●視力：右0.3・左0.2、眼鏡を使用。老眼鏡を使用している。 　●記憶力障害はない **術直後～術後1日目** S ●「傷のところが痛む。これがずっと続くのかな。寝返りもできない」 O ●硬膜外持続注入（PCA※25／患者管理鎮痛法にて）：モルヒネ塩酸塩水和物0.005％＋マーカイン®注0.25％4mL/時を疼痛時は患者自身が管理して使用し、コントロールできている。	●感覚や理解度に問題はなく、術後せん妄の要素も認めない。術後はPCAにて痛みをコントロールしているが、体動時には痛みが増強していることから離床が遅れることが考えられる。また、術後疼痛が増強し、心理的負担が強くなることや、呼吸が浅くなって十分な換気ができず呼吸器合併症を起こす可能性があるため、痛みの状況・性質を十分観察し、離床が進むように援助する必要がある。 ●以上のことから、術後疼痛を問

PART 2 成人看護学実習の看護過程展開

急性期 慢性期

7	自己知覚―自己概念パターン

情報（S・O）	情報の解釈と分析（A）
術前 S ●「まだ下の子どもが中学なので、がんばりたいんだけど……考えてもしかたないけど、もうまかせるしかないなあ」 O ●性格：のんびりしているが、社交的（夫より）。 ●胃がんであることは本人と家族に伝えられている。 **術直後～術後1日目** S ●「やっと終わってひとまず安心しました。これからのことは、もうちょっとしてから考えます」 ●今後再発防止を目的に補助化学療法を行う。手術の結果は夫には説明したが、本人には手術はひとまず無事に終わったことしか伝えていない。	●家族のためにも生きたいという思いはあるが、術前は目の前の手術を終わらせることで、ほかのことは考えないようにしている。これからの治療計画などO氏の心理面・家族の心理面を観察し、配慮しながら進めていく必要がある❽。

8	役割―関係パターン

情報（S・O）	情報の解釈と分析（A）
術前 S ●「家のことが心配。みんなに迷惑かけちゃう。下の子どもは受験で大変なのにこんなことになっちゃって」 O ●家族構成：夫（58歳）、娘1人（19歳：大学1年生）、息子1人（15歳：中学3年生）と同居している。 ●キーパーソンは夫。 ●仕事・役割：主婦で無職。近所には病気であることを内緒にしている。自治会の仕事は積極的に行っていた。	●今までO氏は専業主婦として家事・育児など家庭を支えてきた。夫も多忙で留守がち、子どももまだ十分自立していないなかで、家族のなかに疾患をもつ者が出たことで、家族の役割が変化することが推測される。役割に対する本人の葛藤が生じることが考えられる。今後O氏の負担の程度や術後の回復時に家族がO氏のサポートとして機能しない可能性もあるため、O氏の思い、家族の思いを理解していく必要がある❾。

❼術後の感覚・知覚では術後疼痛や疼痛の管理が焦点となる。機能的認知能力も含まれるので、高齢者の場合は現状認知能力についてのアセスメントも正しく行わなくてはならない。術後の疼痛はあらゆる合併症を引き起こす。疼痛が増強することにより、離床が遅れたり、呼吸運動の制限の原因になり、呼吸器合併症を誘発する。また、痛みは患者さんに心理的負担をかけるので、痛みの性質・状況をていねいに判断してコントロールできるように援助していく必要がある。

❽ここでは、とくに手術によって影響を受ける自分の今後の認識について援助の必要性があるかアセスメントするところである。O氏には今後の治療について十分に本人に伝えられたわけではない。したがって、今後も侵襲による心身の回復に配慮しつつ、自分の今後のことを決定できるように必要な支援について判断する必要がある。

❾ここは、本人の役割と本人をとりまく人間関係が術後の回復に効果的な影響を及ぼすかが焦点となる。術後の化学療法が開始されることからも、O氏の回復と治療がスムーズに行えるように特に家族がO氏をサポートできる状況かアセスメントする必要がある。

9 │ セクシュアリティ―生殖パターン

情報（S・O）	情報の解釈と分析（A）
O ●2人、子どもがいる。 ●56歳で閉経。	●閉経になったばかりである。今後さらに情報収集していく。

10 │ コーピング―ストレス耐性パターン❼

情報（S・O）	情報の解釈と分析（A）
S ●「夜1人だといろいろ考えてしまうので薬をもらってすぐ眠るようにしています」 ●「今できることをやるしかないかと」 ●「父親ががんだったので、自分もと少しは思っていた」 O ●毎日眠剤を1錠内服して入眠している。 ●父親が大腸がんのため76歳で死亡。	●父親ががんで亡くなっていたため、O氏には予測があり、覚悟はしていたと考える。できるだけ考えないようにしているなど、若干逃避することで心理的負担に対してコーピングを行っている。まだ、術後について詳しい説明はされていないので、術後の治療計画などが明らかになると<u>逃避だけでは対処できず、心理的危機に陥るか、コーピングスタイルを変更して対処することとなる</u>❿。さらに経過をみて分析が必要である。

11 │ 価値―信念パターン

情報（S・O）	情報の解釈と分析（A）
O ●特別な信仰はない。	●<u>治療上に影響のある信仰などはないが</u>⓫、今後回復に向けて影響のあるO氏の価値観などについては情報収集していく。

情報理解のための基礎知識

❼このパターンの背景理論となるラザルスのストレス・コーピング理論を基本知識として理解する。とくに「問題解決型コーピング」や「情動中心型コーピング」のコーピングスタイルは理解する。

アセスメントの根拠

❿術後の侵襲などのストレスに対してコーピング耐性が十分か、またはサポートが必要なのかを考える。O氏はひとまず手術が終わったことに安心している。しかしまだ十分現実を理解したわけではないので、今後の治療計画が説明されたのちのO氏の精神的状況を把握して援助していく必要がある。

⓫術後に回復していくうえで影響を受ける価値や信念はあるのか、またはサポートが必要なのかを考える。周術期においては、患者さんの信仰や価値観が治療や回復過程に影響を与えるものがあり、回復の妨げになるような場合は介入や調整の必要性が生じてくる。

関連図

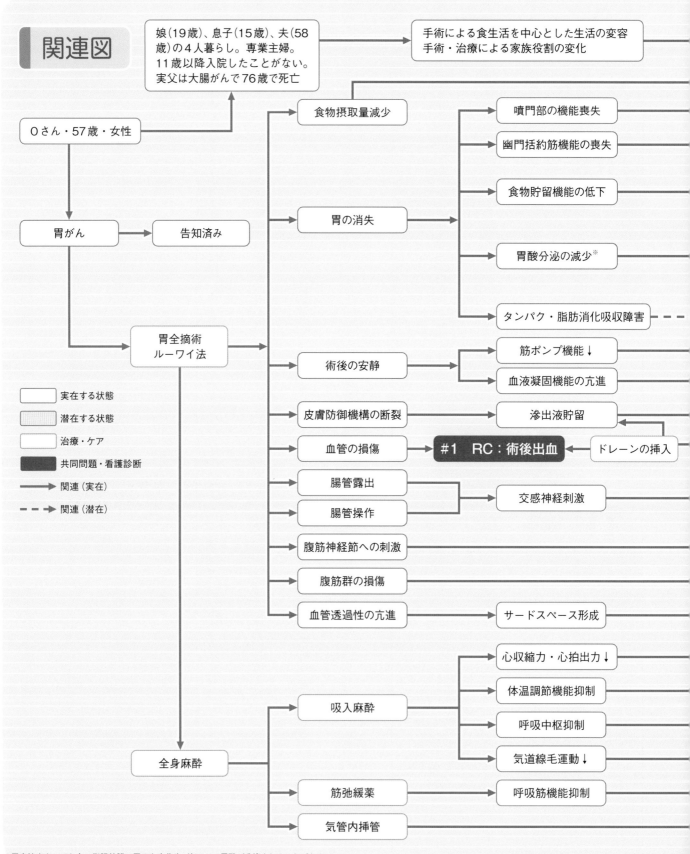

娘（19歳）、息子（15歳）、夫（58歳）の4人暮らし。専業主婦。11歳以降入院したことがない。実父は大腸がんで76歳で死亡

手術による食生活を中心とした生活の変容
手術・治療による家族役割の変化

Oさん・57歳・女性

胃がん → 告知済み

胃全摘術
ルーワイ法

食物摂取量減少

胃の消失
- 噴門部の機能喪失
- 幽門括約筋機能の喪失
- 食物貯留機能の低下
- 胃酸分泌の減少※
- タンパク・脂肪消化吸収障害

術後の安静
- 筋ポンプ機能↓
- 血液凝固機能の亢進

皮膚防御機構の断裂 → 滲出液貯留

血管の損傷 → #1　RC：術後出血 ← ドレーンの挿入

腸管露出
腸管操作 → 交感神経刺激

腹筋神経節への刺激

腹筋群の損傷

血管透過性の亢進 → サードスペース形成

全身麻酔

吸入麻酔
- 心収縮力・心拍出力↓
- 体温調節機能抑制
- 呼吸中枢抑制
- 気道線毛運動↓

筋弛緩薬 → 呼吸筋機能抑制

気管内挿管

凡例：
- 実在する状態
- 潜在する状態
- 治療・ケア
- 共同問題・看護診断
- → 関連（実在）
- --→ 関連（潜在）

※胃全摘出をしても十二指腸粘膜に胃の上皮化生が起こり、胃酸が分泌されることがある。

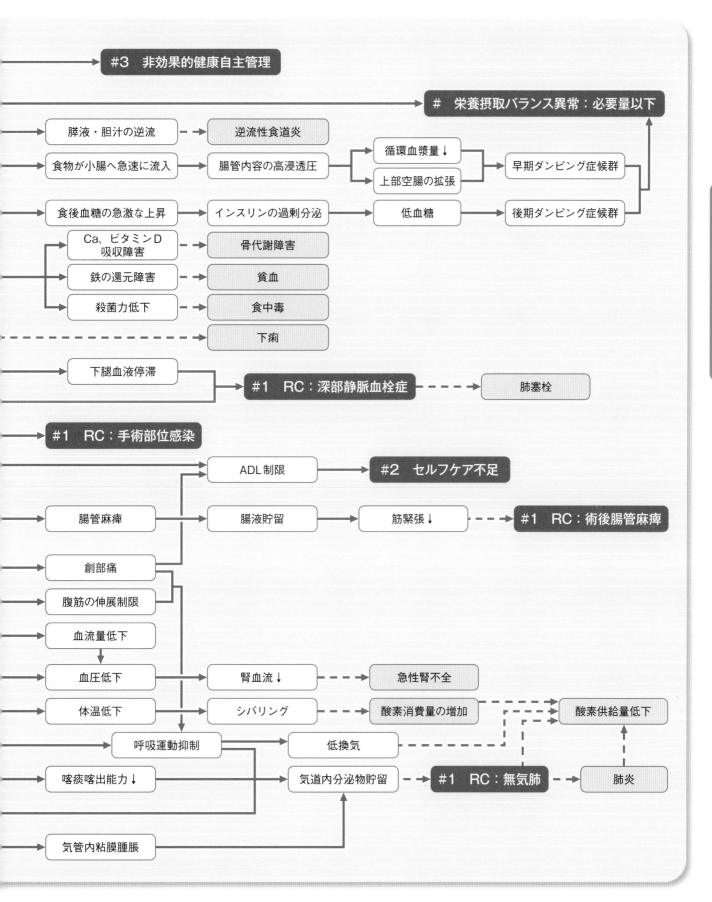

#3　非効果的健康自主管理

#　栄養摂取バランス異常：必要量以下

膵液・胆汁の逆流 --→ 逆流性食道炎

食物が小腸へ急速に流入 → 腸管内容の高浸透圧 → 循環血漿量↓ → 早期ダンピング症候群

上部空腸の拡張

食後血糖の急激な上昇 → インスリンの過剰分泌 → 低血糖 → 後期ダンピング症候群

Ca、ビタミンD吸収障害 --→ 骨代謝障害

鉄の還元障害 --→ 貧血

殺菌力低下 --→ 食中毒

下痢

下腿血液停滞

#1　RC：深部静脈血栓症 --→ 肺塞栓

#1　RC：手術部位感染

ADL制限 → #2　セルフケア不足

腸管麻痺 → 腸液貯留 → 筋緊張↓ --→ #1　RC：術後腸管麻痺

創部痛

腹筋の伸展制限

血流量低下

血圧低下 → 腎血流↓ --→ 急性腎不全

体温低下 → シバリング --→ 酸素消費量の増加 酸素供給量低下

呼吸運動抑制 → 低換気

喀痰喀出能力↓ → 気道内分泌物貯留 --→ #1　RC：無気肺 --→ 肺炎

気管内粘膜腫脹

共同問題・看護診断リスト

No.	診断名
＃1	RC：術後合併症（術後出血、無気肺、術後腸管麻痺、手術部位感染、深部静脈血栓症）
＃2	術後ドレーン挿入や術後の創部痛によるADL制限に関連したセルフケア不足＊1
＃3	手術による食生活を中心とした生活の変容や手術・治療による家族役割の変化に関連した非効果的健康自主管理＊2

＊1定義：衣服の着脱を自力ではできない状態（更衣）、自力で食べることができない状態（摂食）、体を洗う（入浴）行為を自力では完了できない状態（入浴）、排便や排尿に関連する行為を自力では完了できない状態（排泄）
＊2定義：慢性疾患を抱えた生活に固有の、症状や治療計画の管理、身体・心理社会・スピリチュアル面への影響の管理、ライフスタイル変化の管理が不十分な状態

優先順位の根拠

優先順位の考え方は、基本的に実在型（今実際に起こっている）はリスク型（起こりうる可能性のある）より優先、生理的問題や身体的苦痛につながる問題は心理的問題より優先、多くの問題を統合した問題は統合していない問題より優先するということが前提としてある。ここでは、生命の不利益になる術後合併症の優先順位が高くなる。

さらに周術期の特徴として心身の変化が早いため、問題は重なり合いながら出現していき、その日その日で優先順位が変わっていく。具体的には術直後に決定した優先順位が術後7日目とはまったく異なっていたり、すでに解決している問題も出てくるので、解決した問題は終了していく。

今回の場合は、術後1日までの情報から問題点を挙げる。アセスメントではさまざまな術後合併症のリスクが挙げられるが、それらを1つひとつ挙げることはせず、共同問題「RC：術後合併症」として1つにまとめる。術直後から1日目はまだ創の回復や段階的な治療食で消化管の回復を促していくので、医療者側が主体となって治療を進める。また、手術によりドレーンや創痛、エネルギーの消耗による疲労感のため、セルフケアが充足できない。したがって、看護師が主体となってセルフケアの充足にあたり、2つめに「セルフケア不足」を挙げる。また、退院後に胃切除によって消化管が変化するため術後からどのようなことに留意して患者さんの生活を再構成するべきか、経口摂取が開始される前後より、患者さんは学んでいく必要がある。関連図上の「栄養摂取バランス異常：必要量以下」は「非効果的健康自主管理」に統合して挙げる。

看護計画

共同問題 ＃1	RC：術後合併症（術後合併症、無気肺、術後腸管麻痺、手術部位感染、深部静脈血栓症）

期待される結果

術後合併症を起こさない。
1. 術後2〜3日目：術後出血を起こさない。
2. 術後3〜4日目：呼吸器合併症（無気肺）を起こさない。腸蠕動音が聴取できる。
3. 術後4日目：疼痛コントロールをすることにより離床が進む。
4. 術後4日目❶：手術部位感染を起こさない。深部静脈血栓症の症状が出現せず十分に離床が進む。

計画の根拠・留意点

❶周術期は心身の変化が早いため、問題は重なり合いながら出現していき、その日その日で患者さんの反応は変化していく。それぞれの手術に起因する合併症は発現する病日が異なるため、一般的に合併症がみられる病日を参考に、期待される結果を判断する。術後出血は術後24時間以内に、無気

（P.51につづく）

看護計画

O-P（観察計画）

1. バイタルサイン（血圧、脈拍、呼吸数、呼吸状態、SpO$_2$、意識状態）
2. 出血量（ドレーン排液、ガーゼ汚染）❷
3. 呼吸状態（リズム、深さ、左右差、胸郭の動き、肺音）
4. 喀痰喀出状態（量、色、性状、残存感、貯留の位置）
5. 腹部状態（腸蠕動音、膨満感、排ガスの有無、嘔気・嘔吐）
6. ホーマンス徴候の有無
7. 顔色、チアノーゼ、冷感、下肢の腫脹・発赤・熱感・足背動脈触知の有無
8. 水分出納バランスチェック（尿量）
9. 検査データ（RBC[※26]、Hb、Ht[※27]、Plt、Dダイマー）
10. 主訴（呼吸困難感）
11. 胸部X線写真
12. 鎮痛薬の使用状況

C-P（ケア計画）

1. 出血量が増加したら医師に報告する（目安100mL/時以上の出血）。
2. カテーテル類の屈曲・閉塞に注意して管理する。
3. 正確に施行されるよう輸液を管理する。
4. 排痰の援助（咳嗽時は患部を保護して咳をさせる、咳を促す・深呼吸の促しなど）。
5. 術直後は体位変換や急激な体動は避け、安静を保持する。
6. 弾性ストッキングを装着し、下肢を挙上する。
7. 術後1日目からは離床を積極的に促す。❸
8. 初回歩行時は必ず付き添う。❹
9. 環境整備（清潔の保持と不要な音の排除、ADLに留意した環境整備）

E-P（教育計画）

1. 呼吸理学療法を説明する（深呼吸、咳嗽、喀痰喀出の方法）。
2. 離床の効果を説明する。
3. 下肢の運動を行うことを勧める。

看護診断 #2	術後ドレーン挿入や術後の創部痛によるADL制限に関連したセルフケア不足

期待される結果

1. ドレーン抜去、抜糸が終わるまでは介助にて清潔を保持する（○月○日まで）❺。
2. 膀胱留置カテーテル抜去までは排泄の介助を行う。
3. 点滴抜去までは介助にて離床を行う。

計画の根拠・留意点

肺に代表される呼吸器合併症は3日以内に、創感染は3〜4日目より発熱がみられる場合に発生することが多い。さらにその病日を過ぎて合併症がみられなかった場合は、そのリスクは過ぎたと判断し終了する。したがって、この病日が評価の日となる。

❷消化管内、腹腔内の出血は、体表で確認できないため発見が遅れやすく、多量な出血となると循環不全やショック状態など致命的な問題となるため、多量な出血がみられたら緊急開腹術により止血を行う。そのため、ドレーンの管理や異常の早期発見により速やかに医師に報告する必要がある。患者さんにストレスを与え交感神経の緊張を過度に高めないように患者さんの安静と環境を整えることも看護ケアとして必要である。

❸離床は術後合併症全般に効果が期待される。離床することで、胸郭を広げ換気をよくし、運動により血流が促進され、臓器の活動が活発になる。血流が促進されることから創部への血流がよくなり、歩行することで下肢の筋ポンプ作用が促進され、静脈のうっ滞が防止される。

❹血栓が形成された場合、床上安静から動き出す初回歩行時が最も血栓が血流に流れやすく、重篤な肺梗塞を発症する場合もあるので、術後初めての立位や歩行時には必ず看護師が付き添う必要がある。

❺看護師が責任を負うケアなので、看護師が評価日を決定する。

O-P：observation plan　C-P：care plan　E-P：education plan

看護計画

O-P（観察計画）

1. バイタルサイン
2. 皮膚の状態
3. 主訴
4. 血液データ（感染の有無）

C-P（ケア計画）

1. 入浴／清潔❻
- 術後1日目より清拭を行う。
- シャワーで入浴できるまでは足浴・洗髪を行う。❼
- 毎日口腔ケアを行う。離床が進めばベッド上から洗面台で行うように促す。

2. 移動❽
- 術直後はドレーン、創部痛に留意して体位変換を適宜行う。
- 術後1日目からはドレーンや点滴類に注意して、まずベットサイドで立位をとる。ふらつきや呼吸困難がなければ病棟の廊下を看護師付き添いのもと歩いてみる。本人の状況をみながら距離を徐々に増やしていく。

E-P（教育計画）

1. 入浴／清潔について
- ドレーンや傷があるため、できるだけ自分でできるように、脱ぎ方、着方など気をつけるところを説明しながら清拭やシャワーを進める。

2. 移動
- 積極的に離床を進めるために、離床の必要性を説明し、自分で移動するときの歩き方や、移動時に異常が起こったときの対処の方法なども説明する。

看護診断 ＃3	手術による食生活を中心とした生活の変容や手術・治療による家族役割の変化に関連した非効果的健康自主管理❾

期待される結果

1. 食事のとり方がわかる（○月○日❿）。
2. 食事時の異常時に対処ができる（○月○日❿）。

看護計画

O-P（観察計画）

1. 経口摂取の状態
2. 腹部症状（消化器症状、早期・後期ダンピング症状の有無）
3. 主訴

計画の根拠・留意点

❻術後1日目は全身を観察するためにも清拭を必ず行う。術直後に隠れていた身体の傷や、異常などを発見する場合があるからである。

❼術後のセルフケア不足は一時的なものであるから、身体の回復に従って患者さんは自発的にセルフケアが行えるようになる。特に清潔は抜糸が終わり、生体反応が安定していくと清潔のセルフケアはできるようになる。セルフケアの自立度を判断し、看護師主体のケアを徐々に少なくし、患者さんが退院後の生活に適応できるように患者さんの自立を促していくことが必要である。

❽ドレーンや痛みがなくなれば、ほとんどの患者さんは自ら行動範囲をどんどん広げていく。患者さんの退院後の生活範囲を情報に、入院中にどのくらい活動していけばいいのかを患者さんと相談しながら進めていく。

❾まだ術後1日目の時点では経口摂取は開始されていない。創部に縫合不全が起こらず、消化管の動きが正常に戻るのを確認した後に食事が開始される。担当医にもよるが、術後2日目から飲水を開始し、その後、日あがりで分割食（3分粥、5分、7分）となり早ければ7日目で常食になる。しかし、周術期は展開が早いため、先を見越した計画を立てておく。

❿看護師が責任を負うケアなので、評価日を決定する。

4. 血液データ（栄養状態）

C-P（ケア計画）

1. 術後食の提供
2. 食事の前後に訪室する。⓫

E-P（教育計画）

1. 経口摂取の方法を指導する（ゆっくり、時間をかけてとるなど）。
2. 食事摂取が進めば、パンフレットなどを作成し、退院後の食生活について指導する。

⓫ダンピング症状などが起こりやすい時間に訪室し、異常・症状があれば対応する。

実施・評価

共同問題 #1	RC：術後合併症（術後合併症、無気肺、術後腸管麻痺、手術部位感染、深部静脈血栓症）

○月1日（術直後の観察）❶

実施計画（本日の計画）	実施した結果	評価
1バイタルサインの測定 **2**出血量・ドレーンの排液の観察 **3**呼吸・喀痰貯留状態の観察 **4**腹部状態の観察 **5**ホーマンズ徴候の観察 **6**下肢の状態の観察 **7**深呼吸を促す **8**術直後のため、下肢フットポンプ装着	**術後30分** ●バイタルサインを測定する。 ●体温が低いため、電気毛布は術直後より使用する。 ●呼吸音を聴取しながら深呼吸を促す。 **術後60分** ●バイタルサインを測定する。 ●疼痛の増強あり、PCAをワンプッシュする。 ●呼吸音を聴取しながら深呼吸を促す。	S ●「ちょっとおなかのへんが痛い」 O **術後30分** ●意識レベルJCS 1、血圧90/45mmHg、脈拍77回/分、体温35.0℃。 ●SpO$_2$92%（ルームエアー）、酸素マスク4L/100%/分でSpO$_2$100%、四肢冷感軽度あり。チアノーゼなし。呼吸音下肺野弱め。左右差なし。深呼吸は促しにてできている。 ●腸蠕動音なし。嘔気・嘔吐はなし。 ●足先は知覚なし。足背動脈触知可能。創痛あるが、自制できている。 ●ウインスロー孔ドレーン30mL、左横隔膜下ドレーン45mL、膀胱留置カテーテル400mL、創部ガーゼ汚染・淡血性あり。 **術後60分** ●意識レベルJCS 1、血圧100/55mmHg、脈拍74回/分、体温35.8℃。 ●酸素マスク4L/100%/分、SpO$_2$100%、四肢冷感軽度あり。呼吸音下肺野弱め。左右差な

実施・評価の視点

❶術後24時間の急性期は生体反応が活発であり、急激な変化が起こりやすいため、重篤な合併症に留意して観察を行う。特に循環動態の変化、術後出血に注意し、ドレーンの性状の変化やバイタルサインを頻回に確認する。急変は術後2時間の間に起こりやすいので、術後は15分、30分、60分と頻回に確認していく。

		し。深呼吸は促しにてできている。
		●腸蠕動音なし。嘔気・嘔吐はなし。
		●足先は知覚なし。足背動脈触知可能。創痛増強している。
		●ウインスロー孔ドレーン30mL、左横隔膜下ドレーン40mL、膀胱留置カテーテル850mL、胃管カテーテル100 mL。
		A
		●術直後、術後出血はみられず、循環動態は安定している。体温は復温してきている。呼吸は深呼吸を促すとできるが、痛み増強のためか、浅い呼吸で、鎮痛薬を使用し、適宜深呼吸の促しをして様子をみる。

❷術後1日目の合併症としては、まだ術後出血のリスクが高く、麻酔や創部痛からくる呼吸運動の抑制により、無気肺などの呼吸器合併症も起こりやすいので、呼吸状態の評価や、予防のためのケアをしていく。術前に行った呼吸訓練、離床の方法などを使って効果的に進めていく。術後数日は生体の回復過程で熱が一時的に上昇する。これは生理的な反応であるから、観察では何が異常で何が生理的なものか判断していく必要がある。

❸術後1日目には術後の合併症予防のために離床を進めていく。手術終了時間にもよるが、一般的には午前中は座位、様子をみて午後から歩行をはじめる。第1歩行でもあり、動くことにより深部静脈血栓が遊離しやすいので、必ず看護師の付き添いのもと、呼吸状態に注意して歩行を始める。体動時は創痛が増強するので、痛みが起こる前に予測してPCAを使用するなど、創痛をコントロールすることが重要である。

○月2日（術後1日）

実施計画（本日の計画）	実施した結果	評価
❶バイタルサインの測定 ❷疼痛の状況の観察 ❸出血量・ドレーンの排液の観察❹ ❹呼吸・喀痰貯留状態の観察 ❺腹部状態の観察 ❻ホーマンズ徴候の観察 ❼下肢の状態の観察 ❽深呼吸を促す ❾下肢フットポンプは除去するが、弾性ストッキングの装着は継続する。 ❿離床を促す。❸ ⓫血液データの確認	●10時と14時にバイタルサイン測定と観察を行った。 ●10時に酸素マスクの除去、同時に胃管カテーテル、膀胱留置カテーテルを抜去を見学した。 ●創部のガーゼ交換を行い、閉鎖式カラヤヘッシブを貼付した。❺ ●14時より離床の必要性を説明したのちに担当看護師とともにゆっくりと離床を進めた。	**10時** S ●「だいぶましだけど、動くときおなかが痛む」「夜は痛くて一度薬を使った」 O ●血圧120/55mmHg、脈拍80回/分、体温37.6℃。 ●SpO$_2$96％（マスク除去後のルームエアーで）、呼吸音下肺野弱め。左右差なし。腸蠕動音微弱（＋）に、嘔気・嘔吐はなし。 ●下肢知覚（＋）、足背動脈触知可、足趾の動き良好。ホーマンズ徴候（－）。 ●胃管カテーテル術後150mLにて抜去。ウインスロー孔ドレーン40mL、左横隔膜下ドレーン40mL、膀胱留置カテーテル0時より1,000mLにて抜去。 ●創部発赤・腫脹・出血認めず、ドレーン排液も漿液性に変化している。創部はガーゼ交換時にカラヤヘッシブに交換する。 ●ベッド上ゆっくりと座位になるが、起き上がり時に創痛あり。 **14時** S ●「歩くのが一苦労」 O ●血圧120/62mmHg、脈拍84回/分、体温36.9℃。

● SpO_2 98%。痰のからみ感がある。腸蠕動音微弱（＋）に、嘔気・嘔吐はなし。

●歩行時、下肢の痛みなし。呼吸困難なし。

●ウインスロー孔ドレーン50mL、左横隔膜下ドレーン70mL、ドレーンの排液は淡々血性〜漿液性。

●膀胱留置カテーテル抜去後2時間後に尿意があり、自尿200mL確認する。

●術後第1歩行はゆっくり行えている。呼吸困難なし。病棟を1周歩行する。このときに尿意があり、トイレにて排泄を行う。

A

●バイタルサインに変動はなし。微熱があるのは術後の吸収熱と考えられる。

●創部・ドレーンの状況、腹部症状がないことから術後出血はみられていないが、もう少し観察を続ける。

●呼吸は、酸素マスク除去後 SpO_2 は安定しているが、痰のからみがあるため、引き続き、観察を続け離床を促す。

●第1歩行は問題なく実施できたが、体動時に創痛があり、ドレーンなどがあることから歩行時援助が必要である。自尿も確認できたため、今後はトイレにて排泄を進めていく。

実施・評価の視点

❹ドレーンは状況をみて、創傷の治癒経過から一般的に術後5日前後には抜去されるが、術後出血は解決しても、今後、縫合不全のリスクがあり、それらは患者さんの反応とともにドレーンからも情報が得られるので、観察を怠らず続けていき、特に患者さんの反応には敏感にアンテナを立てておく。

❺創部はCDCガイドラインでは切開創を一次閉鎖のあと、24〜48時間は滅菌ドレッシングで覆っておくことが推奨されている。ドレーンがすべて抜けた場合、シャワー浴ができる。

看護診断 #2	術後ドレーン挿入や術後の創部痛によるADL制限に関連したセルフケア不足

○月○日（術後1日目）

実施計画（本日の計画）	実施した結果	評価
❶清潔：全身清拭。 ❷朝の口腔ケアはベッド上で行う。 ❸移動時は介助を行う。 ❹離床の必要性の説明を行う。	●酸素マスク、膀胱留置カテーテルを抜去後に全身清拭を行う。離床をかねてベッド上座位になり、頸部・上肢・陰部は自分で拭いてもらう。 ●午前中の落ち着いたときに口腔ケアの道具（ガーグルベースン、歯ブラシ）を	S ●「手を動かすと痛いなあ。でも汗をかいていたからさっぱりした」「口の中が気持ち悪かったけどさっぱりしたわ」 O ●清潔：皮膚に異常は認めないが、腋窩に湿潤あり。体を動かすことに苦痛表情があったが、上肢や頸部は自分で拭くことができた。 ●呼吸状態が落ち着いたのを確認して、口腔ケアを自力で行ってもらう。 ●移動：離床時にふらつきはなく歩行することができた。体動時に若干創痛があるが、離床の

もっていき、口腔ケアを促す。 ●午後から離床時に尿意を訴え、トイレにて排泄をする。ドレーンなどがあるため、トイレ時に体勢を整えるなどの介助を行った。 ●離床の説明と、痛みやドレーンがあっても運動制限がないことを説明した。	必要性を理解し、積極的に動けていた。 A ●膀胱留置カテーテル抜去後はトイレにて排泄が行え、今後自力で排泄が可能なことから目標2は解決できた。 ●カテーテルや痛みがあることからセルフケアについては抵抗があるようだが、促せば上肢などは拭くことができるため、徐々に自分でできることを促して増やしていく。 ●まだ生体反応が活発なときであり、体力の消耗も強く、ドレーン・点滴類もあることからセルフケアは充足できないため、介助を継続していく。	

○月○日（術後3日目）

実施計画（本日の計画）	実施した結果	評価
1 清潔：下半身シャワー浴、上半身の清拭、洗髪	●午前中に上半身は清拭を行い、下半身はシャワー浴を行う。先に上半身の清拭を行ったあと、ドレーンや排液バッグが濡れないように保護する。 ●シャワー室を確認し、椅子を準備して環境を整備したのちに実施する。❻ ●午後より洗髪台にて洗髪を行った。	S ●「やっぱりお湯にあたると気持ちがいいね。頭もすっきりした。気分がいいわ」 O ●清拭は、上半身は背部以外は自分で行えた。皮膚の異常は認めなかった。 ●シャワー時は湯気の熱で少しふらついたため、短時間で行った。 ●洗髪では脱毛が多かった。 A ●はじめての下半身シャワーと洗髪で爽快感が得られた。しかし、術後の血液データからも低栄養状態であり、シャワー時のふらつきもあったことから今後も見守りなどの介助が必要である。一度に清潔援助を行ったので、状況をみて日を分けて行ってもよかった。

（実施・評価の視点）

実施・評価の視点

❻術後3日目は生体反応としては、転換期に入ったところである。まだまだ患者さんにとってはエネルギーの消耗が高く、疲労感も強いときである。今回ははじめてのシャワー浴であり、病院の浴室そのものがO氏にとってはじめての環境でもあるので、看護師はO氏の安全を第一に疲労感にも留意して付き添うことが必要である。今後O氏はどんどん回復に向かっていくので、自分でできることを増やし、セルフケア不足の充足に努める。

看護診断 #3	手術による食生活を中心とした生活の変容や手術・治療による家族役割の変化に関連した非効果的健康自主管理

○月○日（術後5日目）

実施計画（本日の計画）	実施した結果	評価
①流動食の開始 ②パンフレットを用いた食事指導	●指導者とともに食事に関する指導を行う。現在の消化管の状態とともに、食事をとることで何を気をつけないといけないのか、今回は、食事のとり方を中心に自分で作成したパンフレットを用いて指導を行った。	S ●「何だか久しぶりでものを食べられるのがうれしい。流動食でもおいしく思うわ」 O ●ダンピング症候群の症状はみられない。 ●自作のパンフレットを何度もみている。説明したことを実際にO氏に話してもらいながら確認していったが、理解はできている。 A ●理解はよい。今後食事のとり方や、食事の内容を変えていかないといけないことは漠然とだが理解できている。まだ流動食が開始になったばかりなので、食事のとり方を中心に指導を行った❼が、今後は食事の内容の変化に伴い、退院後の食事について栄養士に参加してもらって指導を行う。家族にも理解してもらうために、できれば家族にも参加してもらう❽。

❼本人が手術による身体の変化に適応をしていくための準備段階である。体は転換期から筋力回復期にあたるため、いきなり先のことを言われても患者さんは十分理解できない。実感できないため、食事の変化に合わせて指導を行っていく。しかし、退院後の生活を常に見越して本人に実感してもらうためにも早めの指導が大切である。

❽食事が粥食となり、消化管が落ち着いたら、栄養士も交えて自分の食生活を具体的にイメージできるような指導を行っていく。食生活は本人のライフスタイルによって異なるので、常に本人の退院前の生活を確認しながら、個別性に合った指導を行う必要がある。

サマリー（看護要約）

#1 | RC：術後合併症（術後合併症、無気肺、術後腸管麻痺、手術部位感染、深部静脈血栓症）

実施内容	評価	自己評価
●バイタルサインの測定を行い、呼吸状態、ドレーンの観察、下肢の状況、腹部・創部の状態、疼痛の状況などの観察を行った。 ●循環をよくし、胸郭を広げるために離床を進めていった。	●術後バイタルサインの測定、肺音聴取などを行い、術後の回復が促されるように離床を進めていった。ドレーンの排液の増量はなく、術後出血は認めなかった。術後1日目より離床はスムーズでO氏も積極的に離床時間を増やしていき、呼吸器合併症や深部静脈血栓症の徴候は認めなかった。術後疼痛も術直後がピークであり、その後、硬膜外チューブも抜去し、1日1回程度の鎮痛薬の投与で疼痛コントロールができた。 ●創部は腫脹・発赤などを認めず、炎症データも落ち着き感染の徴候は認めず抜糸ができた。 ●腸蠕動は術後1日目より聞かれ、食事もスムーズにとれ、術後腸管麻痺は起こらなかった。 ●術後3日目に術後出血、術後4日目に無気肺・術後腸管麻痺、術後5日目に手術部位感染の目標は終了する。	●日々患者の変化が早く、術後2日目の観察点と術後5日目の観察点は注目する点が異なるのに、その変化についていけていなかった。起こりうる合併症の一般的な時期を理解しておかないと、患者さんの予備力を踏まえての今起こりうる問題もみえてこず、戸惑ってしまった。 ●セルフケア充足のケアと術後合併症防止のケアは問題は別に立案しているが、ケアそのものは重なり合っているので、関連させてケアを進めていく必要があった。

#2 | 術後ドレーン挿入や術後の創部痛によるADL制限に関連したセルフケア不足

実施内容	評価	自己評価
●術後1日目には清拭を行い、離床もかねて座位で始め、自分でできるところは拭いてもらった。その後、創部の状態を確認しながら3日目には下半身シャワー浴を行い、ドレーン抜去後まで続けた。 ●移動時は、ドレーン抜去まではドレーン・排液バッグによるトラブルがないように見守りで歩行の介助を行った。	●清潔に関しては、清拭、シャワー浴を行うことで皮膚のトラブルもなく、O氏からは爽快感も得られたとの発言があった。身体の回復に伴い、自分でできるところを拡大していき、抜糸が終わるまで介助にて清潔を保持することはできた。 ●移動については、術後1日目より離床を行い、膀胱留置カテーテルを抜去したあとは、トイレにて排泄ができているため、目標2についても終了できた。	●術後できるところを行ってもらうが、生体反応によるエネルギー消費を考えた配慮をケアに反映することが難しかった。清潔による爽快感からセルフケアの意欲が高まることがわかり、下半身だけでもシャワー浴をするなどのプランを立てたことはよかった。 ●点滴やドレーンがありながら移動を進めるためにはO氏の離床の理解を得る必要があるので納得のいく説明をするのが難しかった。

実施内容	評価	自己評価
●経口摂取に合わせた食事指導を行った。O氏に合わせてパンフレットを作成した。	●胃透視の結果、リークはなく、水分摂取から開始となり、流動食もスムーズにとることができ、三分、七分、全粥と1～2日上がりで経口摂取を進めることができた。O氏は指導どおりゆっくり咀嚼して8割以上は摂取でき、食後にダンピング症状は認めらなかった。 ●パンフレットを使用した食事指導については、内容の理解は良好で、自宅でのどのようにしていくか自分で考えられていた。 ●入院前はO氏が家族の食事をつくっていたことから今後も自分の食事はO氏がつくると思われるが、本人の負担を軽減するためにも家族を交えた食事指導を行う必要がある。	●患者さんに合ったパンフレットを作成するには、患者さんの生活背景を理解していないとできないということがよくわかった。患者さんの生活がわかっていないと一般的になってしまって、ただの押しつけになってしまう。パンフレットづくりを通して、あらためて患者さんの全体像が理解できた。

＜略語一覧＞

※1【ACTH】adrenocorticotropic hormone：副腎皮質刺激ホルモン
※2【OHCS】hydroxycorticosteroid：ヒドロキシコルチコイド
※3【SIRS】systemic inflammatory response syndrome
※4【DVT】deep vein thrombosis
※5【MRI】magnetic resonance imaging：磁気共鳴撮影
※6【SSI】surgical site infection
※7【CDC】Center for Disease Control and Prevention
※8【%VC】percent vital capacity：パーセント肺活量
※9【FEV$_1$/FVC】forced expiratory volume$_1$/forced vital capacity：1秒量÷努力肺活量＝1秒率（%）
※10【Alb】albumin
※11【TP】total protein
※12【WBC】white blood cell count
※13【Hb】hemoglobin
※14【Plt】platelet
※15【CRP】C-reactive protein
※16【AST】aspartate aminotransferase：アスパラギン酸アミノトランスフェラーゼ
※17【GOT】glutamic oxaloacetic transaminase：グルタミン酸オキザロ酢酸トランスアミナーゼ
※18【ALT】alanine aminotransferase：アラニンアミノトランスフェラーゼ
※19【GPT】glutamic-pyruvic transaminase：グルタミン酸ピルビン酸トランスアミナーゼ
※20【T-Bil】total bilirubin
※21【BS】blood sugar
※22【JCS】Japan coma scale：ジャパン・コーマ・スケール
※23【SpO$_2$】saturation of percutaneous oxygen：経皮的酸素飽和度
※24【ADL】activities of daily living：日常生活動作
※25【PCA】patient control analgesia：患者制御鎮痛法
※26【RBC】red blood cell count：赤血球数
※27【Ht】hematocrit：ヘマトクリット値

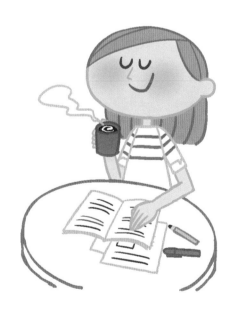

＜参考文献＞

1. 竹内登美子 編：講義から実習へ 高齢者と成人の周手術期看護2—講義から実習へ 術中／術後の生体反応と急性期看護 第3版. 医歯薬出版, 東京, 2019.
2. 竹内登美子 編：講義から実習へ 高齢者と成人の周手術期看護3—開腹術/腹腔鏡下手術を受ける患者の看護 第3版. 医歯薬出版, 東京, 2021.
3. 南川雅子著者代表：系統看護学講座 専門分野II 消化器, 成人看護学5. 医学書院, 東京, 2019.
4. 医療情報化学研究所編：病気がみえる vol.1 消化器 第6版. メディックメディア, 東京, 2020.
5. 福長洋介, 長井優子監修：これならわかる！ 消化器外科の看護ケア. ナツメ社, 東京, 2021.
6. T.ヘザー・ハードマン, 上鶴重美, カミラ・タカオ・ロペス原著編, 上鶴重美 訳：NANDA-I看護診断—定義と分類〈2021-2023〉. 医学書院, 東京, 2021.
7. リンダ J. カルペニート 著, 黒江ゆり子 監訳：看護診断ハンドブック 第11版. 医学書院, 東京, 2018.

血液検査

検査項目		基準値の範囲
血球数算定・血液像	赤血球数（RBC）	●男性：430〜570×10^4/μL ●女性：380〜500×10^4/μL
	ヘモグロビン（血色素）量（Hb）	●男性：13.5〜17.5g/dL ●女性：11.5〜15.0g/dL
	ヘマトクリット値（Ht）	●男性：39〜52% ●女性：34〜44%
	血小板数（PLT）	●15〜34×10^4/μL
	白血球数（WBC）	●成人：4,000〜8,000/μL ●小児：5,000〜13,000/μL ●幼児：5,000〜18,000/μL ●新生児：9,000〜30,000/μL
	白血球分画　好中球（分葉）	●40〜60%
	白血球分画　好酸球	●3〜5%
	白血球分画　好塩基球	●0〜2%
	白血球分画　単球	●3〜6%
	白血球分画　リンパ球	●30〜45%
凝固・線溶系	プロトロンビン時間（PT）	●9〜15秒 ●活性：70〜100% ●PT-INR：1±0.15
	トロンボテスト（TT）	●70〜130%
	活性化部分トロンボプラスチン時間（APTT）	●25〜45秒
	フィブリノゲン	●115〜415mg/dL
	フィブリン／フィブリノゲン分解産物	●FDP：5μg/mL 未満 ●Dダイマー：1μg/mL（LPIA法） 　　　　　　　0.5μg/mL（ELISA法）
	プラスミノゲン（PLG）	●70〜120%
	ヘパプラスチンテスト	●70〜130%
	赤血球沈降速度（赤沈、血沈、ESR）	●男性：2〜10mm/時 ●女性：3〜15mm/時

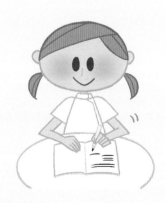

Ⅱ 慢性期実習
の看護過程展開

・・・・・・・・・・・・・・・・・・・・・・・・・・・・・・・・・・・・・・

成人看護の慢性期の実習では、高齢社会の影響もあり、青年期から
ときに老年期までと幅広い年齢や発達段階の患者さんを受け持ちます。
また、病期も、診断の時期から急性増悪期、臨死期まで、
さまざまな時期を対象としています。
そんななか、慢性の病気を有すること、病気を管理してその病気と生きる
方策を発見することが看護の焦点となります。
長い時間をかけて変化する慢性疾患がどの局面にあるのかを把握し、
生活の質・生命の質を維持できるように援助することが求められます。

執筆＝安田真琴

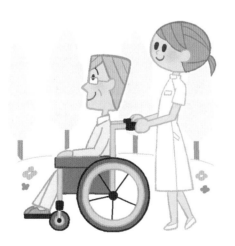

慢性期の患者の看護過程展開のポイント

慢性期の特徴を踏まえてどのように看護過程を展開していったらよいのか
看護過程のステップごとに解説していきます。

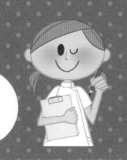

成人慢性期の特徴

成人慢性期の看護では、**青年期から壮年期、向老期**、ときに老年期までの幅広い年齢と発達段階にある患者さんを対象とします。また、**診断の時期から急性増悪期、臨死期**までさまざまな時期にある患者さんを対象としているため、実習で看護を展開していくと、個性豊かなものとなっていることと思います。

対象が幅広く、バラエティに富んでいるため、自分の想像では考えも及ばないことに直面することがあるかもしれません。そんなときは、グループメンバーや実習指導者に相談しながら、患者さんを理解し、どんな看護ができるか考えてみましょう。いろいろな角度から患者さんを理解しようとすること、それを共有することを学ぶ場になるとよいでしょう。

病みの軌跡

慢性期の看護の焦点は、①慢性の病気を予防すること、②病気を管理してその病気とともに生きる方策を発見すること、です。慢性の病気は、長い時間をかけて変化し一つの行路を辿ります。辿ってきた行路を振り返ると、そこには病みの軌跡（trajectory of illness）があり、いくつかの異なる局面があると考えられています（**表1・2**）。どの局面に位置しているかによって、管理していくべき目標が異なります。

病みの行路を方向づけることができ、同時に生活の質を維持できるように援助することが看護に求められます。患者さんが、病みの軌跡におけるどの局面にいるのかを把握し、患者さんの望む健康像と折り合いをみつけていく作業が必要となります。

成人とセルフケア

成人期にある人は、自分の身の周りのことはもちろん、家庭、職場での役割をも自らの責任と判断で遂行する能力をもっていることが特徴です。つまり、**成熟したセルフケア能力**をもっています。しかし、病気が原因でセルフケア能力が低下もしくは喪失することがあれば、自尊感情を低下させてしまうことがあります。

成人看護においては、セルフケア能力がもともと高い存在であることを理解し、セルフケア能力の低下による**自尊感情の低下**に配慮することが求められます。本人の主体性を尊重し、意思を最大限に引き出し、主体的にケアへ参画できるようすすめていくことが、成人期の看護として重要となってきます。

●オレムのセルフケア不足理論

オレムは、セルフケアを「成熟しつつある人々および成熟した人々が、機能的・発達的調整のため既知の要件を充足することにより、自分自身の生命と健康な機能、持続的な個人的成長、および安寧を維持するために開始し、遂行する諸活動の実践」と定義しています。そして、セルフケアを充足するために必要な行動として、3つのセルフケア要件を挙げています（P.64 **表3**）。

セルフケア不足理論では、セルフケアをどの程度遂行できるのかというセルフケア能力（セルフケア・エージェンシー）と、必要とするセルフケアを充足するのに必要な操作や一連の行為（治療的セルフケア・デマンド）のバランスによって判断されるとされます。治療的セルフケア・デマ

ンドのほうがセルフケア・エージェンシーを上回ったときには、セルフケア不足の状態であり、他者からの援助が必要となる、看護ケアの必要性が生じるという考え方を提示しています（P.64 図1）。

また、看護システム理論では、セルフケア不足の状態によって看護援助のあり方は、①全代償システム、②部分代償システム、③支持・教育システム、の3つの看護システムに分類されています。

表1　軌跡の局面（phase）とその特徴

局面	特徴	管理の目標
前軌跡期 (pretrajectory)	病みの行路が始まる前の予防的段階。徴候や症状がみられない状況。個人あるいは地域における慢性状況に至る危険性のある遺伝的要因あるいはライフスタイル	慢性の病気の発症の予防
軌跡発現期／軌跡の始まり (trajectory onset)	徴候や症状がみられる。診断の期間が含まれる	適切な軌跡の予想に基づき、全体計画を作り出す
急性期 (acute)	病気や合併症の活動期。その管理のために入院が必要となる状況	病気をコントロールのもとにおくことで、今までの生活史と毎日の生活活動を再び開始する
クライシス期 (crisis)	生命が脅かされる状況	生命への脅威を取り去る
安定期 (stable)	病みの行路と症状が養生法によってコントロールされている状況	安定した病状・生活史への影響・毎日の生活活動を維持する
不安定期 (unstable)	病みの行路と症状が養生法によってコントロールされていない状況	安定した状態に戻る。毎日の生活活動を遂行する能力の妨げとなるような状況をコントロールする
下降期 (downward)	身体的状態や心理的状態は進行性に悪化し、障害や症状の増大によって特徴づけられる状況	機能障害の増加に対応する。毎日の生活活動における必要な調査を行う
立ち直り期 (comeback)	障害や病気の制限の範囲内での受けとめられる生活のあり様に徐々に戻る状況。身体面の回復、リハビリテーションによる機能障害の軽減、心理的側面での折り合い、毎日の生活活動を調整しながら生活史を再び築くことなどが含まれる	行動を開始し、軌跡の予想および全体計画を進める
臨死期 (dying)	数週間、数日、数時間で死に至る状況	平和な終結、解き放ち、および死

ピエール・ウグ 編，黒江ゆり子，市橋恵子，寶田 穂 訳：慢性疾患の病みの軌跡　コービンとストラウスによる看護モデル．医学書院，東京，1995．および Hyman RB. Corbin JM. Chronic Illness. Springer Publishing Company, 2001 をもとに作成.
黒江ゆり子 著，安酸史子，鈴木純恵，吉田澄恵 編：ナーシング・グラフィカ　成人看護学① 成人看護学概論　第5版．メディカ出版，大阪，2022；230．表11-1．より転載

表2　軌跡の管理に影響する条件

- 資源：時間、経済力、行動力、人的資源、知識・技術など
- 病気とその管理にともなう本人・家族の過去の体験
- ケア環境とその適切性：家庭・医療施設が特定の局面にある患者や家族のニーズを充足できるかどうか
- 軌跡の管理に携わっている人々の相互作用や相互関係：協力的か衝突的か
- ライフスタイルや信念に関すること
- 病気のタイプと生理学的状態の程度や症状の性質
- 地域で利用可能な支援サービスなど保健医療福祉にかかわる法的・財政的環境

黒江ゆり子，藤澤まこと：病みの軌跡．鈴木志津枝，藤田佐和 編，成人看護学　慢性期看護論　第3版．ヌーヴェルヒロカワ，東京，2014：51．より引用

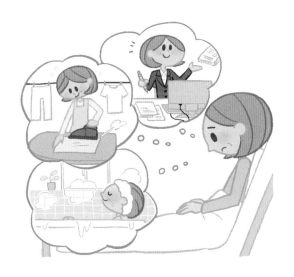

表3　3つのセルフケア要件

普遍的 セルフケア要件	生命維持に関する要件として、「①十分な空気摂取の維持、②十分な水分摂取の維持、③十分な食事摂取の維持」「④排泄過程と排泄物に関連するケアの提供」「⑤活動と休息のバランスの維持」また、心身の安全や心理・社会的側面の機能の維持に関連する要件として「⑥孤独と社会的相互作用のバランスの維持」「⑦生命、機能、安寧に対する危険の予防」、さらに、よりよく生きることに関連する要件として「⑧正常性の促進」が含まれている
発達的 セルフケア要件	発達段階やそのときどきの発達に関連する状況によって必要とされるセルフケア
健康逸脱に対する セルフケア要件	通常の健康状態でなくなったことによってセルフケア遂行状態が異なるというもの。例えば、病気・けがや事故によってセルフケア能力の一部、もしくは全部が損なわれたときに、自分で遂行できなくなる場合など。このほか、健康逸脱したために、新たに保健行動や受療行動に関連したセルフケアが生じることがある

図1　オレムによる看護のための概念的枠組み

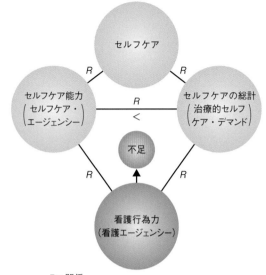

R：関係
＜：不足関係（現存の、あるいは予測される）

ドロセア　E. オレム 著，小野寺杜紀 訳：オレム看護論─看護実践における基本概念─ 第3版. 医学書院，東京，1995：82. より一部改変して転載

コンプライアンスとアドヒアランス

　慢性疾患をもつ人は、病気をコントロールするために医療者から指示された療養法や治療法を守ることが重要になります。しかし、どのくらい指示された方法を実行することができているのでしょうか。日常生活において指示された内容を守ることは、行動変容を伴うことで簡単ではありません。

　コンプライアンスとは、「推奨される指示を患者が遵守すること」であり、医療者が指導や説明したことに患者が従うという受動的な行動といえます。一方で、アドヒアランスとは、「患者が医療者の推奨する方法に同意して、服薬、食事療法、ライフスタイルの改善を実行すること」と定義

されています。つまり、アドヒアランスとは、患者さんが中心となり、医療者が推奨する方法をよく理解し、納得したうえで能動的に実行することを意味しています（図2）。

図2　コンプライアンスとアドヒアランスの違い

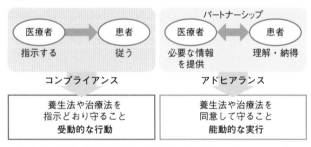

鈴木久美，野澤明子，森一恵 編：看護学テキストNICE　成人看護学 慢性期看護　病気とともに生活する人を支える. 南江堂，東京，2010：74. より引用

アセスメント①　情報収集

枠組みを使って全体像を把握する

　実習が始まって、病棟のオリエンテーションが終わったら、患者さんにあいさつをして、情報収集が始まります。後述の「事例でわかる！　慢性期の患者の看護過程の展開」（P.69）では、「ゴードンの機能的健康パターン」（P.37 表3）

を使ったアセスメントを紹介しています。

　高齢者の場合、患者さん本人だけでなく、家族や社会背景など、いくつもの問題が複雑に絡み合って存在していることが多く、環境を含めた全体像の把握が重要になってきます。最初は、関係があるのかどうか判断するのさえ、難しいかもしれません。そのため、枠組みを使って、網羅的

に情報を集めるという作業が必要になってきます。経験を積むことで、情報を効率的に集められるようになります。

ベッドサイドからの情報を大切に

情報収集は、診療録や看護記録からだけではありません。電子カルテ化されて、たくさんの情報が電子カルテから得られるようになりました。「情報をたくさん、細部まで」と言いましたが、すべてを書き写していては、実習が何時間あっても足りません。ベッドサイドからの情報を大切にしましょう。

あいさつに行ったら、患者さんが今までのことをたくさん話してくださって、ナースステーションに戻ってこられなくなった、という経験はありませんか？　患者さんが今までの治療経過をどのようにとらえているのか、教えてもらえるチャンスです。また、患者さんの話す言葉に、今の主訴_{しゅそ}が隠れているものです。まずは患者さんの話を聞いて、看護記録などと照らし合わせてみるとよいでしょう。

一方、とっつきにくい、と感じさせる患者さんがいるかもしれません。そんなときは、どんなことだったら興味をもってくれるか、どのような状況であれば話を聞かせてくれるか、考えてみましょう。ベッドサイドに行く前に、話しかけるフレーズを準備していくといいですね。患者さんは、「看護を学ぶために役に立つのならいいですよ」と実習生を引き受けてくださっているので、怖がらず、真摯_{しんし}に向き合ってみてください。

実習時間中に家族や友人のお見舞いがあったら、すぐに病室を離れるのではなく、お見舞いに来られた方に実習生

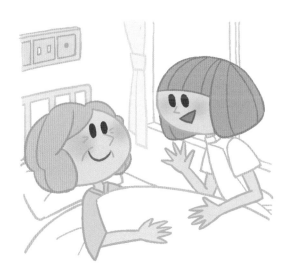

であることを伝え、病室にいさせてもらうのもよいでしょう。今までに世話してきた部下だったり、大好きなお孫さんだったりすると、医療者には見せない一面が見られるかもしれません。

これまで生きてこられた背景や、家族関係は、退院を視野に入れた看護を考えるうえで重要です。また、面会のタイミングは常にあるものではないので、逃さないようにしたいものです。

生活者としての成人

成人の多くの人が、仕事をもち、生活の大半を「職業生活」で過ごしています。また、成人期には、青年期の学生を含むため、「学業生活」をもつ人もいます。仕事や学業をどのように病気と折り合いをつけていくかは、患者さんにとって大きな問題になるので、看護するうえで、生活背景の情報はとても大切となります。

そのほかにも、仕事や学業だけでなく、成人には私的な生活もあります。趣味や娯楽、余暇をどのように過ごし、どのような価値感をもって生活している人なのか理解することは、これから先の療養を支えるうえで大切な情報となります。

分析をしながら、また情報収集に戻る

情報収集を完璧_{かんぺき}にしようと思うと1日では無理です。最初の情報収集は、スクリーニング目的なので、すぐに分析にとりかかりましょう。分析をしていくうちに、情報不足に気づくかもしれません。そうしたら、また分析のための情報収集を追加していきます。そうすることで、問題の明確化がしやすくなります。もしかすると、計画を実施する段階になって、気になることが出てくるかもしれません。そうしたら、また情報収集をし、分析していけばいいのです。

気になるところは細部まで

「情報収集できた」と思っていても、実習指導者に「これはどうだった？　これは？　あれは？」と聞かれることはありませんか？　「食事は全量摂取でした」だけではなく、「どんな食事が提供されているのか」「総カロリーは？」「塩分は？」「硬さは？」「家で食べていたものと比べてどうなのか？」など、必要であれば、とことん細かくみていきましょう。

アセスメント②　情報の解釈・分析

枠組みの焦点からずれないようにする

分析しているうちに、何を分析しているのかわからなくなることがあります。それでは偏った分析となってしまうので、それぞれのパターンの方向性を確認しながら分析していきましょう。

情報に基づいて分析する

情報にないことを、分析に書かないようにしましょう。情報をもっているのであれば、Sデータ・Oデータとして挙げましょう。情報が不足しているときは、情報収集に戻りましょう。

「できていること」も大切に

介入が必要な問題を探そうとするあまり、「できないこと」に注目してしまうかもしれません。ですが、うまく機能していると判断することも大切です。「できていること」は、患者さんの強みとなります。

経時的に考え、予測する

現状を判断することができたら、これまでの経過とこれからの予測が必要になります。

例えば、化学療法中の患者さんで、白血球数が正常値よりも低い値だったら、「感染しやすい状態だ」と判断するかもしれません。ですが、増加に向かっている時期なのか、減少している時期なのか、その変化の幅はどうなのか、治療前の値はどうなのか、どんな薬剤を使用したのかを知ったうえで分析することで、「感染予防行動が必要だ」となるのか「改善に向かっているので今後の経過に注意する」となるのか、方向性がみえてきます。

もしも、老年期の患者さんを受け持った場合、予備力や回復力が低下しています。疾患の悪化や転倒、入院生活が原因で、急激な機能低下を起こすことがあると意識しておきましょう。

NANDA-I の診断リストを参考に
仮診断してみましょう

各パターンの分析が終わったら、NANDA-I[※1]の看護診断を使って、仮診断を立てていきます。看護診断の定義、診断指標、関連因子が適合しているか、確認しておきます。

看護診断

関連図の書き方

ここでは、「病態関連図」ではなく、患者さんの生活との関連を考えます。既往歴がたくさんあると、病態だけで用紙からあふれてしまうかもしれません。病態関連図を参考に、必要な要素をうまくとり出していきましょう。

学生の関連図をみていると、同じ言葉が2か所以上で使われていることがあります。必要ならば、何度も書き直して、整理していきましょう。

関連図で、矢印が多く集まっているものは、優先順位が

関連図の書き方
❶患者さんの年齢・職業を書く
❷主たる病名と関連する既往歴を書く
❸主たる病名の病態から、
　現在出現している症状までの関連を書く
❹アセスメントで挙がってきた仮診断を推測してみる
❺心理・社会面を書き加える
❻それぞれの関連性を考え、
　介入しなければ起こり得る問題までを矢印でつなぐ
❼問題を統合し、優先順位を決める

高くなることが多いと思います。矢印を逆にたどれば、介入すべきポイントが明確になってくるでしょう。原因を同じくするものであれば、統合することができます。

関連図は、バラバラに分析してきた患者像を1つにまとめることのできる大切な作業だといえます。関連図をみれば、どのように患者さんをとらえているのかが、よくわかります。

看護診断リスト

●妥当性を考える

関連図を書いたら、いよいよ看護診断、看護計画の準備です。ここで一度、実習グループのメンバーや実習指導者と「どのように患者さんをとらえたのか」「どこに介入していきたいのか」について話し合ってみることをおすすめし

ます。自分の考えが妥当であるのか、ここで意見を求めましょう。自分とは違った視点で意見をもらうことができ、看護計画に幅が出るかもしれません。

●診断指標・関連因子・危険因子

問題が明確になったら、関連図の矢印を逆にたどることで見つけられるでしょう。問題の所見として、まとまった観察可能な手がかり／推論は診断指標です。問題に対してパターン的な関係を認めるものが関連因子、脆弱性を高めているものが危険因子です。これらの要因は看護介入によって修正可能であり、可能な限り介入は、これらの要因に向けられるべきです。つまり、関連因子や危険因子が整理され明確になると、介入すべき問題も明確になり、これからの計画が立てやすくなります。

看護計画

期待される結果の設定

●達成可能な表現

「患者さんがどうあってほしいのか」を考えて、患者さんが主語になるように書きます。そして、到達度が評価できるように、「誰が」「何を」「どのように」「どこで」「いつまでに」の4W1Hで表すといいでしょう。

期待される結果は、1つの文に対して、1つずつ表現することも大切です。

●長期目標と短期目標

看護診断の表記に対応させて設定する場合、長期目標は看護診断の解決を示します。短期目標は、関連因子が解決すれば、問題は解決するのですから、関連因子の数だけは設定できるはずです。

また、時期の長短に合わせて設定することもあります。長期目標は実習終了時とするのであれば、短期目標はそこに到達するための段階的な目標を設定するといいでしょう。

介入

●期待される結果ごとに

期待される結果を生み出すためには、観察をして（O-P）、かかわって（C-P）、そのケアの根拠やこれからどうしてほしいのかを説明します（E-P）。したがって、期待される結果1つに対して、3つの要素のすべてが必要になります。「観察しただけ」で終わらないような計画を立てましょう。

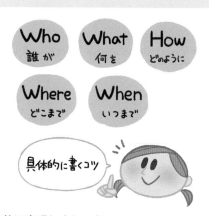

●それぞれ具体的に表現しましょう

「O-P：呼吸状態」だけでは、どうやって観察するのかわかりません。呼吸数、努力呼吸の有無、肺野の聴診をするのかしないのか、何に注意して観察するのかをわかるようにしておきましょう。健康な人の呼吸状態の観察と胸腔（きょうくう）ドレーンを留置している患者さんでは、注意する点が違ってきます。「O-P：黄疸（おうだん）の有無」についても同様です。現在の黄染（おうせん）の程度、データ、付随（ふずい）する症状などあらゆる角度から観察が必要かもしれません。患者さんにとっての観察する意味を理解して、計画しましょう。

足浴などのケアを計画するときは、ケアを行うときの留意点を挙げておきましょう。患者さんによっては、足浴後に保湿剤を塗布（とふ）するところまでがセットかもしれません。看護計画は、患者さんのことを知らない人がみても同じように実践できるものであるべきです。ここでも4W1Hを意識しましょう。

看護計画の共有

清拭を計画していたのに患者さんから断られたら、「言い方が悪かったのだろうか」、「看護師さんが言ったら受け入れてくれた、私は嫌われているのだろうか」などと考えたり、悩むことでしょう。そんなときは、なぜ断られたのか、なぜ自分はそのケアを実施したかったのか立ち返って考えてみましょう。押しつけではありませんでしたか？実施できる状況でしたか？　ショックを受けるばかりでなく、状況をアセスメントします。実習項目をクリアするためのケアではなく、患者さんのための計画であることを忘れないようにしましょう。

「私は、あなたにこのように看護診断しました。目標はこれでいいでしょうか」と患者さんと共有できる計画だといいですね。

メモをとる

実施したことは、こまめにメモに残しましょう。気づいたことを詳しく記載することで、観察する目が養えます。あとで振り返ることで、そのときに気づかなかった点に気づけるかもしれません。指導者にも実施した状況が伝わり、別の角度から指導を受けることができるかもしれません。

報告する

患者さんとかかわっているのは、学生だけではありません。どのように患者さんとかかわったのか、反応はどうだったのか、受け持ち看護師に報告しましょう。

実施したことを評価する

実施したことを短期目標と照らし合わせて評価を行うことが必要です。自分がどう感じたかではなく、**目標達成に向けた実施だったかどうかが大切**なのです。実施したそのときに、計画の修正点はないか、目標は妥当なのか評価し、看護計画を修正して翌日の実習に活かしましょう。

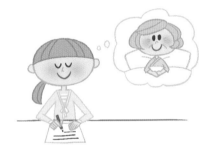

サマリー（看護要約）

実習のまとめをしましょう

サマリーは何のために書くのかで内容が違ってきますが、今回は、実習のまとめのためのサマリーについて説明します。書く内容は、①自分が受け持つまでの経過をまとめる、②看護診断ごとに自分の行った看護を評価する、③自己評価です。実習記録用紙1～2枚に簡潔にまとめましょう。読み手を意識して、簡潔に正しく情報が伝わるように書くトレーニングです。

看護診断ごとに自分の行った看護を評価する

自分が行ったことを中心に書きます。そして、期待される結果までの到達度を評価します。到達できなかった目標については、今後のケアの方向性を考え、継続看護に活かせるようにします。実習生もチームの一員であることを意識しましょう。

自己評価

自分の看護展開や看護技術について客観的に振り返ってみましょう。1つひとつの経験を大切にすることは、自分を成長させてくれます。

実習で、自分の傾向がみえてきた人もいるかもしれませんね。実習期間中の自分を振り返り、今後に活かしていってください。

図3　慢性期の実習での看護援助

	ベッドサイド		
アセスメント	看護診断・計画	実施と評価	これからへの継続
まずは枠組みを使って細部まで	グループメンバーとディスカッション		実習が終了してからも患者さんの療養は続きます病棟スタッフとの連携について考えてみましょう
カルテ		実習記録	

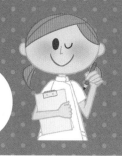

事例で わかる! 慢性期の患者の 看護過程の展開

ここでは、ゴードンの11の機能的健康パターンをアセスメントの枠組みを用いて、事例をもとに成人看護学実習：慢性期の看護過程の展開の実際を解説していきます。

慢性期にある患者の看護

事例紹介

【氏名・年齢・性別】

Aさん・64歳・男性。

【診断】

慢性閉塞性肺疾患(COPD[※2])、誤嚥性肺炎。

【既往歴】

48歳：胆石。

60歳：前立腺肥大。

【主訴】

関節痛および脱力感、発熱、胸の不快感。

【現病歴】

　60歳のときにCOPDの診断を受け、大学病院の呼吸器内科を定期的に受診していた。

　今年の11月5日より微熱があり、全身の関節の痛み、空咳、脱力、体重減少があった。近医で2週間の抗生剤投与を受けるが改善を認めなかったため、11月21日大学病院を外来受診した。その後も湿性咳嗽が続き、改善が認められないため、12月11日に入院となった。喀痰から緑膿菌が検出され、抗生剤を変更して投与を受けている。

看護過程の展開

　学生は、入院5日目となる12月15日より受け持ちを開始した。

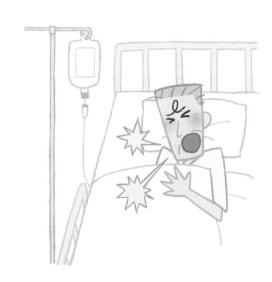

アセスメント

1 健康知覚―健康管理パターン

情報（S・O）	情報の解釈と分析（A）
S ●「熱が出るまでは自分のことは自分でしてきた」 ●「熱が出たときに足元がふらついて、自宅で転倒したことがある。それからは尿器を使っていた」 ●「食事中はむせるからしゃべらないようにしている」 ●「入院中は体力温存している。身体を動かさないとだめだと思うけど、入院中だから」 ●（健康維持のために気をつけていることは？）「ウォーキングをすること」 O ●18〜60歳の42年間30本／日で喫煙習慣❶あり。COPDと言われてから禁煙するが、なかなか続かなかった。2年前からやっと吸わなくなった。 ●（薬の服用の有無）アレルギーなし。薬剤すべて自己管理。 ▶フォサマック®、オメプラゾール、タムスロシン塩酸塩OD錠、プロスタール®、レスプレン®、ムコダイン®、エリスロシン®、ドグマチール®、ビオフェルミン®、リパクレオン®カプセル、デパス®、レンドルミン®D ▶サルタノール®インヘラー ▶ホクナリン®テープ、フルナーゼ®点鼻薬、ヒアレイン®点眼薬、カタリン®K点眼薬 O ●入院時：自宅で夜間トイレに行こうとしたときに転倒した経験あり。 ●身長168.9cm、体重49.9kg、BMI[※3] 17.5。 ●やせ形、最近20か月で16kgの体重減少あり。 ●食事・トイレ・歯磨きのほかはベッド上で横になっている。 ●（薬剤師面談記録❷より）内服状況：自己管理で問題なし。薬効の理解に問題なし。	●日頃からウォーキングをするなど、健康維持に対する意識は高いと思われる。転倒をした体験から、尿器を使うようになるなど、転倒予防する行動をとることができている。多種な薬剤を使用しているが、薬剤の管理に問題がみられていないことから、理解力は高いと推測される。 ●「食事中はむせるからしゃべらないようにしている」という言葉からは、むせを自覚し、防ごうとする姿勢が感じられる。「自分のことは自分でしてきた」という言葉から、自己管理したいという意思も感じられる。しかし、誤嚥性肺炎を繰り返している可能性があり、自己管理が効果的に行えているのか、情報を収集する必要がある。

情報理解のための基礎知識

❶COPDの原因のほとんどは、長期の喫煙であるといわれている。そのほか大気汚染や、職業的な塵埃（じんあい）、患者側の因子も報告されている。

❷多種の薬剤を内服している場合、飲み忘れや飲み間違いにより持参した薬剤と処方歴に食い違いがないか確認することで、自宅での内服コンプライアンスが推測できる。

S：subjective data；主観的データ　O：objective data；客観的データ　A：assessment；アセスメント

2 | 栄養—代謝パターン

情報（S・O）	情報の解釈と分析（A）
S ●「ご飯を食べなくなったらだめだと思って、今朝は食欲なかったけど無理やり押し込んで食べた」 ●「柔らかい食事だから、1時間で食べている」「出されたものは全部食べるようにしている」 ●「（入院中の食事は）水っぽいものだから、わざわざ水分はとっていない」 ●「時間がかかって情けない」 O ●身長168.9cm、体重49.0kg（12/18）、BMI 17.2。 ●12/15血液データ：TP[※4] 6.9g/dL、Alb[※5] 2.8g/dL、Hb[※6] 9.4g/dL、RBC[※7] 311×10^4/μL、Ht[※8] 28.9％、Na[※9] 137mEq/L、K[※10] 3.9mEq/L、Cl[※11] 101mEq/L。 ●食事は毎日ほぼ全量摂取。 ●入院中の食事は2,000kcalの嚥下食メニューである。 ●嘔気・嘔吐なし。 ●自宅では、食事は妻が準備する。 ●間食している様子はない。 ●歯磨きは1日4回、部分義歯使用中、う歯なし。 ●飲み込むのに時間がかかる。 ●皮膚は乾燥している。 ●臥床がち。	●向老期における必要摂取量に相当する食事が提供され、全量摂取しているにもかかわらず体重減少を認めている。血液データからも低栄養状態が示唆されている❶。「出されたものは全部食べる」という意識はあるが、食欲の低下と嚥下困難がある。皮膚は乾燥しており、低栄養状態も続いているため、活動量に応じて褥瘡好発部位の観察が必要である。 ●低栄養状態が続くことで、免疫力が低下しているおそれがある。 ●口腔内の状態は良好に保っている様子である。しかし、飲み込みに時間がかかるなど嚥下障害を示唆している。潜在的な誤嚥性肺炎❷を繰り返している危険性があり、嚥下機能について情報を収集する必要がある。 ●食事時以外に水分を摂取していないため、粥食に含まれる水分のみである。脱水❸になりやすいので注意する。

アセスメントの根拠

❶Albは、加齢に伴い減少する傾向がある（基準値4.0〜5.1g/dL）。Alb値3.5g/dL以下、半年で5％以上の体重減少は低栄養のリスクが高まる。

❷誤嚥には、顕性誤嚥と不顕性誤嚥がある。加齢とともに、嚥下反射の低下や咳反射の低下によって、患者本人が気づかないうちに少量ずつ誤嚥することが多く、不顕性誤嚥を起こす。

❸加齢とともに、口渇を感じにくくなり水分摂取量が少なくなり脱水に陥りやすい。また、身体に占める体液の割合は、成人の60％に比べて高齢者では50％と低く、重症化しやすい。

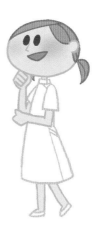

加齢とともに
"低栄養"、"誤嚥"、
"脱水"のアセスメントが
必要になります。

3 | 排泄パターン

情報（S・O）	情報の解釈と分析（A）
S ●「夜は4回、決まった時間に目が覚める」 　●「尿が出にくい」 O ●排尿回数：10回/日。 　●排便回数：2〜3回/日。 　●尿便失禁なし。 　●12/15血液データ：BUN[※12]12mg/dL、クレアチニン1.7mg/dL。 　●<u>前立腺肥大症</u>❸。 　●病室（個室）にあるトイレを使用。 　●自宅では、転倒して以来、夜間は尿器を使用。	●腎機能に異常はみられない。 ●前立腺肥大症があり、排泄回数は多いが、個室病室に入院しているため専用のトイレを使用することができ、失禁などで汚染されていることはない。

4 | 活動―運動パターン

情報（S・O）	情報の解釈と分析（A）
S ●「（いつもは）できるだけ動くようにしている」 　●「入院するまでは仕事（花屋）をしていた」 　●「入院中は、体力温存している。身体を動かさないとだめだと思うけど、入院中だからね」 　●「たくさん動くと呼吸がしんどくなる。疲れる」 O ●食事・トイレ・歯磨きのほかはベッド上で横になっている。 　●室内歩行時ふらつきなし。 　●室内トイレよりベッドに戻ると、息切れがみられる（12/15）。 　●安静度指示：病棟内制限なし。 　●食事_{（はいぜん）（げぜん）}：配膳・下膳は看護師が介助。 　●入浴：シャワー室利用、1回/2〜3日。 　●移動：長距離は車椅子を使用、自室内は独歩。 ❹ 　●排泄：自室トイレ使用。 　●更衣：自立している。	●微熱が続いていることで、倦怠_{（けんたい）}感が持続し、体動後には息切れがみられ、活動耐性の低下❹がある。既往症である慢性閉塞性肺疾患や<u>貧血</u>❺の影響も考えられる。安静時のSpO$_2$[※14]は安定しているが、活動後の情報を収集し評価する必要がある。 ●活動耐性の低下より、入浴・清潔のセルフケアが不足していると推測される。 ●咳嗽があり、粘稠な喀痰があることから、気道の清浄の維持が難しく、ガス交換に障害をもたらす可能性がある。また、喀痰が貯留することにより気道感染の危険性は高まる。現在のところ、自力で排痰できており、肺野で副雑音は聴取されないが注意しておく。 ●室内における生活行動は、ほぼ自立しているが、室外へは車椅子

❸前立腺は男性の膀胱の前下部で尿道を囲むように位置する器官である。加齢とともに発症率は増加する。初期の訴えは、夜間頻尿であることが多い。排尿力の減退、尿線の細小化や途絶、排尿時間の延長をきたす。患者の自覚症状の程度を判断するには、国際前立腺症状スコア（I-PSS）を用いるとよい。進行すると、尿路感染症を合併しやすくなり、腎機能低下をきたすことがある。

❹ADL[※13]はカルテの記載が最新ではないことが多い。実際の様子から情報収集が必要になる。

アセスメントの根拠

❹病みの軌跡のうち、「急性期」から「立ち直り期」にあると予想される。病気をコントロールすること、身体面の回復、リハビリテーションによる機能障害の軽減、毎日の生活活動を調整しながら、再び安定期を目指すことが求められている。

❺高齢者は一般成人と比べ、Hb、Ht、RBCがやや低値を示す。一般にはHb11g/dL以下、Ht35%未満を貧血の治療の対象とする。運動は組織細胞の酸素不足を起こし、心臓や肺への負担を大きくする。

●12/17 14時：体温37.6℃、脈拍78回/分・整、血圧102/68mmHg、呼吸数21回/分、肺雑音なし、SpO$_2$98%、チアノーゼなし。
●咳嗽あり（粘稠痰（ねんちゅう）・黄色）。
●12/15血液データ：Hb9.4g/dL、RBC311×10^4/μL、Ht28.9%、CRP※15 1.9mg/dL。
●自宅：3階建て一軒家。

を必要とするため、気分転換が不足しやすい状況にある。

5 | 睡眠―休息パターン

情報（S・O）	情報の解釈と分析（A）
S ●「夜間決まった時間に目が覚める」❺ ●「（睡眠）薬には頼りたくない」 ●「寝る前にいろんなことを走馬灯（そうまとう）のように思い出して不安になってしまうことがあるよ」 O ●レンドルミン®D錠1/2錠ずつ内服。 ●前立腺肥大症。 ●ベッド上で臥床している時間が長い。	●入院前の睡眠パターンの情報がないが、入院後は不眠がある様子。微熱が出るようになってから期間が長く、なかなか改善しないことに不安や心配があるのかもしれない。眠れなかったときは、日中に仮眠しているようであるが、日中の活動に影響は出ていない。

6 | 認知―知覚パターン

情報（S・O）	情報の解釈と分析（A）
O ●聴力障害なし❻、補聴器使用なし。 ●左眼は白内障手術後、右眼は白内障症状があり視力低下している、老眼鏡を使用して新聞を読むことができる。 ●記憶力障害なし。 ●1日1回発熱に対して、解熱鎮痛薬を内服している。	●知覚機能に問題はない。 ●入院時に関節痛の訴えの記載があるが、その後の痛みに関する情報はない。解熱鎮痛薬を使用していることで鎮痛効果が出ているのかもしれない。生活に支障をきたしてはいないか、情報を収集する必要がある。 ●認知機能❼について、現在気になる様子はない。

情報理解のための基礎知識

❺老年期には、身体を使う仕事や活動量が低下し、身体が必要とする睡眠量も減少する。脳の器質的変化のために体内時計が障害されやすいことから、睡眠障害を起こしやすい。不眠は、症状によって入眠困難、中途覚醒、早朝覚醒、熟眠障害の4つに分けられる。

❻感覚器も加齢に伴い、見えにくさ、聞こえにくさ、味がしない、においがしないといった、感覚の低下を現す。表在感覚の場合、しびれとして表現されることが多い。できるだけ具体的にとらえることが重要となる（いつからか、どのようなときに起こるか、症状が悪化するとき軽減するとき、生活への支障はないか）。

❼認知機能を評価するツールとして、MMSE※16（ミニメンタルステート検査）、長谷川式簡易知能評価スケールがある。入院という環境の変化が引き金となり、認知症のほか、せん妄など意識変容を呈することがあるため、日々のかかわりのなかで注意が必要である。せん妄には、「過活動型」「活動低下型」「混合型」がある。

7 | 自己知覚—自己概念パターン

情報（S・O）	情報の解釈と分析（A）
S ●「気にしない性格がうらやましい」 ●「やせてしまったことが恥ずかしい」 ●「病状が長く続いているので深刻に受け止めている。早く元気になって復帰したい」 ●「動けなくなったら終わり」 ●「熱が出るまでは自分のことは自分でしてきた」 ❽ O ●几帳面・心配性。 ●周りのことをよくみて気にしている。 ●休日はボランティア活動をしていた。	●病状の改善がなく経過し、体重減少で見た目が変化していることから先の見通しが立たないことへの不安があると推測される。 ●「自分のことは自分でする」、「動けなくなったら終わり」という言葉から、自立していることを大切にしてきた❻ことが推測できる。また、社会的に孤立した環境におかれることで、自己尊重の低下をきたしている可能性がある。

8 | 役割—関係パターン

情報（S・O）	情報の解釈と分析（A）
S ●「早く社会復帰したい」 ●「入院するまで仕事を続けていた」「自営している店は長男に引き継いだので、もう引退できる」 O ●妻(63歳)と2人暮らし。 ●職業：花屋・会社役員。 ●キーパーソン：妻。 ●近くに長女夫婦が暮らしている。	●自営している店は、長男が引き継いだが、社会的に孤立することで喪失感を感じていると推測できる。 ●経済的な心配については、情報収集が必要であるが、現時点では問題は見受けられない。

9 | セクシュアリティ—生殖パターン

情報（S・O）	情報の解釈と分析（A）
S ●「体力が落ちているのを感じる」 O ●妻は週末に面会がある。 ●2人の子どもがいる（長男32歳、長女36歳）。	●退院前にさらに情報を収集する。

情報理解のための基礎知識

❽老年期を目前にした60歳代は、老化や疾病、死別など喪失体験が積み重なり、無力感を感じやすい時期でもある。

アセスメントの根拠

❻COPDと診断を受けて以来、病と折り合いをつけながら生活している。患者さんのもつセルフケア能力を低下させないことが大切になる。

10 | コーピング―ストレス耐性パターン

情報（S・O）	情報の解釈と分析（A）
S ●「眠れなくなるから考えないようにしている」 ●「妻はカラオケでストレス発散しているけど、自分にはそんな時間がなかった」 O ●仕事やボランティア活動に参加することで、ストレスを発散してきた。	●販売を職業としており、仕事やボランティアのなかで人と接することや、社会的な活動をすることでストレスへの対処をしてきていたと推測できる。社会活動量が減少したことで、「考えないようにする」というコーピング❾スタイルに変更されている。

11 | 価値―信念パターン

情報（S・O）	情報の解釈と分析（A）
O ●特別な信仰はなし。	●問題なし。

情報理解のための基礎知識

❾ラザルスによると、問題対処行動には、「問題解決型コーピング」と「情動中心型コーピング」があり、問題解決のためには適切な情報を収集し、問題の所在を明らかにする分析をし、適切な対処行動を選び実践する能力が必要とされている。

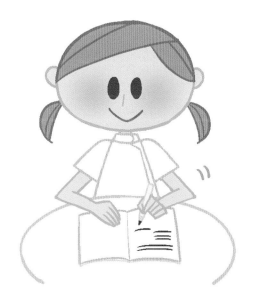

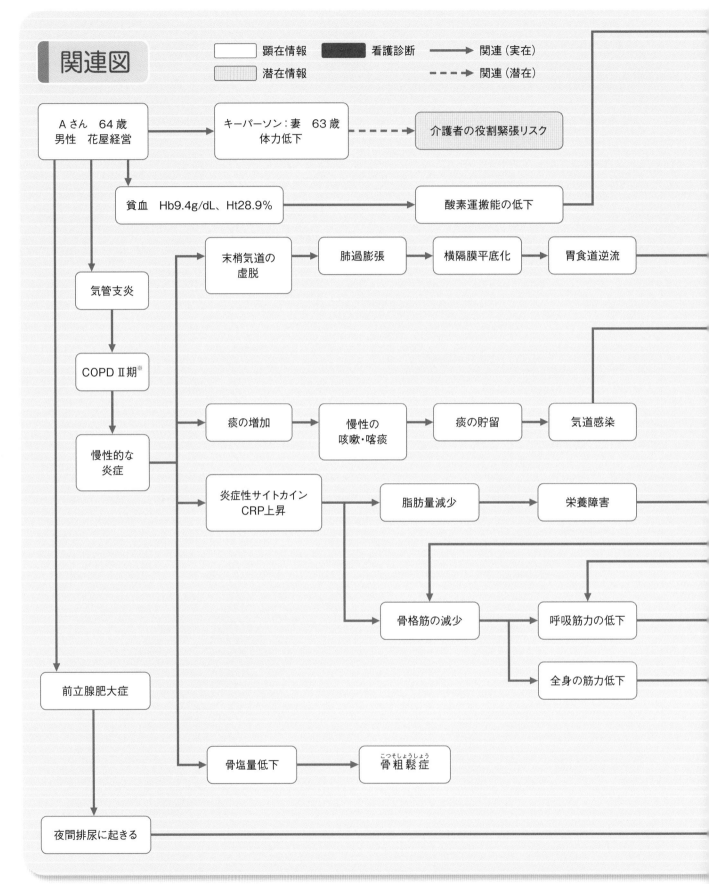

関連図

凡例:
- □ 顕在情報
- ▨ 潜在情報
- ■ 看護診断
- → 関連（実在）
- --→ 関連（潜在）

Aさん　64歳
男性　花屋経営

キーパーソン：妻　63歳
体力低下

介護者の役割緊張リスク

貧血　Hb9.4g/dL、Ht28.9%

酸素運搬能の低下

気管支炎

末梢気道の虚脱 → 肺過膨張 → 横隔膜平底化 → 胃食道逆流

COPD Ⅱ期※

慢性的な炎症

痰の増加 → 慢性の咳嗽・喀痰 → 痰の貯留 → 気道感染

炎症性サイトカインCRP上昇 → 脂肪量減少 → 栄養障害

骨格筋の減少 → 呼吸筋力の低下

全身の筋力低下

前立腺肥大症

骨塩量低下 → 骨粗鬆症

夜間排尿に起きる

※COPDの病期は、予測1秒量に対する比率（対標準1秒量：％FEV₁）によって分類される。Ⅱ期は中等度で、％FEV₁ 50％以上80％未満。

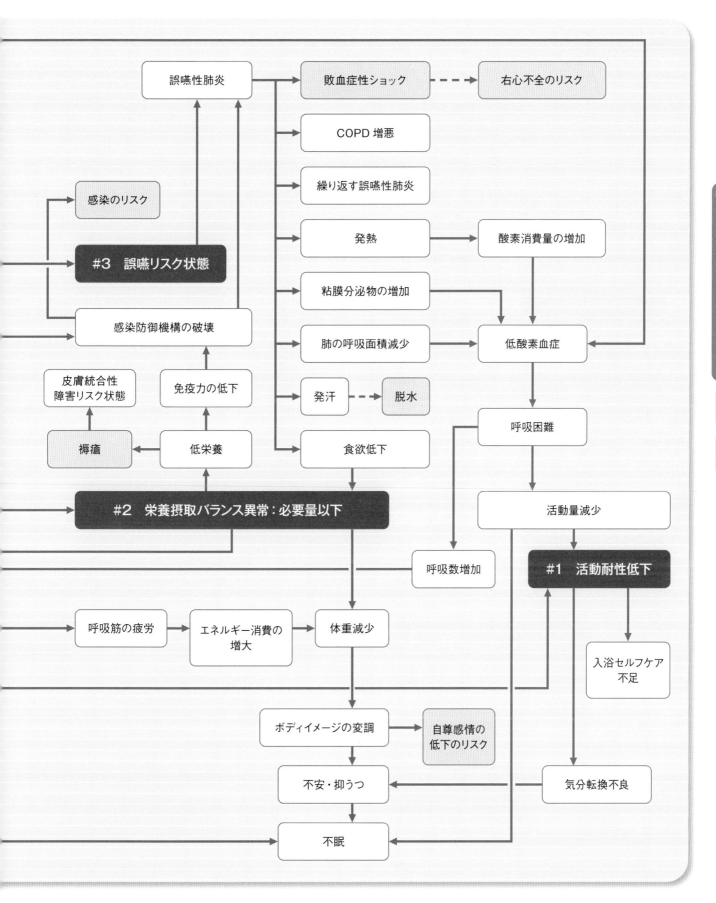

看護診断リスト

No.	診断名	関連因子 / 危険因子	診断指標
#1	活動耐性低下*1	誤嚥性肺炎による発熱 呼吸困難 体重減少	労作時呼吸困難 倦怠感
#2	栄養摂取バランス異常：必要量以下*2	食欲低下 栄養障害 嚥下困難	やせ 免疫力の低下 繰り返す誤嚥性肺炎
#3	誤嚥リスク状態*3	嚥下困難 筋力低下	

＊1 定義：必要な、あるいは希望する日常活動を完了するには、持久力が不十分な状態
＊2 定義：栄養摂取が代謝ニーズを満たすには不十分な状態
＊3 定義：気管や気管支に消化管分泌物・口腔咽頭分泌物・固形物・液体が侵入しやすく、健康を損なうおそれのある状態

優先順位の根拠

ゴードンの枠組みを使ったアセスメントから、以下の仮診断がみえてきた。

＃ **感染リスク状態**
＃ **栄養摂取バランス異常：必要量以下**
＃ **誤嚥リスク状態**
＃ **活動耐性低下**
＃ **皮膚統合性障害リスク状態**

＃ **入浴セルフケア不足**
＃ **自尊感情状況的低下リスク状態**
＃ **介護者役割緊張リスク状態**

　病態を含めた関連図と統合させて問題の明確化を行ったところ、診断リストに挙げた3つに統合された。

　3つの問題は、同時進行する問題であるが、問題焦点型看護診断から優先順位をつけた。

看護計画

看護診断 #1	誤嚥性肺炎による発熱、呼吸困難、体重減少に関連した活動耐性低下

期待される結果

＜長期目標＞
1. 安楽な呼吸法をとりいれて、自宅での生活に必要な生活行動を行うことができる。

＜短期目標＞
1. 労作時の呼吸困難が軽減する。
2. 疲労を感じたら休むことができる。
3. 活動への意欲がある。
4. 筋力の保持・増進に取り組むことができる。

看護計画

O-P（観察計画）

1. 胸部・呼吸状態

O-P：observation plan　C-P：care plan　E-P：education plan

●呼吸状態（口すぼめ呼吸の有無）、呼吸回数、吸気と呼気の比、呼吸の深さ、呼吸困難の有無や程度、咳の有無や程度（湿性、乾性）、痰の有無や程度、性状、量（増加や色の変化）、樽状胸郭の有無。

●呼吸音の減弱または消失や長さ。

●呼吸音の左右差や部位、異常呼吸音や副雑音の有無。

●SpO$_2$の変化。

●呼吸補助筋の肥厚と活動性の増加、頸静脈の怒張の有無。

●腹部の動き（奇異呼吸の有無）、消化器症状の有無。

●チアノーゼ、ばち状指の有無、下肢浮腫の有無。

2. 休息と活動の程度

●安静度。

●リハビリテーションの内容。❶

●睡眠時間。

●疲労を感じたときに休息をとっているか。

3. 活動範囲の程度

●下肢の筋力、ふらつきの有無。

4. 表情・言動

●生活への意欲はどうか。

5. 自宅の生活環境

●居室・寝室からトイレ・浴室までの距離。

●寝具。

●階段・エレベーターの有無。

C-P（ケア計画）

1. 安静時および労作時の呼吸状態の変化を観察する。

2. ベッドまたは椅子に足を下ろして座る時間をつくる。

3. リハビリテーションを行う。❷

●呼吸法。

●呼吸と動作を合わせる。

●日常生活動作の練習。

●柔軟体操。

●運動トレーニング。❸

●排痰の練習。

4. 活動と休息のバランスを調整する。

●疲労感の訴えがあるときは、日課にとらわれず臥床したり昼寝をとり、効果的に休息をとれるよう配慮する。

5. 体調や気分のよいときは気分転換活動を介助する。

●呼吸リズムを保てる程度の速度で歩く。

●散歩を日課にとりいれる。

●冷たい空気は咳嗽を誘発し呼吸困難を増進することがあるので注意する。

6. 気持ちの理解に努める。❹

●日々の生活行動の援助の際に、気持ちを十分に表現する場面をつくる。

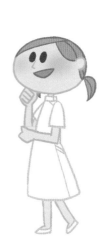

❶安静度指示を確認し、疾患の重症度（右心不全、慢性呼吸不全の合併はないか、急性増悪の徴候はないか）に応じたリハビリテーションのプログラムが必要になる。実習指導者や受け持ち看護師と相談のうえ、可能であれば理学療法士と協力して行う。

❷パルスオキシメーターを使用して、リハビリテーション中の変化にも対応できるようにしておく。息切れ感の増強、SpO$_2$の急激な低下、脈拍数の増加、動悸などの症状に注意する。

❸運動療法の必要性：下肢筋群を中心とした筋力低下や萎縮などの骨格筋機能低下を認めるようになると、労作時に嫌気性代謝（乳酸産生が増加）が早期に出現する。これによって、COPDの患者さんでは、軽度の労作でも強い呼吸困難が生じたり、筋疲労をきたすようになり、日常生活動作（ADL）がより制限され、悪循環が形成される。運動療法、特に大きな筋肉が集まっている下肢筋力をトレーニングすることにより、乳酸産生を減少させることができ、これらの悪循環を断ち切ることができる。

❹身体的変化や生活機能の喪失体験から意欲の低下、抑うつを引き起こしやすく、意欲の低下から活動量の低下へと悪循環に陥りやすいので注意する。

E-P（教育計画）

1. リハビリテーションは、息切れの緩和や日常生活能力の維持向上に効果的であることを説明する。

2. リハビリテーションを行うときは、精神的・身体的にリラックスした状態と環境で練習すること、自分のペースを守ること、安全に動ける範囲を知ること、練習は毎日続けることが大切であると説明する。

3. 疲労や呼吸困難が強くてセルフケアが十分に満たされていないときは、遠慮なく看護師に言うように指導する。

4. 呼吸法について指導する。

●口すぼめ呼吸：鼻から息を吸って口唇をすぼめた状態で息を吐く（口すぼめ呼吸：図2）。胸部と腹部に手を当て、息を吸ったときに腹が突き出る、息を吐き出したときに腹部が引っ込むのを確かめる（腹式呼吸）。

●立ち上がる動作に合わせて息を吐くようにする。

●呼吸困難が強くなったときは、立ち止まった状態で手すりなどにつかまり、口すぼめ呼吸で息を整える。

●荷物を持ち上げるときは、息を吐きながら行う（図3）。

5. パニックコントロールについて指導する。❺

6. 必要であれば、退院後の福祉サービスの紹介を行う。

図2　口すぼめ呼吸

呼吸のテンポ
1・2で吸って…

口を閉じ、1・2のリズムで鼻から息を吸う

呼吸のテンポ
3・4・5・6で吐いて…

口をすぼめ、3・4・5・6のリズムでゆっくり息を吐く

図3　腹式呼吸

●生活動作に合わせて腹式呼吸行う

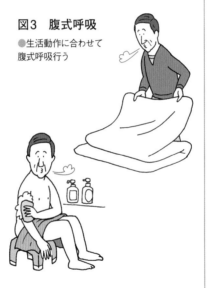

計画の根拠・留意点

❺急激な呼吸困難が起こったとき、呼吸パターンを自分でコントロールする方法をパニックコントロールという。

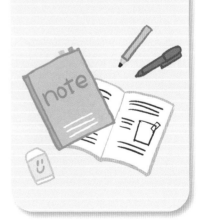

看護診断 #2	食欲低下、栄養障害、嚥下困難に関連した栄養摂取バランス異常：必要量以下

期待される結果

＜長期目標＞

1. 体重減少がない。

＜短期目標＞

1. 食欲を増進させる工夫を行うことができる。

2. 摂取カロリーが増える。

3. 口腔内が清浄に保たれる。

4. 咀嚼・嚥下に使うエネルギーの消費を抑えることができる。

看護計画

O-P（観察計画）

1. 食事に対する思いや考え方
- 食欲に対する言動。
- 食欲を左右する因子の有無（睡眠、うつ気分、内服薬、検査、呼吸困難感など）。
- やせに対する言動。

2. 食事摂取状況❻
- 食事摂取量。
- 食事の形態（硬さ・やわらかさ）。
- 活動量。
- 飲水量とその種類。
- 血液データ：TP、Alb。
- 体重。
- 好きな食べ物・嫌いな食べ物。

3. 口腔内の状態❼
- 舌苔、口腔内の清浄度、口腔の運動。
- 歯肉の出血や腫脹、口腔内の疼痛の有無。

4. 咀嚼や嚥下の状態❼
- 義歯の有無、義歯の適合、咀嚼ができているか、嚥下は容易か。

5. 消化器の状態
- 嘔気・嘔吐の有無と程度。
- 下痢の有無と程度。

6. 退院後の生活
- 誰が食事の準備をするのか。
- どのような食事内容なのか。
- どのような生活習慣なのか、運動量はどうか。

C-P（ケア計画）

1. 食事に対する思いや考え方を傾聴する。
2. 食事の形態や内容を選択する。
- 食欲が増すようなものを選択する。
- 1時間で食べきることができ❽、必要なカロリーを摂取できる内容のものにする。
3. 口腔ケアができているか確認する。
- 倦怠感増強時など、必要であれば声をかける。

E-P（教育計画）

1. 安静時エネルギー消費量（REE[※17]）の1.5倍のエネルギー摂取を目標❾とすればよいことを説明する（A氏の実測REEが1,867kcal/日なので2,800kcal/日程度を目安にするよう説明する）。
2. 高エネルギー・高タンパク食を基本とし、リン・カリウム・カルシウム・マグネシウムの摂取が必要であることを説明する。

計画の根拠・留意点

❻筋肉や骨量を保つためには、多くの栄養素を必要とする。タンパク質やエネルギー（糖質・脂質）が不足するPEM（protein-energy Malutrition）の予防が必要になる。"和食なら安心"ではなく、栄養のバランスがとれているか見直すことが必要になる。

❼味覚、嗅覚、視覚、聴覚の低下によるおいしさへの影響、歯の欠損や義歯の装着による食事内容・形態の変化、胃液分泌の減少による消化不良や胃のもたれ、蠕動運動の減少や運動量低下による便秘などが、食欲不振をもたらすことがある。

❽1回の食事時間が長くなることで疲労し、エネルギーを消費することになる。

❾COPD患者では、安定期においても安静時エネルギー消費量（REE）が増大する。『COPD診断と治療のためのガイドライン』では、％標準体重（％IBW[※18]）が80％未満の中等度以上の体重減少患者では積極的な栄養補給が必要であるとし、実測REEの1.5倍程度のエネルギー量が必要とされている。

A氏は％IBW79.45で80未満である。

標準体重＝［身長（m）］²×22
％IBW＝実測体重÷標準体重×100（％）
<栄養評価>
80≦％IBW＜90：軽度低下
70≦％IBW＜80：中等度低下
％IBW＜70：高度低下

3. 効率よく栄養摂取できるような食事の工夫について例を挙げて指導する。

●ナッツ類や乳製品、マヨネーズやピーナツバターなど少量で栄養価の高い食品を食事にとりいれる。

●プリンやアイスクリームなどを活用する。

●揚げ物、炒めものなど、適度に水分や油分を含み、滑らかなものをメニューにとりいれる。

●低酸素状態による胃腸機能低下を防ぐため、咀嚼・嚥下の合間に呼吸を整えるようにする。

●ある程度の歯ごたえは残し、硬すぎないものにする。

●極端に熱いもの、水気の少ないもの、麺類などは呼吸困難や疲労感を生じ食欲が低下しやすいので避ける。

●嚥下しにくいもの（サラサラ・パサパサ・バラバラ・カサカサ・ベタベタしたもの、硬すぎるもの、滑りのよすぎるもの）は避けることを説明する。

●芋、豆類を多くとるとガスが発生し、腹部膨満感により呼吸困難を増強させることがあるので避ける。

●1日5〜6回の分食を勧める。

●希望があれば栄養補助食品❿の利用について紹介する。

●必要であれば宅配食サービスの利用について考える。

4. 感染予防行動が重要であることを指導する。

●外出後に手洗い、含嗽（がんそう）を行う。

●冬季、人混みではマスクを着用する。

●毎食後、吸入薬使用後に口腔ケアを行う。

看護診断 #3	嚥下困難、筋力低下による誤嚥リスク状態

期待される結果

＜長期目標＞
1. 誤嚥を予防する行動をとることができる。
＜短期目標＞
1. 誤嚥を生じるメカニズムを理解できる。
2. 誤嚥を予防する行動をとることができる。
3. 入院期間中に誤嚥性肺炎の悪化がない。

看護計画

O-P（観察計画）

1. 誤嚥性肺炎についての理解
2. 食事内容・形態
●とろみ付きか、やわらかいものか、普通食か。
3. 全身状態

計画の根拠・留意点

❿栄養剤について：エンシュア・リキッド®やラコール®などの総合栄養剤のほか、高二酸化炭素血症を伴う呼吸器疾患用に開発された炭水化物の量を抑えたプルモケア®がある（炭水化物の過剰投与は二酸化炭素の産生を増加させて換気の負担になる可能性が指摘されているが、総エネルギーが過量でなければ、栄養素間の比率は二酸化炭素の産生量に影響しないという研究成績もあり、『COPD診断と治療のためのガイドライン』では、著しい換気不全がなければ十分なエネルギー摂取をしてよいとされている）。

●バイタルサイン

4. 呼吸状態

5. 口腔内の状態

●舌苔、口腔内の清浄度

6. 食事中の体位

●安定した体位をとることができているか（可能なら座位、足を床につけて膝が90度になる安定した体位をとる）。

●食後すぐに臥位になっていないか。

7. 咀嚼や嚥下の状態

●義歯の有無、義歯の適合、咀嚼ができているか、むせの有無、嚥下は容易か、飲み込みに時間がかかっているか、嚥下機能を左右する薬剤使用の有無。

●嚥下機能評価⓫を行う。

8. 消化器の状態

●嘔気・嘔吐の有無と程度。

9. 退院後の食生活について

C-P（ケア計画）

1. 咀嚼・嚥下⓬に必要な筋肉や舌の動きをよくするため、食前の嚥下体操を行うよう促す。
2. 食事の形態や内容を、誤嚥しにくいもの、食欲を増進するものに変更する。
3. 食事中の体位を整える。⓭

●オーバーベッドテーブルをベッド横に移動させ、足が床につく高さに調整する。

●オーバーベッドテーブルの高さは肘をテーブルに乗せて肘が90度に曲がるくらいにする。

4. 誤嚥をした場合は、速やかに吸引する。
5. 口腔ケアができているか確認する。
6. 就寝時は可能なら上半身を軽度挙上する。

E-P（教育計画）

1. 嚥下体操を指導する。

①深呼吸をし、口をすぼめて息を吐く。
②首を回す。
③左右前後に首を倒す。
④肩の上下。
⑤背伸び。
⑥頬を膨らませ引く（2～3回）。

⑦舌で左右の口角を触る（2～3回）、舌を出す・引く（2～3回）。
⑧大きく吸って、止め、3つ数えて吐く。
⑨パパパパ・タタタタ・ラララ・カカカカとゆっくり言う。
⑩深呼吸。

2. 誤嚥を防ぐ食事の仕方について指導する。

●水分などで口を潤してから食事を開始する。

●1回の食事にかける時間は1時間以内とする。

●少量ずつ口に入れて嚥下し、口の中の食物がなくなってから次の食物を口に入れる。

●食後1～2時間は頭部を挙上した体位をとる。

3. 口腔ケアの重要性を指導する。

●口腔ケアをすることで常在細菌量の減少が期待でき、不顕性誤嚥による肺炎発症頻度を減らすことができる。退院後も継続して口腔ケアを行うことで、再発を防ぐことができる。

計画の根拠・留意点

⓫嚥下スクリーニング検査：反復唾液嚥下テスト（RSST[19]）、改訂水飲みテスト（MWST[20]）、食物テスト（FT[21]）、頸部聴診法、パルスオキシメーター法がある。

⓬舌の運動機能の低下、唾液分泌量の低下、歯の欠損などが咀嚼機能の低下を招く。義歯を使用すると咀嚼率は1/4に低下する。また、舌筋、咀嚼筋、顔面筋の収縮力は低下し、嚥下時に喉頭蓋の閉鎖が不完全となり、食物を誤嚥しやすくなる。

⓭誤嚥を防ぐ体位の調整：少し前かがみに、背中は90度に保つ、足の裏は床にぴったりとつける、身体とテーブルの間ににぎりこぶし1つぐらいあけて、椅子の座面の高さは膝が90度に曲がるくらい、テーブルの高さは肘をテーブルに乗せて肘が90度に曲がるくらいとする。

実施・評価

看護診断 #1	誤嚥性肺炎による発熱、呼吸困難、体重減少に関連した活動耐性低下

12月19日

実施計画（本日の計画）	実施したこと	評価
🔟10時にバイタルサイン測定 2️⃣安静時、労作時の呼吸状態を観察する。 3️⃣昨日の睡眠状態を聞く。 4️⃣運動についてどのように考えているのか聞く。	●昨夜の状態をカルテから情報収集した。 ●10時にバイタルサインを測定した。❶ ●リハビリテーションを提案すると、「動かないといけないね」という答えが聞かれたが、昨夜あまり眠れなかったようだったので、午前は休息をとることにして、午後に実施しましょうと声をかけた。 ●頭部のアイスノン®を交換した。 ●14時にバイタルサインを測定した。どのくらいの運動ができそうか話を聞いた。	S ●「動きたいけど入院中なのだから安静にしておかないといけないのです」 （午後） ●「昨晩は熱が37.5℃から上がらなかったから解熱薬は飲まなかったんです。あまり眠れませんでした」 ●「運動は、熱さえ上がらなければ、と思うけど、まだいいです」 O ●10時：体温37.2℃、脈拍70回／分、呼吸数22回／分、血圧104/64mmHg、SpO_2 98％、肺副雑音なし、呼吸音左右差なし、呼吸困難感の訴えなし、黄色粘稠痰の喀出あり、チアノーゼなし。 ●食事は端座位で1時間かけて摂取している。疲れるとベッドにもたれかかるが、背もたれなく姿勢保持できている。 ●14時：体温37.0℃、脈拍72回／分、呼吸数21回／分、血圧100/66mmHg、SpO_2 98％。 ●病室トイレまで歩行時、ふらつきなし。ベッドに戻ると表情は硬く、呼吸数増加がある。SpO_2 97〜98％、数分で表情やわらぐ。 A ●安静時の呼吸状態は安定している。「動かなければいけない」と思う反面、熱が上がることへの心配があり、積極的になれない様子。体温の変動に注意しながら、リハビリテーションを進めていく必要がある。 ●1時間の食事中は姿勢保持できていることから、端座位での運動をとりいれることができると考える。

12月20日

実施計画（本日の計画）	実施したこと	評価
🔟10時と14時にバイタルサインを測定する。	●昨夜の状態をカルテから情報収集した。	S ●「昨日は熱が出ませんでした」 ●「安静にしていると身体が弱っていっている

2昨夜の睡眠と体温の変動について情報を収集する。 3リハビリテーションの効果を説明する。 4リハビリ時の呼吸法について説明する。 ●口すぼめ呼吸をする。 ●呼吸と動作を同調させるようにする。 5ベッド上でのリハビリと端座位でのリハビリを行う(30分)。 ①ベッドまたは椅子に腰かけ、肩の上げ下げ運動を行う(5回)。 ②体を捻じる(左右5回ずつ)。 ③胸を張る(5回)。 ④椅子からの立ち上がり(5回)。 ⑤足を上げる(左右5回ずつ)。 ⑥腹筋と背筋の運動:お尻をもち上げる(5回)。 ⑦膝を倒す(左右各5回)。	●10時にバイタルサインを測定した。 ●表情が明るく、「今日は動く」という発言があったので、午後に計画どおり実施することにした。 ●午前中に胸部X線検査が予定されていたので車椅子移送を介助した。 ●14時、バイタルサインを測定し、予定していたリハビリテーションを実施した。 ●明日もいっしょに運動しましょうと声をかけた。	のを感じます。今日は動かないといけないね」 ●「毎日起きているときに踵上げ30回を4～5回しているんだよ」2 ●「早く社会復帰したいです」 ●(リハビリ中)「前に教えてもらったことがあるけど、たくさんあって覚えられないね」3 O ●(カルテより)12/18 20時37.3℃、解熱薬内服なし、不眠に関する記録なし。 ●10時:体温36.9℃、脈拍70回/分、呼吸数22回/分、血圧110/68mmHg、SpO₂98%。 ●表情明るい、昨夜は眠れたと話す。 ●湿性咳嗽あり、黄色粘稠痰の喀出あり、チアノーゼなし、下肢浮腫なし。 ●14時:体温37.0℃、脈拍68回/分、呼吸数20回/分、血圧104/60mmHg、SpO₂98%。 ●リハビリは、呼吸に合わせて動作をとることができている4。SpO₂ 96～98%で推移。 A ●入院以来続いていた夜間の発熱がなく、安心したのか朝から表情がよい。計画していたリハビリについての説明にも関心をもっていた。運動中の呼吸状態の悪化はみられなかったので、今後も継続していく。ただし、メニューが多く、同じ動作を1人で続けることは困難かもしれない。

12月21日

実施計画(本日の計画)	実施したこと	評価
1 10時と14時にバイタルサインを測定する。 2昨夜の睡眠と体温の変動、疲労の有無について情報を収集する。 3午前と午後にリハビリテーションを実施する。 ●①×5回、②×5回、③×5回、④×5回、⑤×5回、⑥×5回、⑦×5回)。	●10時にバイタルサインを測定した。 ●表情が明るく、「昨日はよく眠れたよ。今日もやろうな」という発言があったので、予定どおり11時からと午後に実施することにした。 ●11時、実施した運動メニューを紙に	S ●「昨日はよく眠れたよ。今日もやろうな」 ●(リハビリ時)「そうだった、次はこれだね」(午後) ●「そうだね、足がカサカサだね。そんなの(足浴)があるなら、洗ってもらおうかな」 ●「50日ぶりくらいだ。お風呂に入った気分だね、あぁ気持ちいい。こんなに気持ちのいいのなら、前から言えばよかった。看護師さんはこんなこともしないといけないのだね」 O ●10時:体温36.6℃、脈拍68回/分、呼吸数23回/分、血圧104/68mmHg、SpO₂

（右側）

実施・評価の視点

2患者さんが自分なりに考えて実践していることがあれば、それを認める。実践するに至った気持ちなどを聞けると、物事への対処の仕方がみえ、より効果的な方法はないかいっしょに考えることで、個別性のある計画を実践することができる。

3学習した知識をもとに、観察する。運動の負荷は適当か、安全に実施できているか、という視点をもつとよい。

4SpO₂の低下や、努力呼吸の出現があれば中止し、指導者へ報告する。また、回復までに要した時間、回復のために必要な手段を理解するようにする。

実施計画（本日の計画）	実施したこと	評価
4 食後の歯磨きを洗面台で実施するように促す。 5 退院後はどのような生活動作が必要なのか情報を収集する。	書き、見せながら実施した。 ●食後の歯磨きを洗面台でできるよう、洗面台の前に椅子を準備し、見守った 5。 ●14時、バイタルサインを測定した。気になっていた足の乾燥の話題となり、足浴を希望されたため、足浴を優先して実施することにした。 ●退院する自宅の環境について話を聞いた。6	98%、表情明るい。 ●昨日と同じメニューを実施し、SpO₂ 96〜98%、動悸・呼吸困難の訴えなし。 ●14時：体温37.0℃、脈拍70回/分、呼吸数20回/分、血圧102/66mmHg、SpO₂ 98%。 ●自宅は3階建て、寝室・トイレともに3階にある。エレベーターなし。浴室に手すりあり。廊下やトイレは、壁を支えにしながら歩行できる。ベッド（ギャッジアップ機能なし）で寝起きしている。 A ●2回リハビリを予定していたが、椅子に端座位で足浴を実施することに変更した。活動耐性が低下していることで、足のケアが十分にできていなかったことがわかった。 ●リハビリについては、一通り実施したあとに軽度の疲労感があるようなので、内容はこのままで継続する。 ●自宅についての情報収集から、外出するためには階段の昇降運動が必要になることがわかった。このままリハビリを継続して、退院までに主治医や理学療法士とともに評価することも必要と考える。

実施・評価の視点

5 活動に耐えられる体力の回復、筋力の維持増進が目的なので、快の刺激をとりいれることや、日常生活動作の自立範囲を拡大することが効果的な場合がある。

6 自宅の環境についての情報収集は、朝起きたらどのように行動するのか、1日の流れを動線から具体的に考えていくことでイメージしやすくなる。段差は何cmなのか浴槽の深さはどうかなどを明らかにすると、リハビリの目標も立てやすくなる。

看護診断 #2	食欲低下、栄養障害、嚥下困難に関連した 栄養摂取バランス異常：必要量以下

12月20日

実施計画（本日の計画）	実施したこと	評価
1 食事に対する思いや考え方を聞く。	●胸部X線検査に付き添い、体重が減少していることについてどう感じているのかを聞いた。 ●入院前の食生活について、食べ物の好みについて、話を聞いた。 ●栄養補助食品を給食に追加できるよう処方の変更を栄養部へ依頼した。	S ●「こんなにやせて、復帰できるかと心配になります」「この2年で16kgやせたんですよ」 ●「出されたものは全部食べるようにしてます」 ●「おやつは食べませんね」 ●「妻も年だからね。私のことばかりしていられないよ」 O ●体重（12/18）：49.0kg（1週間で−0.9kg減少）。 ●食事はほぼ全量摂取、昼食・夕食は1時間かけて摂取している。 ●入院中の主食は朝：パン90g、昼：全粥330g、夕：全粥330g。

●総エネルギー量2,000kcal/日、タンパク質60g、炭水化物300g、脂質45g、塩分9g、水分1,500gの給食を提供中。❼
●血液データ：(12/15) TP6.9g/dL、Alb2.8g/dL、(12/19)TP7.9g/dL、Alb 3.2g/dL。
●口腔内トラブルなし、飲み込みにくさがある。
●自宅では、妻が食事の準備をしている。
●検査にはマスクを着けていき、帰室後に手洗いを行っている。

A ●食事はほぼ全量摂取しているが、体重減少を認めている。血液データは改善傾向にあるが、まだ低栄養状態は持続している。食欲低下と嚥下困難があり、摂取量を増やすことや形態を硬くすることは困難と思われる。効率のよい栄養摂取が必要である。退院後の食事に関しては、自宅での食事を準備する妻への働きかけが必要だが、妻も高齢のため負担とならない方法を考える必要がある。
●感染予防行動をとることができている。

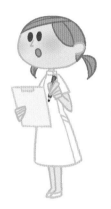

12月22日

実施計画（本日の計画）	実施したこと	評価
❶効率よく栄養摂取できるような食事の工夫について指導する。	●体重測定。 ●パンフレット❽を使って、ベッドサイドで食事について指導をした。 ▶摂取エネルギーの目安(2,800kcal程度)。 ▶高エネルギー・高タンパク食、ミネラルの摂取。 ▶調理の工夫。 ▶嚥下しにくいもの。 ▶嚥下体操。 ▶食べるときの姿勢について。 ▶栄養補助食品の紹介。 ▶宅配食サービスの紹介。	S ●「自分が知っていることでも見直すことは大事です。こうやって紙に書いてくれてありがとう。妻にも見せましょうね」 ●「知り合いに宅配食サービスをしてるのがいるから、一度聞いてみるよ。柔らかいのもあるのだろうか」 O ●説明すると、線を引いたりしながら聞いている。 ●妻の来院日未定。 ●体重(12/22)：48.7kg(4日で-0.3kg)。 ●血液データ(12/22)：TP8.0g/dL、Alb 3.3g/dL。 A ●体重の減少が続いている。 ●退院日が近づいてきているため、これからの生活で気をつけるべきことに関心が高いと感じられる。食事の準備をする妻への指導ができていないが、妻に見てもらいたいものは、冷蔵庫に貼ってもらうことを意識して媒体を作成したことで、妻にも見てもらえる機会がつくれると期待している。

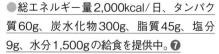

実施・評価の視点

❼入院食がどのようなものであるのか、自分の目でみることで、評価がしやすくなる。ぜひ、食事の配膳から食べ始めるまで、食べ終わったときの様子を観察してほしい。食事が楽しく食べられるような時間を提供できるとよい。

❽患者さんから聞いた情報から、実現可能なものや理解しやすいものにして患者さんのためのパンフレットを作成することが大切である。媒体を作成するときは、字の大きさや、紙の使い方で印象が変わるので、適したものを選ぶようにする。

PART 2 成人看護学実習の看護過程展開 急性期 慢性期

看護診断 #3	嚥下困難、筋力低下による誤嚥リスク状態

12月19日

実施計画（本日の計画）	実施したこと	評価
1咀嚼や嚥下の状態を観察する。 **2**実際の食事中の様子を観察する。 **3**安定した体位で食事がとれるよう配膳のときにオーバーベッドテーブルの位置を動かす。 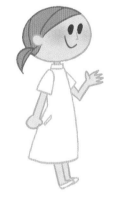	●配膳し、端座位で食事がとれるようにオーバーベッドテーブルの位置を動かして配膳した。 ●<u>15分程度ベッドサイドで食事の様子を観察した</u>❾。 ●薬を内服し、吸入薬が終わったら「歯磨きをします」と言われたので、口腔ケアの準備（オーバーベッドテーブル上で）と片付けをした。	S ●「（食事に）時間がかかって情けないなぁ」 「家でご飯食べるんだったら2時間かかる」 ●「20分は横にならないようにしています。家では1時間座るようにしていたよ」 O ●肺副雑音なし。 ●昼食は1時間かけて全量摂取。 ●咀嚼に時間がかかっている。まだ口の中にものがあるのに詰め込もうとすることがある。 ●時折むせることがある。嘔気・嘔吐なし。 ●部分義歯を使用していて、口腔内トラブルなし。 ●ときどきベッドに寄りかかっているが、90度の姿勢を保持して食事している。 ●食後、吸入薬使用後に口腔ケアをしている。 A ●食事中の体位については、端座位に介助することで長時間だが安定した体位をとることができている。体位を保持することの重要性は理解できている。 ●じっと見られていることで、焦りを生じさせてしまったのか、口の中に食べ物があるのに、詰め込もうとするところがあった。よくないとわかっているようだが、注意が必要である。 ●咀嚼はしているが嚥下に時間がかかっている。食事にかける時間が1時間を超えると口腔周囲の動きが緩慢となり、集中が途切れ、誤嚥性肺炎のリスクが上がるといわれるため、1時間以内で摂取できるよう自宅での食生活について見直しが必要と考える。

12月20日

実施計画（本日の計画）	実施したこと	評価
1安定した体位で食事がとれるよう配膳のときにオーバーベッドテーブルの位置を動かす。	●昨日は、端座位で食事が食べやすかったと発言があったので、同様に準備した。 ●誤嚥性肺炎を繰り	S ●「退院したら妻が食事をつくってくれるよ。38年連れ添っているので、今さら何も言わなくても、どんなものが食べられる、食べやすいか知ってるんですよ」 ●「妻も歳をとってうまくいかないことも増

❾咀嚼・嚥下について観察されていると感じると、患者さんは食べにくいかもしれないし、食事中に話しかけることで、むせが起こる可能性もある。食事に立ち合う必要があると考えられるときは、なぜ食事を観察しているのか目的を伝え、食事中に何が危険であるか、どうすればいいのかをいっしょに考えるとよい。

		えて、私のことを理解してはいるけれど。やることが雑になってきてしまって。だいたい煮物です」
2 口の中に食べ物を詰めすぎるときは声をかけて注意する。 3 自宅での食生活に関する情報を収集する。	返していることについてどう考えているのか話を聞いた。 ● 入院前の食生活について話を聞き、1回の食事は1時間以内が望ましいことを伝えた。	● 「噛まなくなると咀嚼力が弱まるでしょ。そうするとますます食べられなくなるのではないですか」 ● 「深刻にとらえています」 O ● 自宅では妻が食事を準備する。和食中心のメニュー。 ● 口の中にまだ食べ物が入っていると声をかけると、繰り返さないように注意して食べていた。 A ● 1回の食事に1時間以上かかることはよくないと伝えたが、<u>咀嚼力が弱まることが心配な様子で、まだ理解を得られていない⑩</u>。根拠をもって説明することが必要である。 ● 退院後は、妻が食事の準備をしてくれるということだが、入院前摂取に2時間かかっていたということから、病院で提供されている食事よりも食べにくいことが推測される。「言わなくてもわかる」という言葉からは、本人から妻への伝達は難しいことを予測させる。退院までに、妻へのはたらきかけも必要と思われる。

12月22日

実施計画（本日の計画）	実施したこと	評価
1 嚥下に必要な筋肉や舌の動きをよくすることができる嚥下体操を紹介する。 2 安定した体位で食事がとれるよう配膳のときにオーバーベッドテーブルの位置を動かす。	● 食事指導といっしょに、嚥下体操について指導した。 ● 配膳のために部屋に行くと、自身でオーバーベッドテーブルの調整をしていたので、位置の確認をした。	S ●（嚥下体操について）「これが効くのですか？このままではいけませんよね。考え直し、見直すようにします」 O ● 表情は明るい。 ● 自身で机の位置を調整している。 A ● <u>体位を守ろうという意思が感じられる。オーバーベッドテーブルの位置を調整する際の留意点を伝えたことで、退院後も続けていくことができると考える⑪</u>。嚥下体操は、興味はもってもらえたが、食事に1時間かかるので食事前に実施しようという意欲をもちにくいと感じた。毎食前ではなく、1日1回、実施することから始めれば継続しやすいのではないかと考える。

実施・評価の視点

⑩ 自分なりの対処行動をとっている場合、その考えに至った経緯を考えてみよう。患者さんは何を大事にしているのか、学生はどうなってほしいと思っているのか、計画がすんなりと進まないときこそ大事にしよう。

⑪ 効果を感じたことは、継続を促進する。必要性に気づくこと、効果を感じることなど、自己効力感にはたらきかけるようなかかわりが必要である。

PART 2 成人看護学実習の看護過程展開　急性期　慢性期

サマリー(看護要約)

#1 | 誤嚥性肺炎による発熱、呼吸困難、体重減少に関連した活動耐性低下

実施内容	評価	自己評価
●全身状態の観察を行い、活動と休息が効果的にとれるように時間の配分を考え、発熱による倦怠感のないタイミングでリハビリを実施した。リハビリの内容は、口すぼめ呼吸を復習し、呼吸と動作を同調させるようにして、ベッドサイドで1回30分程度とした。1日2回を目標とした。リハビリ中は常に呼吸状態に注意し、悪化がないことを確認した。 ●臥床がちで過ごすことが多かったが、リハビリ以外の時間も椅子に座ったり、廊下まで少し歩行したり、気分転換を図った。	●呼吸困難を起こすことなくリハビリを実施することができた。まだ運動量によっては労作時の呼吸困難があるが、リハビリ継続により軽減していくと考えられるため、このままリハビリを継続とする。 ●リハビリをすることで、座位で過ごす時間が増え、表情が明るくなり、活動意欲の増進がみられた。 ●オーバーベッドテーブルで行っていた口腔ケアを洗面台で実施することができるようになり、活動範囲の拡大がみられた。 ●自宅には階段もあり、入院環境に比べて、活動量が増えると予測される。今後は自宅を想定したリハビリを行っていくことが必要と考える。	●「動けないといけない」「社会復帰をしたい」という発言に反して、ベッド上臥床して過ごしていることがよく理解できなかった。発熱がおさまってきたことで、活動量が増えてゆき、バイタルサインを測定してアセスメントする意義を感じた。また、患者さんにとっては、発熱の有無がその日の気分を左右し、活動意欲へ大きな影響を及ぼしていたことがわかった。 ●「今はいいです」と言われたときに、どのようにかかわればいいかと悩んだが、なぜ「今はいらない」と考えるのか、まずは気持ちに寄り添うことが大切なのだと気づくことができた。 ●「呼吸状態を評価しながらリハビリを行う」ことが難しく、どこまでできるのか判断が難しかった。退院後の生活動作を含めたリハビリを計画すると、より効果的な介入ができたのではないかと感じた。

#2 | 食欲低下、栄養障害、嚥下困難に関連した栄養摂取バランス異常：必要量以下

実施内容	評価	自己評価
●食事の好みや嚥下機能について情報収集を行い、病院食の処方の変更を行った。退院後の食事も摂取エネルギーを増やす必要があることを説明し、そのための調理の工夫、栄養補助食品や宅配食サービスの紹介については、パンフレットを作成し指導を行った。 ●免疫力の低下による感染症を防ぐ	●食事に栄養補助食品をつけることで、総エネルギー量を増やし、入院中の摂取エネルギーを増やすことができた。体重の減少は続いているが、血液データの悪化はないため、このまま継続していく。 ●食事摂取に影響すると考えられた口腔内のトラブルは、発生することなく経過できているため、口腔ケアは自己管理を継続してもらうことで短期目標達成とする。	●介入期間が短かったため、目標である体重での評価はできなかった。評価可能な目標設定が難しかった。 ●退院後の食生活について、どのように指導すれば実現できるのか具体案が考えにくかった。患者さんがすでに実践してきたことを聞いて、それを続けてほしいと思うことと、このままでは改善しないと感じることを、整理して

ため、感染予防行動は継続するように話した。	●退院後の食生活の工夫について指導を行い、理解を得ることができた。退院までに、可能であれば妻への指導を行い、質問などあれば対応していく必要がある。	指導することの難しさを実感した。 ●パンフレットは、情報が多すぎて読まなくなってはいけないと思い、最小限にとどめるよう工夫したつもりだが、必要な情報を取捨選択することの難しさを感じた。 ●家族への直接的な介入ができなかったので、パンフレットを作成したのは効果的だったと考える。

#3　嚥下困難、筋力低下による誤嚥リスク状態

実施内容	評価	自己評価
●安定した体位で食事をすることができるよう環境の整備を行い、自宅でも継続できるよう留意点を伝えた。口の中に食べ物が入っているときはできるだけ話しかけないようにし、口の中に食べ物を詰めすぎているときは、声をかけるようにして注意を促した。嚥下しにくい食べ物、嚥下しやすい食べ物について紹介し、食品の選択ができるように指導した。 ●咀嚼力の維持のために、嚥下体操を行うことを提案し、食前に実施するようにした。	●入院中は誤嚥性肺炎の悪化を認めることなく経過することができた。 ●誤嚥を防ぐ体位について理解を示され、自発的に実施することができていたため目標達成とする。 ●1回の食事時間が長く、食前の嚥下体操、食後の臥床禁止を忠実に守ろうとすると、ほかの日課に支障が出ることも予測されるため、継続していけるように時間配分を決めるなどの介入が必要であると考える。	●誤嚥性肺炎を繰り返すなかで、今までに指導を受けてきたことを忠実に実践している患者さんをみて、できることはないのではないかと感じた。しかし、食事の様子をよく見ていると口の中に食べ物があるのに話していたり、焦って詰め込んでいたりするところがあり、わかっていても継続していくことは大変なのだと感じた。継続していくためにはできていることを認め、支持することが必要なのではないかと考え、介入することができた。

<略語一覧>
※1【NANDA-I】NANDA International：NANDAインターナショナル
※2【COPD】chronic obstructive pulmonary disease
※3【BMI】body mass index：体格指数、肥満指数
※4【TP】total protein：総タンパク
※5【Alb】albumin：アルブミン
※6【Hb】hemoglobin：ヘモグロビン量、血色素量
※7【RBC】red blood cell count：赤血球数
※8【Ht】hematocrit：ヘマトクリット値
※9【Na】natrium：ナトリウム
※10【K】kalium：カリウム
※11【Cl】chloride：クロール、塩素
※12【BUN】blood urea nitrogen：血液尿素窒素
※13【ADL】activities of daily living：日常生活動作
※14【SpO₂】pacutaneous oxygen saturation：経皮的動脈血酸素飽和度
※15【CRP】C reactive protein：C反応性タンパク

※16【MMSE】mini-mental state examination
※17【REE】resting energy expenditure
※18【%IBW】% ideal body weight
※19【RSST】repetitive saliva swallowing test
※20【MWST】modified water swallow test
※21【FT】food test

<参考文献>
1. 安酸史子, 鈴木純恵, 吉田澄恵 編：ナーシンググラフィカ　成人看護学① 成人看護学概論. メディカ出版, 大阪, 2015.
2. 任和子 編著：実習記録の書き方がわかる　看護過程展開ガイド　第2版. 照林社, 東京, 2022.
3. 鈴木久美, 野澤明子, 森一恵 編：看護学テキストNICE 成人看護学 慢性期看護 病気とともに生活する人を支える. 南江堂, 東京, 2010.
4. ドロセア E. オレム 著, 小野寺杜紀 訳：オレム看護論　看護実践における基本概念 第4版. 医学書院, 東京, 2005.
5. 山田律子, 荻野悦子, 井出訓 編：生活機能からみた老年看護過程＋病態・生活機能関連図 第4版. 医学書院, 東京, 2020.
6. 森山美知子, 西村裕子, 高濱明香 他 編：エビデンスに基づく呼吸器看護ケア関連図. 中央法規出版, 東京, 2012.
7. T.ヘザー・ハードマン, 上鶴重美, カミラ・タカオ・ロペス 原著編, 上鶴重美 訳：NANDA-I看護診断―定義と分類2021-2023. 医学書院, 東京, 2021.
8. 日本呼吸器学会COPDガイドライン第5版作成委員会 編：COPD（慢性閉塞性肺疾患）診断と治療のためのガイドライン 第5版. メディカルレビュー社, 大阪, 2018.
9. 日本呼吸学会：医療・介護関連肺炎（NHCAP）診療ガイドライン. メディカルレビュー社, 大阪, 2011.

高齢者に多い症状とケア

嚥下障害

高齢者が誤嚥を起こしやすい原因

- ●歯の喪失（咀嚼機能の低下）
- ●唾液分泌の減少
- ●嚥下反射の遅延
- ●舌や頬の運動が低下（咽頭への取り込みが遅延）
- ●咳嗽反射の低下
- ●胃食道逆流（括約筋の弛緩）
- ●感覚機能の低下
- ●認知症、認知機能の低下　など

誤嚥予防法

- ●口腔内の清浄化
- ●食事時の姿勢：座って食べる（30度ファウラー位＋頸部前屈位）
- ●食事時の環境：集中力
- ●食事方法・内容：一口ずつタイミングよく、パサつかない・固くないなど嚥下しやすい食品の提供
- ●摂食訓練：嚥下訓練、口唇・舌訓練などの実施
- ●自分に合った義歯の装着　など

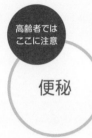

便秘

高齢者が便秘になりやすい原因[1]

- ●老化による腸蠕動運動の低下
- ●運動量の減少
- ●腹筋力の低下
- ●水分摂取量の低下
- ●食事形態の変化（繊維質の不足）
- ●直腸内圧閾値の上昇
- ●便意が感じられない
- ●便意を感じてもすぐに便座に座れない
- ●排泄に介助が必要
- ●適切な姿勢がとれない
- ●悩みやストレスを抱えている　など

便秘の予防法

- ●排便の習慣づけ：朝、便意を感じたらすぐに便座に座る。便意をがまんしない。
- ●水分摂取と食物繊維の摂取：水溶性・非水溶性線維をバランスよく食べる。
- ●活動性を高める：散歩、マッサージ、体操を行う。
- ●排便は座位で行う：上体はやや前傾とし、直腸と肛門の角度を鈍角にする。
- ●トイレ環境の整備：和式か洋式は本人の好みで選ぶ。清掃はきちんと行う。
- ●介助を頼みやすい関係づくり　など

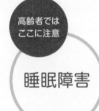

睡眠障害

高齢者の睡眠の特徴

- ●寝つきが悪い（入眠障害）
- ●睡眠が浅い
- ●何度も目が覚める（中途覚醒）
- ●朝早く目が覚める（早期覚醒）
- ●熟眠感がない（熟眠障害）
- ●夜の睡眠時間が短い
- ●夜中の覚醒時間が長い
- ●昼寝をする

七田恵子：高齢者の睡眠，老年精神医学雑誌1998：9：1237-1242より引用

睡眠への援助方法

- ●高齢者と話し合い、高齢者の意思を尊重しながら1日の過ごし方や活動のスケジュールを調整する。起床、就寝、食事、入浴などの時間はなるべく一定にし、規則的な生活習慣となるよう調整する
- ●光は、生体リズムを活性化させ、日中の覚醒に有効である。朝はカーテンを開け太陽の光を浴び、日中は自然光に当たる場所で過ごせるようにする
- ●日中は、他者との交流をもつ機会を増やし、散歩や軽い体操などの活動を取り入れる。心地よい疲労感は睡眠をもたらすため、高齢者の負担のない程度に行う
- ●夕方以降の昼寝は、夜間の睡眠に影響するため、15時前の20〜30分程度にとどめる
- ●高齢者の好みや習慣、身体状態に合わせて、寝具の硬さや掛け物の重さ、枕の高さなどを調整する
- ●高齢者は体温調整が困難であるため、室温や湿度に配慮する。夏季は室温25〜28℃・湿度65%、冬季は室温16〜20℃・湿度60%程度に調整する
- ●夜間は、明るすぎないよう部屋の照明を調整する。転倒予防のために足元灯などを使用する。また、スタッフの巡回時の足音やドアを開閉する際の音、機械音などの騒音をできるだけ除去する

中島洋子 編：スキルアップパートナーズ 病棟で生かす！ 高齢者ケアの実践，照林社，東京，2012：57を一部改変して引用

＜参考文献＞1. 池西静江, 石束佳子 編：看護学生スタディガイド 2023. 照林社, 東京, 2022：1012-1013.

PART 3

老年看護学実習 の看護過程展開

老年看護学実習では、回復期リハビリテーション病棟や療養病棟、
介護保険施設などで、高齢者に対する看護の実践を行っていきます。
近年、核家族化により、高齢者と接する機会が少なくなっているため、
老年期に生きる人の身体的・精神的・社会的特徴のほか、
高齢者が置かれている状況や受けている医療・介護サービスなどを理解し、
実習に臨む必要があります。ここでは、老年期の患者の特徴や老年看護学実習の
ポイントから看護過程展開のポイント、実際までを解説します。

執筆 = 山川みやえ
　　　高見亜美
　　　福山亜弥
　　　松岡瑞穂
　　　糀屋絵理子

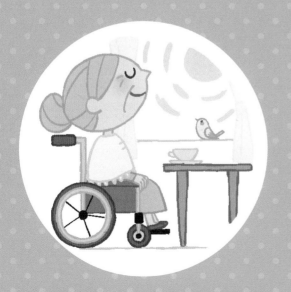

老年期の患者の特徴と老年看護学実習のポイント

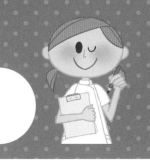

まず、実習に出るうえで知っておきたい
老年期にある患者の特徴やその看護の特徴、
老年看護学実習でのポイントを解説します。

近年の核家族化により、高齢者とあまり接する機会がないという看護学生も多くなりました。想像もできないまま実習に行くのはかなりの不安が伴い、のびのびと実習ができなくなってしまいます。まずは、高齢者が置かれている状況、受けている医療、介護サービス、老年期に生きる人の身体的・精神的・社会的特徴をしっかりと学習し、ある程度どんな人かをイメージして実習に臨むことが大切です。

老年看護学を取り巻く背景の理解

毎年敬老の日に発表される総務省の統計によると[1]、2013年に初めて高齢化率(65歳以上の人口の割合)は25.0％を超え、2021年には29.1％になりました。4人に1人以上が高齢者であるということになります。高齢化率の上昇に伴い平均余命(平均寿命)も上がり、2060年には男性が約84歳、女性が約91歳と推計されています[2]。そうなると、ほとんどの人が1世紀近く生きていることになります。1世紀も生きていると、たくさんの出来事を経験します。社会一般的な出来事、個人的な出来事の両面から理解する必要があります。

発達段階からみた老年期の意味と老化の特徴を合わせた老年期の健康問題

社会一般的な出来事は、その時代を生きた高齢者が経験したことを知るということが大切です。特に日常生活に何らかの影響がある出来事をおさえることが重要です。大きなものとして戦争があります。現在70歳代後半以上の人は戦争を体験しています。単に戦争があるということを知るのではなく、そのような時代にだいたい何歳くらいでどのライフサイクルのなかにあったのかを知ることが大切です。例えば、70歳代後半ですと、戦後は幼少期にあたります。90歳代後半ですと、結婚、出産、仕事の時代に戦争を経験していることになります。

戦争などの出来事は学生のみなさんが実体験しているわけではないので、発達段階の理論などから社会一般的な出来事を調べることも有用です。よく知られているものにライフサイクル理論があります。これは発達心理学者のエリク・H・エリクソンの提唱した理論です[3]。エリクソンは人生を8つの段階に分け、老年期を人生の最終段階に位置づけました。老年期の発達課題は「自我の統合」であり、それを達成できないと「絶望」に陥るというものです[3]。

しかし、個人的な出来事の蓄積、つまり経験によって、「自我の統合」の達成が危ぶまれることもあります。特に老年期はさまざまな喪失体験により、「絶望」に陥りやすい状況にあります。後述の**図1**（P.96）のように、加齢による身体

機能の低下と思い描く自分との不一致、悲哀感や欲求不満、死の恐怖などの精神的変化、配偶者の死や仕事の喪失などの社会的変化が起こりやすい時期です[4]。

身体機能の変化と医療

老年期にはさまざまな変化がありますが、そのなかでも加齢による身体機能の低下は、生活上に影響を及ぼすことが多いです。そのため、加齢による生理学的変化（**表1**）については、生理学の教科書などであらかじめ復習しておくことが重要です。さらに加齢による身体的変化と長年の生

活習慣などより、罹患する疾患も多いです。**表2**（P.96）に高齢者に起こりやすい疾患をまとめました。

表2をみると重篤な疾患が多いことがわかります。脳卒中や心筋梗塞などの重篤な疾患に罹患しても、医療の進歩により救命技術が発展し、後遺症など生活面での不自由さ

表1　加齢に伴う変化

系統	加齢に伴う変化
循環器系	心拍出量↓　心筋収縮力↓　動脈壁弾力性↓　圧受容体感受性↓ 収縮期血圧↑　不整脈の頻度↑
呼吸器系	換気機能↓　肺活量↓　1秒量↓　1秒率↓　肺拡散能力↓　咳嗽反射↓ 残気量↑
消化器系	咀嚼能力↓　食道・大腸蠕動運動↓　胃・小腸・大腸粘膜：萎縮　胃酸分泌↓　薬物代謝機能↓ 直腸内圧閾値↑ 肝機能：不変
腎・泌尿器系	糸球体ろ過率↓　腎血流量↓　尿濃縮力↓　膀胱括約筋筋力↓ 排尿回数↑
骨・筋・運動系	骨量↓　筋量↓　関節液↓　筋力↓　瞬発力↓　持久力↓ 反射時間↑
内分泌・代謝系	甲状腺ホルモン↓　インスリン分泌能↓　耐糖能↓　カルシトニン↓　エストロゲン↓　テストステロン↓ 卵胞刺激ホルモン↑　黄体刺激ホルモン↑　下垂体後葉ホルモン↑　副甲状腺ホルモン↑ コルチゾール：不変
感覚器系	聴力↓　平衡感覚↓　味蕾数↓　感音機能↓　水晶体の退化・変性　水晶体弾性↓ 皮膚感覚↓　体温調節機能↓ 暗順応時間↑
免疫機能	胸腺萎縮　T細胞（細胞性免疫）↓　骨髄造血機能↓ T細胞サブセット↑　ヘルパーTリンパ球↑　サプレッサーTリンパ球↑ B細胞（液性免疫）：不変
神経系	脳重量↓　神経伝達速度↓　平衡感覚↓　渇中枢感受性↓
精神的機能	認知能力↓　記銘力↓　適応力↓　流動性知能（新情報を獲得する能力）↓ ●意味記憶（一般知識に関する記憶）・手続き記憶（体で覚えた記憶）：不変 ●結晶性知能（学習や経験により積み重ねる能力）：不変

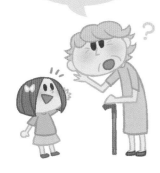

高音域から
聞きとりにくくなる

表2　高齢者に起こりやすい疾患や症状[5]

循環器	高血圧、心不全、不整脈	血液	貧血、リンパ腫
呼吸器	閉塞性肺疾患（COPD[※2]）	代謝	糖尿病、痛風、脂質異常症
消化器	嚥下障害、胃炎、潰瘍、便秘	精神	うつ、認知症、せん妄
腎泌尿器	前立腺肥大、腎不全、排尿障害	脳	脳血管疾患、パーキンソン病
運動器	骨粗鬆症、大腿骨頸部／転子部骨折、腰背部痛、関節症	感覚器	老眼、白内障、緑内障、老人性難聴
皮膚	褥瘡、搔痒感、疥癬	悪性腫瘍（がん）	
		感染症（肺炎、尿路感染　など）	

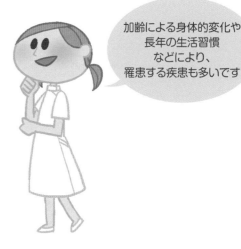

加齢による身体的変化や
長年の生活習慣
などにより、
罹患する疾患も多いです

をもちながら生きる高齢者が増加してきました。人生の最期でさまざまな健康問題を抱えているということを、十分に理解してかかわる必要があります。さらに、老年期の患者さんは、顕在化している、もしくは潜在的な問題から、別の健康問題や生活上の問題をもつことになります。

生活上の問題には食事、排泄、入浴、移動などの生きていくうえで最低限必要なものも含まれます。つまり、老年期の看護では、日常生活動作（ADL[※1]）のサポートが非常に多いです。そのため、実習を通して看護技術の確認やスキルを向上させることができます。

基本の ADL をサポートする際の注意点

　老年期の看護ケアは ADL の介助も含みます。しかし、ADL の介助はいわゆる「当たり前」のことを介助することでもあります。しかも看護学生は実習の受け持ち患者さんよりも格段に若いので、介助を受ける側は恥ずかしかったり、悲哀感に苛まれていたりします。つまり、自尊心が低下します。したがって、人生の最終段階にある患者さんを看護することは、健康問題の学習だけではなく、看護側の態度がきわめて重要になります。

　図1は、加齢による身体機能の変化を示しています。人間は、加齢とともに身体機能が徐々に低下し、死に至ります。しかし、途中で病気になると、身体機能の低下が早まります。そこに苦痛が生じます。その苦痛を軽減することにケアの意味があります。

　患者さんの置かれている状況を考え、苦痛を明らかにすることが大切です。看護側の態度や実施するケアによって、苦痛を増強しないように自尊心を守ることに配慮した対応が求められます。こういった看護側の態度というものは実習記録に現れることは少ないですが、ケアをする際の大前提として、自分を常に振り返る必要があります。

図1　加齢による身体機能の変化とケアの意味

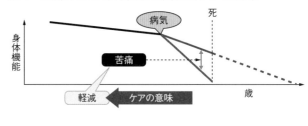

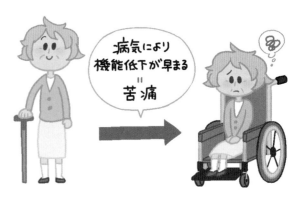

病気により
機能低下が早まる
苦痛

苦痛を軽減することにケアの意味があります

医療費適正化の流れによる看護実践の場の違い

　老年期の看護を考える際に、重要な視点の１つに、対象者である患者さん（介護施設では利用者さん）がどのような機能の病棟、介護現場でケアを受けているのかを知る必要があります。急性期病院とは異なり、実践ごとにケアの目的が異なったり、看護配置が違ったり、提供できる医療や介護が異なっていたりするからです。

　このように機能が細分化されているのは、医療費適正化の流れによるものです。急性期病院の在院日数を短縮し、在宅に行くまでの間の患者さんの身体機能の回復を目的とした実践や、定額診療による療養をするための実践など、さまざまな医療の現場があります。そこに介護の要素が強くなってくると、介護施設での実践へとシフトしていきます。

　図２は高齢者が病気になったときの医療、介護現場の流れを示したものです。これによると、急性期の後は回復期リハビリテーション病棟や障害者病棟、療養病棟などの

いわゆる後方支援の病棟を経て、介護サービスに移行するような流れがあります。P.98 **表3**に老年看護学実習での実習施設の特徴と看護のポイントを示しています。

図2　高齢者における医療の流れ

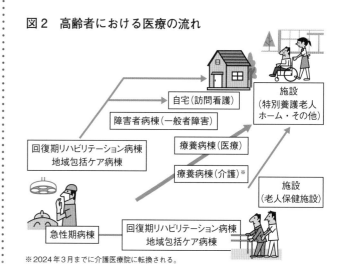

※2024年3月までに介護医療院に転換される。

多様な実践の場での看護師の役割：フィジカルアセスメント

　老年期の看護実践は介護の要素が強いですが、もともとの疾患や加齢による身体的変化を生活面に及ぼす影響に変換することが、医療面と生活面の両方を理解している看護師の役割だと考えられます。そのために、看護師はフィジ

カルアセスメントができることが大前提です。

　以下の視点から、身体的変化からフィジカルアセスメント項目（問診、視診、聴診、触診など）を考えることが重要です。

老年期のフィジカルアセスメント項目を考える際の視点
●罹患している疾患（症状、病態など）　　　　　　　●検査項目
●治療内容（与薬、輸液、リハビリテーション、種々の　　● ADL レベル
　制限など）　　　　　　　　　　　　　　　　　　　●活動範囲　　　　　　　　　　　　　など

老年看護学実習の位置づけと実習目標

　身体機能の低下があっても高齢者が自分らしく生きるためのサポートをすることが目標になります。しかし、疾患は進行性のものが多く、身体機能の低下が止められない場合も多いです。看護側も仕方ないと思ってしまい、現状を

打開するための新しい取り組みをするモチベーションが低下してしまう場合もあります。そのようなネガティブな考えを打開するために、疾患からの病態理解と加齢による影響を十分理解し、受け持ち患者さんが個人の能力をできる

限り発揮でき、自尊心をできるだけ損なわずに生きることをサポートすることが必要です。

　老年看護学実習では対象となる受け持ち患者さんはADLの援助など生活面からのサポートが基本となります。そのため、患者さんの疾患の病態の理解、治療の方向性を確認することはもちろんのこと、ADLの援助に対しての

基礎看護技術の習得が重要です。基礎看護技術を受け持ち患者さんに当てはめて実施するので、**実施する看護技術の確認は看護過程を展開するうえで必須項目**です。

　したがって、老年看護学実習を展開する前の事前学習としては、以下の内容が挙げられます。

老年看護学実習の事前学習の内容
- ●発達段階に合わせた患者の時代背景の理解
- ●実習施設の特徴
- ●加齢の特徴

※以下は、受け持ち患者情報がある場合。ない場合は講義や演習で学習した一般的な特徴を復習しておく
- ●罹患している疾患の特徴
- ●ADLの内容とそれに対応する基礎看護技術
- ●フィジカルアセスメント項目

表3　老年看護学実習のおもな実習施設の特徴

実習施設	施設の特徴 （目的、保険、入院(所)期間、看護体制など）	高齢者の特徴	看護のポイント
回復期リハビリテーション病棟	●自宅で生活できるように機能を回復するための集中的リハビリテーションの実施 ●医療保険 ●疾患によって入院期間に制限がある ●看護体制　15：1（実質配置） 　　　　　　13：1（実質配置）※	脳血管疾患または大腿骨頸部／転子部骨折などの患者	●集中的リハビリテーションを効果的に実施するための患者の健康状態をマネージメントする ●急性期を脱して、身体の急激な機能低下の受容を促しながら、リハビリテーションへの意欲を高める
地域包括ケア病棟	●急性期治療を経過し、病状が安定した患者さんに対して在宅や介護施設への復帰支援に向けた医療や支援を行う ●医療保険 ●入院期間は60日 ●レスパイト ●看護体制　13：1	●急性期治療は終わったが、しばらく経過観察が必要な患者 ●在宅復帰にリハビリテーションまたは療養が必要な患者 ●在宅・介護施設などでの療養中に症状が急に悪くなった患者	病状や体調に合わせて、患者がもつ疾患に対する治療とリハビリテーションを行いながら、在宅での生活を再開するための支援を行う
療養病棟	●医療の必要性が高く、療養を必要とする患者の療養の場 ●医療保険で定額診療 ●看護体制　20：1（実質配置）※ 　　　　　　25：1（実質配置）	病状が安定しており積極的治療はしないが医療依存度が高い患者（廃用症候群など）	長期に入院することが多いため、身体機能の悪化を防ぎ、療養生活の充実を図る
障害者病棟	●比較的長期にわたり適切な治療および手厚いケアを行う ●レスパイト ●医療保険 ●看護体制　10：1（実質配置）	●重度の肢体不自由者（脳卒中、廃用症候群） ●脊椎損傷などの重度障害者 ●重度の意識障害者 ●筋ジストロフィー患者 ●神経難病などを有する患者	医療依存度は高く、進行性の病態をもつ患者が多いので、身体管理を徹底し、進行していく病気と向き合う患者をサポートする
特別養護老人ホーム	●一生を過ごす場 ●看取りも実施 ●入所者100人に対し看護師は3人以上	医療の必要性は低く、寝たきりなど日常的に介護が必要な要介護者	できるだけ維持しながらの穏やかな生活を送れるようにする
介護老人保健施設	●リハビリテーションをしながら自宅での生活をめざす ●重度のADLの障害者もフォローする ●入所者100人に対し、看護師は9人以上	医療の必要性は低く、リハビリテーションなどで身体機能の低下を予防することが必要な要介護者	機能の維持改善を図りながら、在宅生活の準備を手伝う

※患者の重症度によって異なる
厚生労働省ホームページ「資料2-1介護保険施設について」[6]、「リハビリテーションの充実①」[7]および「長期入院患者に係る診療報酬について」[8]より著者作成

老年期の患者の
看護過程展開のポイント

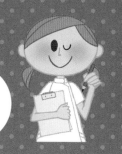

前項の「老年期の患者の特徴と老年看護学実習のポイント」を踏まえて
老年期の患者さんの看護過程の展開のポイントについて解説します。

これまでに述べてきた老年期の患者さんを取り巻く状況や老年看護学実習の特徴を理解したうえで、これから述べる看護過程の各段階でおさえておきたいポイントをもとに、看護展開を実践していきましょう。

アセスメント① 情報収集

情報収集は、何をどこから収集するのかを明確にしておく必要があります。急性期病棟より在院日数がはるかに長いため、医療記録の内容と現状の患者さんの状態が異なる場合があります。タイムリーな情報（排泄リズムなど）は多職種で共有していることもあるので、まずはどこにほしい情報があるのかを探すところから始めます。

老年期の看護は生活を主体に考えるので、生活の実態を知るための情報収集が重要です。また、最近の延命治療についての本人の意思確認の重要性から、急変時の心肺蘇生を実施するかどうかについても確認します。

> 取っておきたい情報
> - 罹病歴
> - 1日の生活リズム
> - ADLの状況
> - 家族関係、家族のサポート体制、家族の理解度
> - 治療内容
> - 保険
> - 検査項目
> - 退院の見込み
> - 急変時の心肺蘇生について（DNR[※3]確認書、ACP[※4]と緊急時の事前指示書など）
> - その他本人のこと（性格傾向、職業、学歴など）

アセスメント② 情報の解釈・分析

収集した情報から、「なぜそのような状態なのかの解釈」と収集した情報を関連させていき、「いま問題となっていることは何か、今後問題となることは何か」という視点で患者さんのことを理解していくことが重要です。

老年期の看護では患者さんの生活基盤を中心とするため、基本的な生活要素に問題があれば、そこにアプローチすることが看護師の役割といえます。

そのために、以下の視点から情報を整理し、統合していくことが重要です。またこれらの内容がそのまま関連図となっていきます。

それぞれの項目を整理したら、それが関連図の項目になります。そして上記の1～3の内容で関連し合うものを矢印で結んでいくと、関連図が自然にでき上がります。

老年期の関連図はもしかしたらほかの領域よりも複雑かもしれません。関連図は簡潔にしたほうがよい、などのテクニック的なことを言われる場合もあるかもしれません

が、あくまで患者さんの状態を把握するものですので、抱えている問題が多ければ複雑になります。関連図は書いて終了するのではなく、問題の優先順位を決めたり、計画を立案し見直したりする際にも重要ですので、のちのち何度も使えるようにしましょう。

看護診断

問題を挙げる際には、根拠を必ず明記します。その根拠は、患者さんが置かれている状況を示した関連図から導き出すことができます。

関連図で矢印が集中しているところは、問題の起こりやすさや関連要因が多いことを指すと考えられるので、問題になる可能性が高いです。

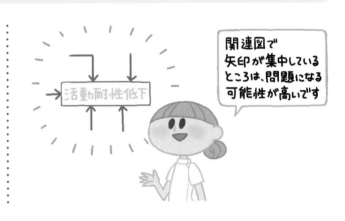

看護計画

長期目標は問題解決につながる内容が挙げられます。短期目標は長期目標を達成するために、現在達成できる可能性のあるものが挙げられます。短期目標は複数立てることも可能です。その場合には、それぞれに対して看護計画を立案するとわかりやすいでしょう。当然、重複するところはあると思いますが、各目標について立案すると評価しやすいことと、自分がしていることとその目的が明確になり、論理的思考を引き出しやすいです。

記録に書く際には、番号を付けると、毎日の記録を書く際に記述しやすいです。「#1のO-Pの(1)、(2)」などです。O-P（観察計画）には必ず評価するための客観的指標を入れましょう。ADLレベルの評価でもさまざまなスケールがあるので、できるだけ活用するようにしましょう。

C-P（ケア計画）はできるだけO-Pに対応したものにするとよいです。必ずしもO-Pに対応するわけではありませんが、O-Pの観察結果によりC-PがあるとSOAPによっ

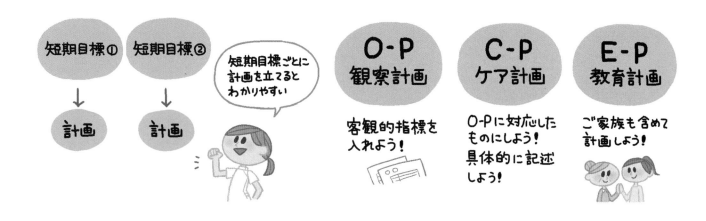

て後で記録する際に書くことが明確になります。

　C-P はほかの人が見ても実施できるようにできるだけ具体的に記述しましょう。特に実施するタイミングも明記するとよいです。

　E-P（教育計画）は老年期では意思疎通がとりにくい患者さんも多いのですが、本人はもちろん、ご家族にも教育することがあります。

実施

　実際に実施するときは、1日のケアのスケジュールに合わせて実施計画を立てるのがよいです。

　実施する際には、患者さんの安全・安楽を考慮し、的確な技術で実施すること、実施した看護援助の状況をスタッフに説明できること、が重要です。

　看護援助に対する患者さんの反応に応じて、計画を修正します。この際にも関連図を活用します。

　なお、高齢者の療養期のケアでは、対象者の日内変動や前後のケアの流れなど、時系列でのアセスメントが重要であるため、その場だけのアセスメントではなく、実施する際には1日の時間の流れを考慮した判断が重要です。

評価・まとめ

　短期目標がどの程度達成されたのかということを根拠に基づいて記述します。

　根拠は日々の観察項目などの指標から判断します。この場合、単一の項目だけでなく、複数の項目を用いて評価すると、偏りなく評価できるのでよいでしょう。できるだけ SOAP の SO の両側面から評価するとよいです。

　患者さんの評価とは別に学生の感想や反省点などを記載する欄があれば、短期目標を達成するための行動の反省（タイムスケジュールが悪い、看護技術の練習ができていないなど）もまとめておくと、翌日以降の実施や、次の実習を行う際、将来看護師として働く際の自分の反省点がわかります。

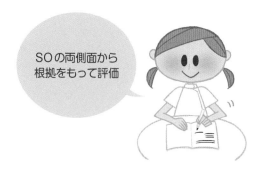

老年期の患者の看護過程の展開

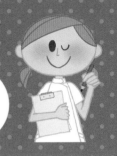

ここでは、「基本的な生活要素」、「健康問題」、「発達」をアセスメントの枠
組みとして、事例をもとに老年看護学実習の看護過程の展開の実際を解説
していきます。

老年期にある患者の回復期の看護

事例紹介

【氏名・年齢・性別】
S氏・80歳・女性。

【主病名】
脳出血後遺症（右皮質下）。

【現病歴】
　4年前、2月に激しい頭痛を訴えて近医へ救急搬送され、脳出血の診断を受けた。頭部CT[※5]にて右大脳皮質下出血あり、開頭血腫除去術を受けた。その後、回復期リハビリテーション病棟に転院しリハビリテーションを実施した。リハビリテーション終了後、全身状態は安定したが、自宅退院する程度には回復できず、療養継続目的で療養病院へ転院となり、現在に至る。

【既往歴】
　発症時期は不明だが、2型糖尿病を発症しインスリン療法中である。10年前に心筋梗塞にてステントを留置し、現在は抗血小板薬を内服している。

【罹病している疾患】
脳出血後遺症、2型糖尿病、慢性心不全、膀胱炎。

【家族構成】
　夫はすでに死亡。長男と長女（キーパーソン）がおり、発症するまで長女と同居していた。長女は幼稚園の先生をしている。週4～5回・夕方に長女の面会あり。長女はS氏に対して献身的かつ協力的である。

【職歴】
　書道の先生をしていた。

【趣味】
字を書くこと。食べること。

【身長・体重・BMI[※6]】
152cm、55kg、BMI 24。

【1日のスケジュール】

1：00	おむつ交換
7：00	起床
7：30	車椅子へ移乗しデイルームへ移動 血糖測定
8：00	朝食・服薬
8：30	インスリン皮下注射施行・ベッドへ戻る
9：00	陰部洗浄・おむつ交換
11：30	車椅子へ移乗しデイルームへ移動 血糖測定
12：00	昼食・服薬
12：30	インスリン皮下注射施行・ベッドへ戻る
15：00	おむつ交換
17：30	車椅子へ移乗しデイルームへ移動 血糖測定
18：00	夕食・服薬
18：30	インスリン皮下注射施行、ベッドへ戻る
19：00	おむつ交換
21：00	眠前インスリン皮下注射施行・胃ろうより白湯300mL注入 消灯

看護過程の展開

　学生は、療養病院へ転院し60日目から受け持ちを開始した。

アセスメント

1 | 基本的な生活要素❶

収集した情報❶	情報の解釈と統合❷ (現状の理解と今後起こりうること)
現在の状況(ADL) <呼吸> ●18回/分、SpO₂※7 98%、肺雑音なし、肺エア入り良好、痰貯留なし。 <移動・移乗> ●ベッド上では自力で体位を変えられないため、2時間ごとに体位変換を行っている。 ●食事のときは車椅子に移乗し、デイルームで摂取している。スタッフによると、以前は2時間程度なら車椅子乗車ができていたが、現在は臥床傾向である。40分程度の座位は可能だが、40分を超えてくると疲労感を訴える。 ●車椅子上の姿勢❷は左側に傾きがちである。 ●車椅子への移乗は介助者2名の全介助を要する。 ●転倒のリスクはあるが、自己による可動性が低いため、ベッド柵は3点設置している。 <排泄> ●尿意、便意はなし。おむつと尿取りパッドを装着中である。 ●排便は毎日、酸化マグネシウムとプルゼニド®を内服し、無排便2日目でプルゼニド®を追加内服する。それでも排便を認めないときはグリセリン浣腸を施行する。現在、だいたい2〜3日に1回排便がある。 <食事> ●軟飯・きざみ食を経口摂取している。食事を摂ることは患者にとって楽しみの1つである。	●現在呼吸状態に問題はないが、心不全の悪化、加齢による肺クリアランス低下による肺炎の発症により、呼吸状態が悪化するリスクがある。 ●長期臥床による同一部位の圧迫から褥瘡発生のリスクがある。 ●長期臥床や加齢による筋力低下から長時間の座位保持困難になっていると考えられる。 ●車椅子上の姿勢は、左片麻痺や左半側空間無視、筋力低下の影響によって起こる。 ●加齢や心不全による起立性低血圧によるふらつきが出現する可能性があり、移乗時に転倒するリスクがある。 ●おむつ装着により湿潤状態が続き、皮膚トラブルが出現するリスクがある。 ●長時間のおむつ装着により、清潔が保てず、尿路感染が生じるリスクが高く、現在もその徴候がみられる。 ●長期臥床、加齢による腸蠕動運動の低下があり、便秘である。便秘から食欲低下やそのほかの消化器症状の出現が考えられるため、現在、排便コントロールを行っている。 ●左片麻痺により姿勢保持が困難であり、食事動作がスムーズに行えていない。 ●左空間失認、長期臥床からの活

PART 3 老年看護学実習の看護過程展開

アセスメントの根拠

❶老年期ではADLを阻害する要因となる症状が多いため、生活面を中心として考えることが重要である。この「基本的な生活要素」として、ここではヘンダーソンの「看護の基本となるもの」[1]の14項目に含まれる項目についてアセスメントしている。老年期の臨床実践現場は多種類あるため、その場所や病期によってさまざまな理論が考えられる。

❷この情報の解釈と統合が最も実習生にとって難しいところである。左側の収集した情報により、なぜそのことが起こっているのか、これからどうなるのかという視点で考えたことを右側に書くとよい。また、ほかの収集した情報、特に健康問題や加齢による影響から、この基本的な生活要素がどのように変化しうるのかを結びつけることが重要である。この左側が関連図の項目になり、右側で出た新たな項目も関連図の項目になりうる。そして右側で他の項目と結びつけたことが関連図の矢印になる。

情報理解のための基礎知識

❶おもに起こっている現象を中心に記述する。

❷忘れがちだが、特に座位がどの程度保てるのかは、ほかの生活動作にも影響を与えるので、老年期では必ずチェックする必要がある。

●左片麻痺や軽度嚥下障害もあり、左口腔内に食物残渣が溜まりやすく、時折むせ込みがある。

●右手でスプーンを使用し、自己摂取ができるときとできないときがある（日によって違いがあり）。

●食事中、左側に置いてあるものにはまったく手をつけない。

●座位をとると倦怠感が出現し、姿勢もずれが生じる。最近は食事量が減少している。

●義歯はなく、上下ともに自己の歯である。昔から歯磨きは自己でていねいにする習慣があった。

●現在は部分介助で口腔ケアを行っている。

●胃ろうを造設しており、眠前に白湯を投与している。

<更衣>
●全介助であるが、自ら袖に右手を通そうと手を上げたり、右下肢を動かしてズボンを履こうとする動作がみられる。

<入浴>
●ベッド型の機械浴を使用している。全介助で入浴している。

<整容>
●鏡の前でクシを渡すと、状況によってとかせるときととかせないときがある。

<言語>
●構音障害がある。「た、た、た…」のように単語がスムーズに出せない。調子がよいときは単語レベルで会話することは可能。

●動性低下、抑うつ状態、認知機能低下、加齢による視力低下、便秘なども誘因となり、食事量が低下している。

●歯磨きは長い間自分で実施してきたことなので❸、できるだけ自分でするように介助する必要がある。

●水分摂取量は調整できる。

●脳出血、長期臥床の影響から健側の関節拘縮が生じており、関節可動域の低下から自力での更衣が困難であるが、自分でしようという意志が強い。

●座位保持困難であり、長期臥床、心不全により倦怠感が出現し、転倒のリスクがあるためチェスト型ではなくベッド型の機械浴を使用している。

●健側の筋力・関節可動域が低下しているため、できるときとできないときがある。

●認知機能の低下や筋力低下により、クシでとかすという動作に結びつかない。

●脳出血の後遺症により失語が生じている。

2 健康問題に関すること❸

収集した情報	情報の解釈と統合❹ （現状の理解と今後起こりうること）
<現在、罹患している疾患> 1. 脳出血後遺症	●糖尿病、高血圧から動脈硬化の状態であり、脳血管障害の再発の

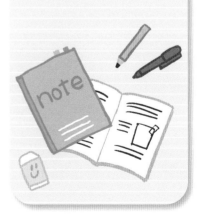

●構音障害、左片麻痺、左半側空間無視が存在している。感情失禁もみられる。

●脳出血発症後、胃ろうを造設した。

●以前は、嚥下訓練のため言語療法士による嚥下リハビリテーションと、理学療法士による筋力低下予防のため理学療法を実施していたが、現在は終了している❹。現在は経口摂取である。

2. 2型糖尿病

●神経障害のため、末梢（まっしょう）のしびれを訴えることがある。

●現在は血糖3回チェック（朝・昼・夕食前）とインスリン投与でコントロール中。

●気分のムラがあり、時折、食事を拒否されるため、インスリンに関しては食事摂取量に応じてスケールを用いており食後に投与している。

　　［朝・昼・夕］
　　5～10割摂取：ノボラピッド®12単位
　　0～4割摂取：ノボラピッド®6単位
　　［眠前］ランタス®12単位　固定打ち

3. 慢性心不全

●心筋梗塞発症後、心機能の低下がある。胸部X線写真上心肥大あり。下肢に軽度浮腫を認め、長時間の活動で呼吸困難感や倦怠感を訴えることもある。

4. 尿路感染症

●尿意・便意がなく、終日おむつを装着しており、尿路感染症を繰り返し発症している。そのため、毎食前にとろみのついたお茶を200mL摂取し、眠前にも白湯300mLを胃ろうより注入している。

＜認知機能＞

●認知機能は低下しており、短期記憶は障害されていることも否定できないが、その場のやりとりは十分に可能であり、会話の理解もできている。

●左半側空間無視があり、左側から話しかけても意識できず反応がない。

●環境によって集中できないこともある。

＜処方されている薬剤＞

リスクが高い❺。血栓予防でバファリンを内服しているが、再出血のリスクも考える必要がある。

●過去のリハビリテーションの訓練により現在は経口摂取可能であるが、今後、筋力の低下や嚥下機能の低下により、経口摂取ができなくなることも考えられる。

●食事量が低下していることから❻血糖コントロールが不良となり、糖尿病の悪化につながると考えられる。末梢のしびれがあることから末梢神経障害が生じていると考えられ、易感染状態から足病変（い）へつながるリスクがある。

●食事量にムラがあるのは気分や疲労感および、認知機能の低下による。食事量でインスリンのスケール打ちを行っている。

●糖尿病、高血圧から動脈硬化の状態であり、心筋梗塞の再発のリスクが高い。

●心不全の影響によって、活動範囲の縮小をきたしている。軽度の下肢浮腫のため、移乗時などに下肢皮膚を損傷するリスクがある。

●長時間のおむつ装着に伴う清潔保持困難や食事量、水分量の低下、加齢に伴う脱水のほか、糖尿病による易感染状態のため膀胱炎を繰り返している。

●加齢や脳出血後遺症により認知機能が低下している。

●おもに言語の問題と左半側空間無視、注意障害がある。

●タケプロン®ODは、逆流性食道炎のため処方されている。

●バファリンは、心筋梗塞再発予防のため処方されている。

●酸化マグネシウムは、便をやわらかくするために処方されている。便意がないことや、心不全による心臓への負担を軽減するため❼

情報理解のための基礎知識

❹治療の状況や方向性も記述する。治療を効果的にするために生活リズムを整えることも看護の重要な役割である。

アセスメントの根拠

❺なぜ左側の疾患に罹患したのかの原因も記述しておくと、今後悪化を予防する際の参考となる。特に成人期からの生活習慣病の結果、脳出血などの大血管障害を発症することが非常に多いため。

❻基本的な生活要素で記述した内容と結びつけることで疾患の状態がどのように変化するのかを記述する。

❼処方されている理由や注意点のほか、症状をモニタリングするために薬剤の作用時間（特に血糖コントロールや緩下薬、降圧薬、睡眠導入薬など）も重要となる。

PART 3 老年看護学実習の看護過程展開

●タケプロン®OD　30mg　分1　朝食後
●バファリン　81mg　分1　朝食後
●酸化マグネシウム　330mg×3　分3　朝・昼・夕食後
●プルゼニド®　12mg　2錠　分1　夕食後
●ノボラピッド®　スケールで使用
●ランタス®　固定打ち

＜1か月前❺の血液検査の結果＞

TP[※8]: 6.5g/dL	血糖: 155mg/dL
Alb[※9]: 3.2g/dL	HbA1c[※18] (NGSP[※19]値): 7.1%
WBC[※10]: 9,400/μL	BNP[※20]: 28.0pg/mL
CRP[※11]: 0.9mg/dL	LDH[※21]: 203IU/L
Cr[※12]: 1.49mg/dL	AST[※22]: 23IU/L
BUN[※13]: 25mg/dL	ALT[※23]: 15IU/L
e-GFR[※14]: 95mL/分	Na[※24]: 146mEq/L
RBC[※15]: 519×10^4/μL	K[※25]: 4.2mEq/L
Hb[※16]: 14.5g/dL	Cl[※26]: 110mEq/L
Ht[※17]: 46.8%	

＜1か月前の尿検査の結果＞
●尿中WBC：（2＋）
●尿潜血（せんけつ）：（1＋）
●混濁尿（こんだく）

にいきめないことが処方理由として考えられる。
●プルゼニド®は、大腸刺激性の緩下薬である。
●緩下薬の効果発現時間は両方とも8〜10時間である。❼
●糖尿病のためインスリンをスケールで投与しており、食事量のチェックは慎重にする。低血糖に注意する。
●WBC、CRP上昇、尿検査の結果から❽尿路感染症を発症していると考えられる。
●BUN、Cr、e-GFR、RBC、Hb、Ht上昇から腎障害、脱水を呈していると考えられる。
●e-GFR❾は年齢の割には高いが、これは長年の高血圧や糖尿病による腎機能の障害により糸球体に負荷がかかり過ろ過の状態になっていることが考えられる。
●HbA1c（NGSP値）上昇から血糖コントロール不良❿である。

アセスメントの根拠

❽検査結果は各項目の解釈のほか、複数の項目から患者の状態を解釈することが重要である。
❾GFRは測定困難なため、実際にはe-GFR（推算GFR）を用いる。

血清クレアチニンを用いる式
eGFRcreat(mL/分/1.73m²)
＝194×Cr^{-1.094}×年齢(歳)^{-0.287}（女性は×0.739）
Cr：血清Cr濃度(mg/dL)
注1：酵素法で測定されたCr値を用いる。血清Cr値は小数点以下2桁表記を用いる。
注2：18歳以上に適用する。小児の腎機能評価には小児の評価法を用いる。

日本腎臓学会 編『エビデンスに基づくCKD診療ガイドライン2018』[10]より引用

❿『糖尿病治療ガイド』[11]による血糖コントロール目標（表4）による。
●治療目標は年齢、罹病期間、低血糖の危険性、サポート体制などに加え、高齢者では認知機能や基本的ADL、手段的ADL、併存疾患なども考慮して個別に設定する。ただし、加齢に伴って重症低血糖の危険性が高くなることに十分注意する。

3 発達に関すること❻

収集した情報	情報の解釈と統合 （現状の理解と今後起こりうること）
＜身体的側面＞ ●加齢の影響❼ [循環器系] 動脈硬化（糖尿病、陳旧性心筋梗塞の既往） [感覚器系] ▶視力低下（習字のお手本が見づらい） ▶難聴（なんちょう）（1回では聞き取れず、「ん？」とする） ▶皮膚感覚低下（車椅子移乗時フットレストに足があたっても無反応）	●加齢により動脈壁が厚くなり、弾性が失われ硬くなることによって動脈硬化を引き起こしている。血糖コントロール不良から脳血管障害再発のリスクがある。 ●加齢により角膜（かくまく）、水晶体（すいしょうたい）、硝子体（しょうしたい）の光の透過率の低下と老人性縮瞳（しゅくどう）により視力が低下している。視力低下に伴い、食事内容がよくわからないこと、スプーンでうまくすくえないことから食欲低下、食事量低下へつながっていると考えられる。

●加齢に伴い、内耳蝸牛（ないじかぎゅう）の感覚細胞が障害を受けたり、内耳から脳へと音を伝える神経経路や中枢（ちゅうすう）神経系に障害を受け、難聴が生じている。周りの声や音が聞き取りにくくなり、外からの刺激がなくなり、抑うつ状態、認知機能低下が進行するリスクがある。

●加齢による皮膚感覚の低下と血糖コントロール不良からくる末梢神経障害のため、さらなる皮膚感覚の低下が考えられる。

●自尊心の低下が考えられるため、介助時の態度など十分に配慮する必要がある❶。

<精神的側面>
●やさしく、真面目で努力家であるとのこと。
●発症前は、日常生活はすべて自分で実施していた。

<社会的背景>
●退院の見込み：長女は家で介護を希望していたが、患者の状態から難しいということである。
●家族の状況：デイルームで食事を待つS氏の姿を見て「最近は病院に来て話しかけても反応があまりよくなくて。寝ているところばかり見ている気がします。昔のいきいき仕事をしていたころの母の姿と比べてしまって、見ていてつらいです。ご飯も昔はもっとおいしそうにスムーズに食べていたのに、今は時間がかかって疲れているような気がします」と看護師に話す。

●入院生活が長いため、生活環境の充実が必要である。

●長女の声かけにも反応が薄くなっていることから、抑うつ状態、もしくは認知機能の低下が進行していると考えられる。

●食事は楽しみの1つであったと思われるが、食事に伴う疲労やさまざまな要因から楽しみでなくなりつつある可能性が高い。

●患者の状態が少しずつ後退していることから長女の長期入院による疲れ、心配が増強している❷と考えられる。

❶ケア側の態度は患者の自尊心をさらに低下させるおそれが高いので注意すべきところは記述する。

❷家族の状況は、面会の回数減少など患者の状態に直接的に影響を与える要因となり得るので、家族の状態にも配慮し、必要ならサポートしていく。

情報理解のための基礎知識

❺急性期病院とは異なり検査の頻度は少ない。

❻ここには身体的側面（加齢）、精神的側面、社会的側面の3つの側面から記述する。

❼非常に多いので、顕著な内容について記述する。しかしチェックする際には教科書などで加齢による身体的変化を網羅的にみる必要がある。

表4　高齢者糖尿病の血糖コントロール目標

患者の特徴・健康状態		①認知機能正常かつ②ADL自立		①軽度認知障害〜軽度認知症または②手段的ADL低下、基本的ADL自立	①中等度以上の認知症または②基本的ADL低下または③多くの併存疾患や機能障害
重症低血糖が危惧される薬剤（インスリン製剤、SU薬、グリニド薬など）の使用	なし	7.0％未満		7.0％未満	8.0％未満
	あり	65歳以上75歳未満	75歳以上	8.0％未満（下限7.0％）	8.5％未満（下限7.5％）
		7.5％未満（下限6.5％）	8.0％未満（下限7.0％）		

日本糖尿病学会 編著：糖尿病治療ガイド2020-2021. 文光堂, 東京, 2020：104 より引用

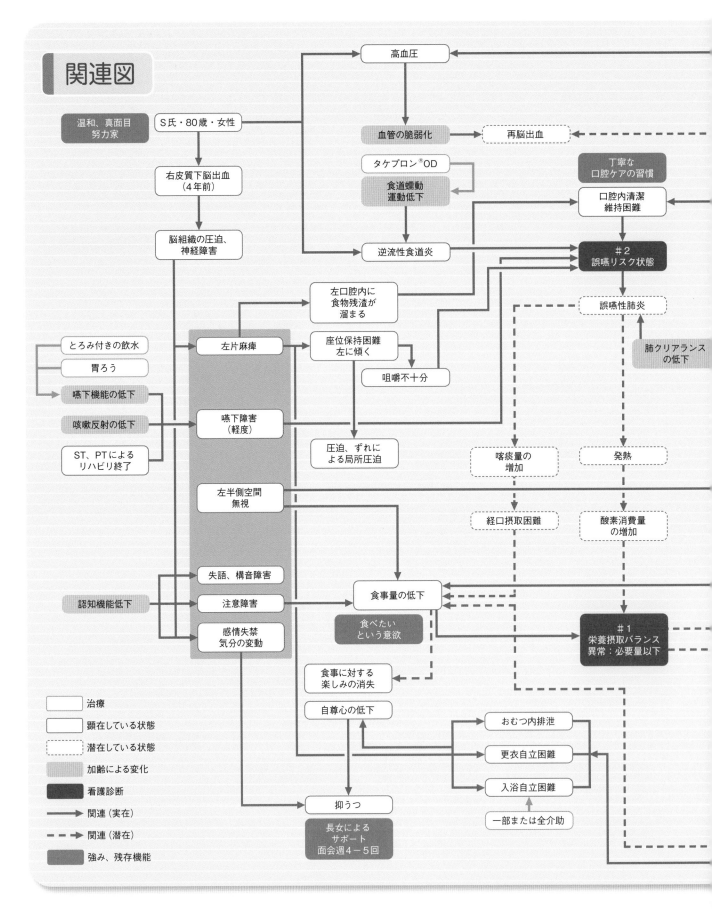

関連図

温和、真面目
努力家

S氏・80歳・女性

右皮質下脳出血
（4年前）

脳組織の圧迫、
神経障害

高血圧

血管の脆弱化 → 再脳出血

タケプロン®OD

食道蠕動
運動低下

逆流性食道炎

丁寧な
口腔ケアの習慣

口腔内清潔
維持困難

#2
誤嚥リスク状態

誤嚥性肺炎

左口腔内に
食物残渣が
溜まる

とろみ付きの飲水

胃ろう

嚥下機能の低下

咳嗽反射の低下

ST、PTによる
リハビリ終了

認知機能低下

左片麻痺

座位保持困難
左に傾く

咀嚼不十分

嚥下障害
（軽度）

圧迫、ずれに
よる局所圧迫

肺クリアランス
の低下

左半側空間
無視

喀痰量の
増加

発熱

経口摂取困難

酸素消費量
の増加

失語、構音障害

注意障害

感情失禁
気分の変動

食事量の低下

食べたい
という意欲

#1
栄養摂取バランス
異常：必要量以下

食事に対する
楽しみの消失

自尊心の低下

おむつ内排泄

更衣自立困難

入浴自立困難

一部または全介助

抑うつ

長女による
サポート
面会週4－5回

治療

顕在している状態

潜在している状態

加齢による変化

看護診断

→ 関連（実在）

--→ 関連（潜在）

強み、残存機能

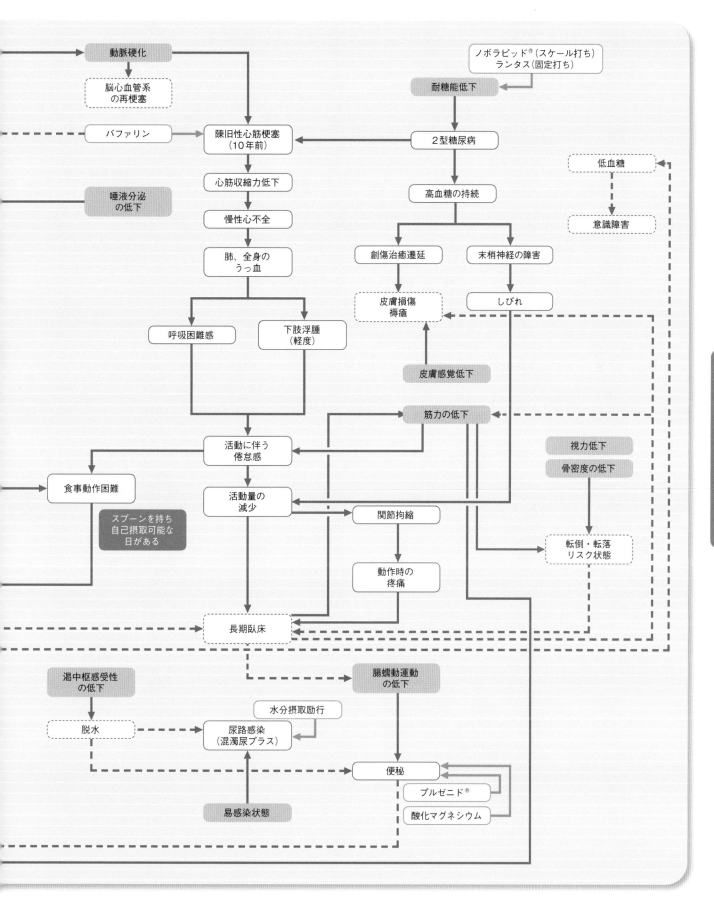

看護診断リスト

No.	看護診断	優先順位の根拠
#1	疲労感・左半身麻痺・左半側空間無視があり食事動作が困難であること、活動量低下に関連した栄養摂取バランス異常：必要量以下❶※1	●S氏は慢性心不全による疲労感や脳出血後遺症❷による身体可動性の低下から、ベッド上で臥床している時間が長い。そのため、現在のセルフケアレベルを維持し活動性の低下を抑えるには、体調に注意しつつ、活動レベルを落とさない❸ことが重要である。 ●S氏は食べることが非常に好きであるため、これまでの経過から脳出血発症後に胃ろうを造設したものの、その後再び経口摂取に戻ったことを喜び、自信を取り戻したと考えられる❹。キーパーソンである長女もS氏が経口摂取できていることに安心している様子であった。もともと左半側空間無視や左半側麻痺もあることから配膳や食事介助には看護者のサポートが必要であったが、最近は食事摂取量に変動があり、臥床時間も多く活動性の低下によって食事量が減少していることが考えられる。 ●S氏は2型糖尿病のため、食事摂取量をベースとしたインスリンによる血糖コントロールを実施している。あまりにも食事摂取量が減少すると、血糖コントロールにも悪影響が出ることが考えられ❺、糖尿病の合併症の悪化にもつながる可能性がある。加えて高血圧などからも動脈硬化が進んでおり、心不全にも至っていることから、血糖コントロールが不安定になることはこれらの血管病変にもさらなる支障をきたすことが考えられる。 ●本人は食べたい意欲がある可能性が高い❻ため、体調を整えながら食事摂取量が減少しないようにする必要がある。
#2	口腔内乾燥と左半身麻痺による嚥下障害に関連した誤嚥リスク状態❼※2	●脳出血後遺症のため左半側麻痺があるため、S氏は食事の際に食物残渣が口腔内の左側に残りやすい。さらに加齢による唾液分泌の低下より口腔内乾燥に陥りやすく口腔内が不衛生になりがちである。また2型糖尿病のため易感染状態であることや、加齢による免疫力の低下のため、内因性の感染症にもかかりやすい状態である。慢性心不全による肺うっ血や加齢による肺機能の低下があるため、誤嚥性肺炎のリスクは高い。誤嚥性肺炎になると経口摂取を中断しないといけなくなり、食事摂取量の変化から#1のような全身状態に影響を与えるだけではなく、楽しみであった食事ができなくなり、S氏の自信喪失につながってしまうおそれがある。

※1定義：栄養摂取が代謝ニーズを満たすには不十分な状態
※2定義：気管や気管支に消化管分泌物・口腔咽頭分泌物・固形物・液体が侵入しやすく、健康を損なうおそれのある状態

看護診断の視点

❶関連図によると栄養摂取バランス異常：食事量低下を介して、必要量以下に向かう矢印が多いことがわかる。今回は病態だけでなく、本人の思い、食事量減少が及ぼすほかの問題への影響を考え優先順位1番目の問題となった。

❷おもな病気からくる生活の影響があるものは関連図でも関連があることがわかるので、問題リストに挙がりうる。

❸老年期の場合、完全な治癒は難しいが、今ある機能を落とさないということや、できることは自分ですることで自尊心低下を防ぐことが重要である。

❹これまでの経過から、患者さんが何を望んでいるのかも

予測できれば、それはニーズの1つになりうる。

❺顕在化している問題により全身状態に重篤な影響を及ぼす病態につながる場合も優先度は高い。特に今回のような生活習慣病からくる代謝系の問題は、食事や運動量との関連が強いので、大きな問題になりうることが多い。

❻本人の意欲もニーズの1つとなりうる。

❼誤嚥リスクがあることで生活上、健康上にどのような影響があるか（誤嚥性肺炎）を考慮して問題を立てる必要がある。

看護計画

<table>
<tr><td>看護診断
#1</td><td>疲労感・左半身麻痺・左半側空間無視があり食事動作が困難であること、活動量低下に関連した栄養摂取バランス異常：必要量以下</td></tr>
</table>

期待される結果

<長期目標>
●食事が全量摂取できる。

<短期目標❶>
1. 食事時に疲労感なく食事動作がスムーズにできる。
2. 疲労を考慮し休息をとりながら、可能な動作（整容、顔面清拭など）を自分で行う機会を増やすことができる❷。

短期目標1に対する看護計画

O-P（観察計画）1

1. 食事摂取量（水分摂取量も含む）、摂取した食器（半側空間無視による）
2. 食事中の姿勢、食事動作のスムーズさ
3. 食事への集中力、食事時間
4. 血糖値
5. インスリン投与量の確認
6. 手の冷感
7. 食事前の意識レベル、疲労感（全身倦怠感、表情、動作の緩慢性、視線が合うか、臥床時間）、右手の可動域
8. バイタルサイン（脈拍数、リズム、強さ、体温、SpO$_2$、血圧、呼吸数、呼吸音、呼吸リズム）
9. 低血糖症状の有無

C-P（ケア計画）1

1. 配膳時、お膳が見えるように患者のやや右寄りに置く。
2. 食事の約30分前より離床して、起こしておく。
3. デイルームで手を温めておく。
4. 疲労感がない場合、手の開閉運動（10回）を実施する。
5. 食事の席を壁側にし、周りの騒音を減らす。
6. 食事の介助をする際、最初、セッティングのみ実施する。
7. 疲労感が強い場合、介助にて食事摂取する。
8. 食事介助時は、姿勢や傾眠状態に気をつけて介助する。長時間車椅子に座っていると麻痺側に傾く傾向があるため、クッションを用いるなどしてポジショニングを行う。傾眠の場合は、声かけや適宜刺激をして覚醒した状態で食事を摂れるようにする。
9. 入浴がある日には食事まで最低1時間程度はあけ、休息をとるようにする。
10. 介助、声かけは必ず右側から実施する。

O-P：observation plan　C-P：care plan　E-P：education plan

計画の根拠・留意点

❶関連図から確認すると、食事量減少につながるものとして、食事動作がスムーズでないことがあり、その理由を関連図からたどると食事動作がうまくいかない原因として疲労感がある。その疲労感にアプローチすることが重要であるという考え方である。疲労感に加えて、左半身麻痺や左半側空間無視があることも食事動作を困難にしている。

❷長期目標を達成するためのおもな短期目標は1であるが、活動性が低下していることで食欲が低下している。活動性を高める必要があるが、疲労感を増幅させないような計画が必要である。そのため、基本的な日常生活中で疲労感なく活動が向上するように2つ目の目標を挙げた。

E-P（教育計画）1

1. 食事前に手を温めたり、手の開閉運動をしたりする意味を本人と家族に説明し、本人覚醒時には家族ができるようにパンフレット❸を用いて指導する
2. 家族が食事介助する際のポイントをパンフレットにより指導する（お膳の置き場所、疲労感が出た際の介助方法、イラスト付き❹）。

短期目標2に対する看護計画

O-P（観察計画）2

1. 意識レベル、疲労感（全身倦怠感、表情、動作の緩慢性、視線が合うか、臥床時間）❺、右手の可動域
2. 整容の際、ヘアブラシを持とうとするか
3. 顔面清拭の際、自分で拭こうとするか、その動き
4. 四肢の冷感
5. 足の観察（爪、傷など）
6. バイタルサイン（脈拍数、リズム、強さ、体温、SpO$_2$、血圧、呼吸数、呼吸音、呼吸リズム）
7. 低血糖症状の有無

C-P（ケア計画）2

1. 髪を整える際には鏡の前に行き、ヘアブラシを右手に渡す。手を動かそうとしない場合は、介助する。少しでも動かそうとする場合は、ヘアブラシを手に持ってもらい、いっしょに動かしてみる。
2. 疲労感やバイタルサインより活動性が低下していない際には、顔面清拭を自分でできるように温めたタオルを持ってもらい、実施できるようにする。疲労の程度によって部分的に介助する。
3. バイタルサインが安定しており、活動性が高い場合には、趣味だった書道をしてみるか確認し、意欲がある場合には、セッティングする。
4. 書道をする場合は、事前に手を温めてから実施する。
5. 入浴がない日は足浴をする。
6. 体力が消耗する活動が続く場合は、活動の前後に必ず十分な休息をとる。
7. 介助、声かけは必ず右側から実施する。

E-P（教育計画）2

1. デイルームに行く際に、「皆に会うので」などの理由とともに髪を整えてみるように声かけをする。

計画の根拠・留意点

❸家族と患者さん、医療者側との関係性にもよるが、長期入院をしている患者さんの家族は、自分が介護できないことへの罪悪感を抱えていることが多い。そのため、家族がケアに参加できるようにすることも重要である。この場合、長女はほぼ毎日夕食介助をしているため協力できる。

❹家族も高齢であることが多いので、できるだけわかりやすいように工夫する。

❺疲労感は主観的な言葉であるため、単に「疲労感」だけでは何を根拠に判断すればよいかがあいまいになる。そのため、疲労感を具体的な項目で記述することが重要である。高齢者は典型的な症状が出ないことが特徴的であるため[4]、内容は個別的になる。

| 口腔内乾燥と左半身麻痺による嚥下障害に関連した誤嚥リスク状態 |

❻#1の目標が複数ある場合と同様である。

❼できるだけ客観的指標を用いる。もし簡便なスケールなどあれば実施する。OAGは看護のなかで広く使用されているスケールであり、日本語訳もある[13]。

期待される結果

<長期目標>
●誤嚥を起こさない。

<短期目標>
1. 口腔内が乾燥しない。
2. 口腔内に残渣物が残らない**❻**。

看護計画

O-P（観察計画）

1. 口腔内の状態（食物残渣の有無、乾燥、出血、舌苔、口腔内炎症、口臭の有無、唾液分泌）
●口腔アセスメントガイド（OAG[※28]）**❼**を用いる（表5）。
2. 口腔ケアの際、歯ブラシを持とうとするか。
3. 自分で歯ブラシする際の動きや、歯磨きの程度
4. 口腔ケア実施時の患者の状態（むせこみ、意識レベル、疲労感）

C-P（ケア計画）

1. 歯磨きをする際、「歯を磨きましょう」と言いながら歯ブラシを右手に握ってもらう。
2. 患者の動作をみて、歯ブラシを口まで持っていけない場合は、患者の手やひじを持ち、口まで誘導する。疲労感が強い場合は介助する。
3. 自分で口腔ケアができている場合は、歯磨きができていることを労う。その後、食物残渣状態を確認し、残っている場合は、介助にて仕上げ磨きをする。
4. 含嗽時は誤嚥しないよう見守る。
5. 疲労感が著明な場合や傾眠が強い場合は、含嗽ではなくスポンジブラシで口腔内を清拭する。
6. 歯磨きは毎食後実施する。
7. 口腔内の乾燥が強い場合は保湿剤（オーラルバランス）を塗布する。
8. 介助、声かけは必ず右側から実施する。

E-P（教育計画）

1. 食後には、「歯を磨きましょう」と声をかける。
2. 介助時は歯磨きを連想しやすい声かけ（「口をあーと開けてください」「ごしごし磨きましょう」など）をする。

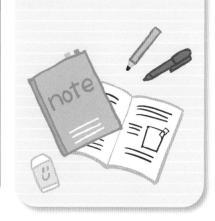

表5　Eilers 口腔アセスメントガイド（OAG）

項目	声	嚥下	口唇	舌	唾液	粘膜	歯肉	歯と義歯
アセスメントの手段	●聴く	●観察	●視診 ●触診	●視診 ●触診	●舌圧子	●視診	●視診 ●舌圧子	●視診
診察方法	患者と会話をする	嚥下をしてもらう	組織を観察し、触ってみる	組織に触り、状態を観察する	舌圧子を口腔内に入れ、舌の中心部分と口腔底に触れる	組織の状態を観察する	舌圧子や綿棒の先端でやさしく組織を押す	歯の状態、または義歯の接触部分を観察する
状態とスコア　1	正常	正常な嚥下	滑らかで、ピンク色で、潤いがある	ピンク色で、潤いがあり、乳頭が明瞭	水っぽくサラサラしている	ピンク色で、潤いがある	ピンク色で、スティップリングがある（ひきしまっている）	清潔で、残渣がない
状態とスコア　2	低い／かすれている	嚥下時に痛みがある／嚥下が困難	乾燥している／ひび割れている	舌苔がある／乳頭が消失しテカリがある。発赤を伴うこともある	粘性がある／ネバネバしている	発赤がある／被膜に覆われている（白みがかっている）。潰瘍はない	浮腫があり、発赤を伴うこともある	部分的に歯垢や残渣がある（歯がある場合、歯間など）
状態とスコア　3	会話が困難／痛みを伴う	嚥下ができない	潰瘍がある／出血している	水疱がある／ひび割れている	唾液がみられない（乾燥している）	潰瘍があり、出血を伴うこともある	自然出血がある／押すと出血する	歯肉辺縁や義歯接触部全体に歯垢や残渣がある

＊「or」は「／」で表現している

監修：東京医科大学病院歯科口腔外科・主任教授 近津大地／札幌市立大学看護学部・講師 村松真澄（肩書は掲載当時）
Eilers J, Berger AM, Petersen MC. Development, testing, and application of the oral assessment guide. *Oncol Nurs Forum* 1988；15（3）：325-330. より引用改変
村松真澄：Eilers口腔アセスメントガイドと口腔ケアプロトコール. 看護技術2012；58（1）：12-16. よりさらに改変を加え転載

実施・評価

看護診断 #1	疲労感・左半身麻痺・左半側空間無視があり食事動作が困難であること、活動量低下に関連した栄養摂取バランス異常：必要量以下

7月14日

実施計画 （本日の計画）	実施したこと	評価
1. 本日は入浴日のため❶、入浴時間を確認しながら食事時間まで入浴後休息するように努める。 2. O-P1、O-P2、E-P2❷に準じて全身状態をみながらC-P1、C-P2に沿って適宜介助を実施する。 3. 長女は毎日夜面会に来るため実習時間中に会うことはできないことから、S氏の食事	●入浴後30分休息をとり、デイルームへ車椅子で移送し、昼食をとった。入浴後のため手の冷感は少なく、温罨法や運動は実施しなかった。介助にて6割摂取した。食後洗面台の前に行き、右手に歯ブラシを渡すと、握るが口元までもっていけないため、口腔ケアは全介助した。 ●昼食時はほとんど介助だったため、夕食時に活気があれば、セルフケアを促すために、面会に来る長女に食事介助のポイントを伝える必要があると考え、実習指導者を通じて面会にくる長女にパンフレットを渡した❸。	S●（全介助での口腔ケア後）「つ、つ、つ……」と発語があり、疲れたか尋ねるとうなずく。 O●入浴後少しぐったりしており、活気はなく1日傾眠が続く。表情もさえない。昼食前、右手でスプーンを持って最初の10分ほどは自己にて摂取していたが、お膳の左側にある食事には手をつけない。右手の動きが鈍い。食事6割摂取。 A●入浴後、十分に休息がとれたつもりだったが、30分は短いものと思われる❹。 　食事については左半側空間無視、右手の疲労があるので、適宜、計画どおりに介助することが望ましいのでC-P1のまま実施することが重要

S：subjective data；主観的データ　O：objective data；客観的データ　A：assessment；アセスメント

実施・評価の視点

❶いつもとは異なる患者さんのスケジュールをあらかじめ把握しておく。

❷立てた看護計画のなかから、その日に実施することが意識できるような計画にする。

❸これは実際の実習では、病棟の指導者などの考えにより、可能でない場合もある。

❹評価では、実施した計画に効果があったかだけではなく、明日以降どうしていくかも考察する必要がある。

介助時のポイントをパンフレットにして実習指導者から渡してもらう。 4. S氏の全身状態より、活気があるようであれば午後から書道を実施する。		である❺。 　EP-2の評価として長女にできそうかどうかなど確認が必要である。

7月15日

実施計画 （本日の計画）	実施したこと	評価
1. O-P1、O-P2に準じて全身状態をみながらC-P1、C-P2、E-P2に沿って適宜介助を実施する。 2. 昨日は疲労感に対する休息が不十分であったので、特に全身状態や意識レベルに注意してかかわる。 3. 本日は入浴がないため、疲労感をみながら、できる限りC-P2の整容や顔面清拭時にセルフケアを促すかかわりをし、活動性を上げる。	●バイタルサインは安定しており、覚醒状態も良好なため、活動性を上げるため10時に足浴を実施した。昼食のためデイルーム移動直前11:45に、整容（クシで髪をとかす）を促すと、鏡を見ながら自分でとく。その後、デイルームまで車椅子で移送して食事介助をした。左わきに1個、やや大きめのクッションを使用し、姿勢を安定させて、食事のセッティングをした。8割自己摂取したところで動きが鈍くなり、残りは介助で全量摂取した。 ●食事摂取後、洗面台まで車椅子で移動、セッティングすると自分で歯みがきを行い、ベッドに戻った。 ●血糖測定時間がいつもより遅くなってしまったため、食事摂取前の手の運動や温罨法をする時間がとれなかった。 ●午後、傾眠しているため書道はできなかった。	O●昼食前、足浴前後でバイタルサインの変化なし、整容後も疲労感なし。昼食時、左側のおかずには手をつけず、約8割食べたところで動きが鈍くなるが介助で全量摂取。食後、歯みがきをしたあと、活気なく疲労感を問うと、うなずく。午後は傾眠。 A●足浴・整容でも疲労感はみられず昨日よりも摂取量は増え、全量摂取した。左側のおかずに手をつけていないため、もう少し右側におくようにする。 　また、昼食最後あたりから疲労感が出てきている。明日は、疲労感の程度をみながら、今日と同じ程度の活動量でかかわるが、食後の口腔ケアは介助を増やすほうがよいと思われる。食事のための離床後から1時間程度を目安にして介助を増やす。

7月16日

実施計画 （本日の計画）	実施したこと	評価
1. 疲労感をみながら、できる限り	●10：00におむつ交換後、足浴と顔面清拭を実施した。その	S●昼食後の口腔ケア時、疲れたか聞くと、「少し」と言う。

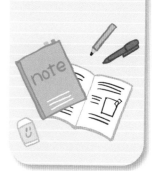

C-P2の整容や顔面清拭時にセルフケアを促すかかわりをし、活動性を上げる。
2．活気があった場合でも離床時から1時間を目途に、口腔ケア時に少し介助量を増やしてみる。
3．O-P1、O-P2に準じて全身状態をみながらC-P1、C-P2、E-P2に沿って適宜介助を実施する。

後、車椅子に座って、室内で会話した。食事のため車椅子に移乗しデイルームに行く前に室内の洗面台前で整容を促す。昨日のようにクシを持ってもらうが、同室者に面会が多く室内がざわついていたせいかキョロキョロして集中できないため、介助で実施した。昨日同様にクッションで姿勢を整えた。待っている間に手の運動を10回実施した。
●食事を8割摂取したあと、食事介助、全量摂取した。
●食後、洗面台まで車椅子で移動、自分で歯みがきを行ったあたりで、離床後1時間程度になったため、スポンジブラシで口腔ケアをした。
●食後2時間ベッドで臥床して休息したあと、45度ギャッジアップで1時間会話した。
●書道は実施せず。

O●顔面清拭の際、タオルは持つが自分でしっかりとは拭けない。会話時も活気あり。
　昼食は約8割自分で摂取した時点でスプーンを置いたため、残りは介助で全量摂取。左側にも手をつけている。
　歯みがき中、離床後1時間程度経ったが動きの鈍さはみられない。
　前日の病棟の看護記録をみると以下の内容がかかれていた。
＜昨日夕方、作成した食事介助のパンフレットに沿って長女が食事介助実施、8割自己摂取、残りは長女の介助で全量摂取、「学生さんのパンフレットのとおりにしたら、いつもよりスムーズに食べられた気がする（長女）」と看護記録に記載あり。＞
A●食前、昨日と同様の食事前の活動量であったが、8割を摂取した時点で昨日ほどの疲労感はみられなかった。また、無理をせずに食事の介助と口腔ケアの援助を疲労が出る前に実施したためか、午後は覚醒度が上がり、起きている時間をもつことができた。食事のための離床後から1時間程度を目安にして介助をするプランを続行する。14日に渡したパンフレットは効果があった可能性がある。
　午後、書道はできなかったが、S氏の耐久性を考えると、活動性を上げることではなく、休息と活動のバランスをうまくとるほうがよいと思われる。

看護診断 #2	口腔内乾燥と左半身麻痺による嚥下障害に関連した誤嚥リスク状態

7月14日

実施計画（本日の計画）	実施したこと	評価
1．口腔ケアを適切に実施する。	●昼食はデイルームで座って全介助した。昼食後、口腔ケアの	O●口腔ケア前のOAGスコア：11（口唇、舌、唾液、歯が2点）、左側に

| | 2. 食事の際は体位を安定させる。
3. 声かけを行う。 | 準備をして「歯磨きしましょう」と声をかけるが、手は動かず無表情であり、全介助で口腔ケアを行った。 | 食物残渣多い。口腔ケア後のOAGスコア：8❻。
A ●口腔内の汚染あり、疲労のため口腔ケアは自分でできない。OAGスコアの変化によって、実施した口腔ケアが効果的であるといえるが、S氏の状況により適宜介助をする必要性は高い。引き続き計画どおりに実施する必要がある。 |

実施・評価の視点

❻必ず客観的評価はケアの前後で実施する。そうすると評価しやすい。

7月15日

実施計画 （本日の計画）	実施したこと	評価
1. 昨日と同様に計画どおりに実施する。特に疲労感が強く、口腔ケアが自己にて実施できなかったため、S氏の全身状態をみながら介助をする。	●食事摂取後、洗面台まで車椅子で移動、セッティングすると自分で歯磨きを行い、左側は介助にて仕上げ磨きをした。	O ●口腔内の左側に食物残渣があった。口腔ケア前のOAGスコア：11（口唇、舌、唾液、歯が2点）、左側に食物残渣多い。口腔ケア後のOAGスコア：8。 A ●口腔ケア前は食物残渣のため口腔内汚染はあるが、介助も含めて適切な口腔ケアが実施できている。 　疲労感や前後のスケジュールとの関連をみながら疲労を予防するために口腔ケアを適宜介助することが必要である。

7月16日

実施計画 （本日の計画）	実施したこと	評価
1. 昨日と同様に計画どおりに実施する。	●食事摂取後、洗面台まで車椅子で移動、自分で歯磨きを行ったが、早めに切り上げ、左側は介助にて仕上げ磨きをした。	O ●口腔ケア前のOAGスコア：11（口唇、舌、唾液、歯が2点）、左側に食物残渣多い。口腔ケア後のOAGスコア：8。 A ●口腔内汚染と左側の残渣は変わらず、継続してかかわる。

PART 3 老年看護学実習の看護過程展開

サマリー（看護要約）：短期目標の評価

# 1	疲労感・左半身麻痺・左半側空間無視があり食事動作が困難であること、活動量低下に関連した栄養摂取バランス異常：必要量以下	

実施内容	評価	自己評価
●疲労感に配慮して、食事の準備（食事前の離床時間、手の運動）をすることができた。 ●食事以外での活動と休息のバランスをとるアプローチ（足浴、顔面清拭の促し、クシで髪をとく、口腔ケア後の休息の促し）ができた。 ●S氏に効果的な食事介助についてのパンフレットを作成し、実習指導者を通じてであるが長女に渡すことができた。	●食事は入浴日以外の2日間、自己にて8割摂取で介助にて全量摂ることができたため、食事前の準備や1日を通しての休息と活動のバランスをとったことは評価できた。しかし、細かい活動としては、そのときの環境などを考慮できなかったりしてすべてが予定どおりにできたわけではなかった。 ●計画していた書道はできなかったが、S氏の活動耐性を考えると、活動性を無理に上げることではなく、休息と活動のバランスをうまくとることが重要であることがわかった。そのため書道をしなくてもよかったと思われる。 ●長女の発言より、長女に渡したパンフレットが長女の食事介助の役に立ったと思われる。まだ1回であるので、今後の経過が重要であるが、長女は最近の食事量の低下を心配していたため、1つの成功体験をもたらしたと思われる。 　以上より、短期目標は両方ともおおむね達成できたと思われる。	●入浴がS氏の身体的疲労に及ぼす影響について十分考慮できていなかった。 ●顔面清拭を促すのを忘れたり、環境調整を考慮できていなかったりしたため、具体的なケアを実施する際の準備が不十分だったと思われる。

# 2	口腔内乾燥と左半身麻痺による嚥下障害に関連した誤嚥リスク状態	

実施内容	評価	自己評価
●食後の口腔内汚染が強いため、毎日食後に口腔ケアを実施した。	●OAGスコアが毎回口腔ケア後に下がっていたため、効果的な口腔ケアが実施でき、口腔内の乾燥による口腔内汚染を防ぐことにつながったと思われる。 　以上より短期目標は両方とも達成できたといえる。	●食後の口腔ケア以外にも、口腔内乾燥に対してできることを考えたほうがよかったかもしれない。自分にできることを見つけることができなかった。 ●S氏はかねてより自分で歯磨きをしていたため、自尊心を低下させないという点で、こちらで介助する際の声かけが適切だったかどうか不明である。 ●日ごとにS氏との関係性ができていったと思うところがあっ

		たため、上記のような自尊心への配慮に欠けていたように思う。ケアをする際にそのあたりを十分意識する必要がある。

謝辞

今回事例をまとめるにあたり、大阪大学医学部保健学科卒業生の萩原英里氏、医療法人協和会千里中央病院の前田千保子前看護部長に深くお礼申し上げます。

<略語一覧>

※1【ADL】activities of daily living
※2【COPD】chronic obstructive pulmonary disease
※3【DNR】do not resuscitate：蘇生適応除外
※4【ACP】Advance Care Planning
※5【CT】computed tomography：コンピュータ断層撮影
※6【BMI】body mass index：体重（kg）を身長（m）の2乗で割った値。標準体重は、22となる。
※7【SpO₂】saturation of percutaneous oxygen：経皮的酸素飽和度
※8【TP】total protein：総タンパク
※9【Alb】albumin：アルブミン
※10【WBC】white blood cell count：白血球数
※11【CRP】C-reactive protein：C反応性タンパク
※12【Cr】creatinine：クレアチニン
※13【BUN】blood urea nitrogen：血液尿素窒素
※14【e-GFR】estimated glomerular filtration rate
※15【RBC】red blood cell count：赤血球数
※16【Hb】hemoglobin：ヘモグロビン量
※17【Ht】hematocrit：ヘマトクリット値
※18【HbA1c】hemoglobin A1c：ヘモグロビンエーワンシー
※19【NGSP】National Glycohemoglobin Standardization Program：国際標準値
※20【BNP】brain natriuretic peptide：脳性ナトリウム利尿ペプチド
※21【LDH】lactic acid dehydrogenase：乳酸脱水素酵素
※22【AST】aspartate aminotransferase：アスパラギン酸アミノトランスフェラーゼ
※23【ALT】alanine aminotransferase：アラニンアミノトランスフェラーゼ
※24【Na】natrium：ナトリウム
※25【K】kalium：カリウム
※26【Cl】chloride：塩素
※27【JDS】Japan Diabetes Society：日本糖尿病学会
※28【OAG】Oral Assessment Guide

<引用文献>

1. 総務省統計局：Ⅰ高齢者の人口 統計トピックスNo.129 統計からみた我が国の高齢者―「敬老の日」にちなんで―. https://www.stat.go.jp/data/topics/topi1291.html
2. 内閣府：高齢社会白書＜令和3年版＞. https://www8.cao.go.jp/kourei/whitepaper/index-w.html
3. Erik H. Erikson, Joan M. Erikson 原著，村瀬孝雄，近藤邦夫 訳：ライフサイクル、その完結 増補版. みすず書房，東京，2001.
4. 服部祥子：生涯人間発達論. 医学書院，東京，2006.
5. 後閑容子：図でわかる エビデンスに基づく高齢者の看護ケア. 中央法規出版，東京，2003.
6. 厚生労働省：資料2-1介護保険施設について. https://www.mhlw.go.jp/stf/shingi/2r9852000001dzdp-att/2r9852000001dzhk.pdf
7. 厚生労働省：リハビリテーションの充実①. https://www.mhlw.go.jp/bunya/iryouhoken15/dl/gaiyou_3.pdf
8. 厚生労働省：長期入院患者に係る診療報酬について. https://www.mhlw.go.jp/shingi/2009/12/dl/s1218-k3e.pdf
9. ヴァージニア・ヘンダーソン 著，湯槇ます，小玉香津子 訳：看護の基本となるもの 新装版. 日本看護協会出版会，東京，2006.
10. 日本腎臓学会 編：エビデンスに基づくCKD治療ガイドライン2018. https://www.jsn.or.jp/data/CKD2018.pdf
11. 日本糖尿病学会 編著：糖尿病治療ガイド2020-2021. 文光堂，東京，2020.
12. T.ヘザー・ハードマン，上鶴重美，カミラ・タカオ・ロペス 原著編，上鶴重美 訳：NANDA-I看護診断―定義と分類2021-2023. 医学書院，東京，2021.
13. 村松真澄：Eilers口腔アセスメントガイドと口腔ケアプロトコール. 看護技術2012；58(1)：12-16

小児のバイタルサイン・検査基準値

体温

	直腸（℃）	口腔（℃）	腋窩（℃）
新生児			37.1
乳児	37.5	37.3	37.1
幼児	37.5	37.3	37.0
学童	37.4	37.1	36.9
思春期			36.8

心拍数・呼吸数・血圧

	心拍数 （回／分）	呼吸数 （回／分）	血圧（mmHg）	
			収縮期血圧	拡張期血圧
新生児	120〜140	40〜50	60〜80	30〜50
乳児	110〜130	30〜40	80〜90	50〜60
幼児	90〜120	20〜30	90〜100	50〜60
学童	80〜100	18〜25	100〜110	60〜70

徐脈：新生児・乳児・幼児＜100〜200、学童・思春期＜80
頻脈：新生児・乳児＞200、幼児＞140〜160
2歳以上の血圧基準値簡易計算式：拡張期血圧＝70＋（2×年齢[年]）
　　　　　　　　　　　　　　　平均血圧＝90＋（2×年齢[年]）

古川亮子，市江和子編著：母性・小児看護ぜんぶガイド第2版．照林社，東京，2021：105．より引用

検査基準値

末梢血液像	新生児	乳児	幼児	学童以上
赤血球数（×10^4/μL）	432±9	400±10	430±10	440±10
ヘモグロビン（g/dL）	15±0.3	12±0.2	12±0.2	14±1.0
ヘマトクリット値（%）	42±0.6	38±1.0	38±1.0	39±1.0
白血球数（/μL）	11,000	9,000〜11,000	8,000〜9,000	6,000〜7,000
血小板数（×10^3/μL）	200±40	230±50	235±55	235±50

血液生化学検査	新生児	乳児	幼児	学童以上
総タンパク（g/dL）	5.9±0.5	6.7±0.5	7.0±0.5	7.3±1.0
アルブミン（g/dL）	3.8	4.1±0.2	4.3±0.2	4.4±0.5
総コレステロール（mg/dL）	120±25	167±43	179±27	210.9±25
中性脂肪（mg/dL）		84.5±20	76.5±10	92.7±10
ナトリウム（mEq/L）	142±4	141±2.4	142±3	142±3
カリウム（mEq/L）	5±0.9	4.7±0.5	4.4±0.5	4.2±0.5
クロール（mEq/L）	108±1	104±2	104±2	103±2
カルシウム（mEq/L）		4.7±0.2	4.7±0.2	4.8±0.3
リン（mg/dL）	5.3±1	5.3±0.6	4.3±1	3.8±0.5
尿酸（mg/dL）	3.5±1	3.0±0.9	2.5±0.9	4.4±0.6
BUN（mg/dL）	20±4	11±2	10±2	11±3
クレアチン（mg/dL）			0.8±0.1	0.7±0.1
クレアチニン（mg/dL）			0.9±0.2	0.9±0.2
AST（U/L）		36.8±3.9	24.8±2.5	21.5±2
ALT（U/L）		13.6±1.8	8.8±0.8	7.2±1
LDH（U/L）		336±90	309±77	240±40

濱松加寸子，市江和子 監：豆チョコ　母性小児ケア．照林社，東京，2014；54，103．より引用

※検査基準値は測定法によっても異なり、各施設でそれぞれ設定されているものも多くあります。本書を活用する際には、あくまでも参考となる値としてご利用ください。

PART 4

小児看護学実習の看護過程展開

小児看護学実習では、乳児期から思春期まで幅広い発達段階の子どもを対象とし、子どもの発達段階と健康レベルに見合った援助を行っていきます。
　子どもが健やかに成長するためには、周囲の大人の適切なかかわりが必要であり、子どもだけでなく、家族も援助の対象となる点も小児看護の特徴です。
ここでは、看護過程のステップごとに展開のポイントと、オレムのセルフケア不足理論を用いた展開の実際を解説します。

執筆＝西田志穂

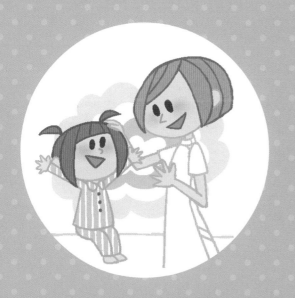

事例でわかる！ 小児の看護過程展開のポイント

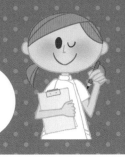

子どもがもつ力を最大限に発揮できるよう、家族も含めたアセスメントが重要となります。どのようにアセスメントしケアを実施していけばよいのか、看護過程展開のステップごとに解説していきます。

小児看護では、小児期にある子どもの発達過程を理解することを基本として、乳児期から思春期に及ぶ幅広い発達段階と、対象となる子どもの健康レベルに見合った援助を行います。実習では、これらの援助を通して、小児看護に必要な知識や技術、態度を習得することが目的となります。

子どもは、成長発達の途上にあることがその大きな特徴です。今が成長発達過程のどの段階にあるのかを理解し、子どもの特性を把握することで、子どもを尊重したかかわりが可能となります。

子どもが健やかな成長発達を続けるには、子ども自身が持てる力を十分に出せるように周囲の大人からの適切な援助が不可欠であり、子どもにとって一番身近な大人である家族（または、それに代わる養育者）が子どもの健康の回復や維持に果たす役割は大きなものです。小児看護では、子どもだけでなく家族もその対象とする理由はここにあります。したがって、援助を行ううえでも子どもと家族の計画を立てる必要があります。

小児看護でのセルフケアの考え方

周りからの援助が必要な子どものセルフケアとはどのように考えるとよいでしょうか。大人の援助が必要であれば「セルフケアはできていない」と思うかもしれませんが、周りの大人からの援助を受けながらでも、その子どもが、自身の持つ力を最大限に発揮できることが重要であり、この力を子どもの持つセルフケア能力と考えます。

例えば、泣いている乳児を見てどう思いますか。乳児は、「泣くことしかできない」ととらえますか。セルフケアの考えでは、乳児は「泣くことができる」という行動で母親に空腹を知らせる能力があり、母親は「泣きを子どもの空腹ととらえ、母乳を与えることができる」という依存的ケアを発揮する能力があると考えます。そして乳児は、ケアを受ける能力を発揮して「空腹を満たす」という目標を達成できるのです。このとき、母親に「泣きを子どもの空腹ととらえ、母乳を与えることができる」能力が十分でない場合、母親が「子どもの泣きの意味をとらえられるようになる」ように看護師がかかわる必要があります。

つまり、子どもが成長発達を続けていくために、あるいは健康レベルを回復・維持していくために、子ども自身ができること／不足していることは何かを第一に考え、次に、それを補うために家族にできること／不足していることは何かを考え、そして、子どもと家族に不足していることを補うために看護師が行う援助は何かを考えていきます。

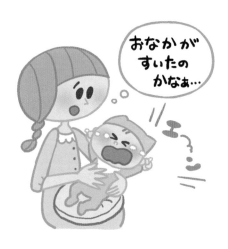

おなかがすいたのかなぁ…

表1 オレムのセルフケア要件による情報収集の項目

普遍的セルフケア要件

十分な空気・水分・食物摂取の維持	●食事や栄養に関すること、食に関する生活行動習慣や介助者に関すること
排泄過程と排泄物に関するケアの提供	●排泄・清潔・更衣に関する生活行動習慣に関連した内容
活動と休息のバランスの維持	●身体運動・学習・遊び・睡眠など、日常の活動と休息に関すること、入眠儀式なども含まれる
孤独と社会的相互作用のバランスの維持	●家族との関係や所属する社会集団との関係、家族の養育に関する内容や家族内のイベントなど
生命・機能・安寧に対する危険の予防	●健康や健康障害に関連する子どもの体験や理解・反応、家族の体験や理解・反応 ●医療保険や医療補助など健康管理に関連した社会保障など
正常性の促進	●社会集団のなかでどのように機能し発達しているか、家族以外の人的・物的資源や、どのような形で社会とのつながりをもっているか

発達的セルフケア要件

身体発育	●体重・身長・頭囲・胸囲、生歯・大泉門の状態・二次性徴、視力・聴力など ●年齢によって必要となる項目が異なる
生育歴	●妊娠中の異常・出生時の異常・在胎週数・出生時体重など、周産期の情報
粗大運動	●姿勢・移動などを含む体幹や四肢の大きな動き
微細運動	●手指の動きや目と手の協調など細かい動き
情緒	●喜怒哀楽などの感情表現と分化
言語	●発語や表現・ことばの理解など、年齢によっては読み書きや聞く・話す力
認知	●感覚・知的活動の程度、物事をどのようにとらえているかについて
社会性	●対人関係能力やコミュニケーション力など、人とのかかわり方

健康逸脱に対するセルフケア要件

疾患名	
既往歴／基礎疾患	
現在の健康状態に関する情報	●現病歴・症状など入院に至った経緯、アレルギーなど
治療方針・治療内容	
感染症	●予防接種歴・小児感染症罹患歴・感染症

アセスメント① 情報収集

収集が必要な情報とは、セルフケアを行ううえで影響すると考えられる内容に関することで、これらをセルフケア要件として考えます。オレムはセルフケア要件を「人が安定もしくは変化する環境の中で日々生活するときに、人間の機能、発達あるいは安寧の諸側面の調整に必要であり、また妥当性を持つと仮定される行為の種類や内容について公式化され表現された洞察」と定義しており、セルフケア要件には、普遍的セルフケア要件、発達的セルフケア要件、健康逸脱に対するセルフケア要件の3タイプがあります(**表1**)。

これまでの生活におけるセルフケア行動と、今後の生活を考慮して、必要と考えられるセルフケア能力について問題を明確にし、セルフケアに関する目標を立ててそれを達成するための援助を考える必要があります。子どもは、環境(子どもを取り巻く人や物)との相互作用のなかで成長発達を続け、持っている能力を発達させ、さらには、ほかの新たな能力を開発させながら、セルフケア能力を拡大し、

自身のニードを充足できるようになっていきます。しかし、成長発達の途上にある子どもの場合、セルフケア不足によりそのニードを充足し得ないこともあるため、親をはじめとする周囲の大人が代償する(子どもに代わって行う)ことによりその能力を補うこともあります。したがって、子ども本人のことだけでなく、家族成員のことや家族関係、学校など集団生活でのことも広く情報としてとらえる必要があります。

子どもの健康上の問題は、本来持っている子どものセルフケア能力が発揮できなくなったり減少したりする状況を引き起こすことが多いだけでなく、親の代償能力にも影響を及ぼす可能性があります。小児看護では、子どもが持つ能力を状況に合わせて最大限発揮できるように、環境を整えたり援助・支援したりすることが必要であるとともに、親の依存的ケア能力に対しても援助・支援することが求められます。

アセスメント② 情報の解釈と分析

子どもは成長発達による変化が著しく、健康状態の悪化や回復のスピードが速いのが特徴です。状況が大きく変わり、アセスメントした内容がすでに過去のものになり、援助内容が妥当でなくなるということが実習では起こりやすくなります。起こりうる変化を的確にとらえて、向かう先が予測できるようにしていく必要があります。

なお、乳幼児の成長・発達のアセスメントに役立つ指標を**表2～4**に、小児の代謝（脱水）のアセスメントに役立つ指標を**表5**にまとめます。

表2　ピアジェによる認知発達段階と病気の理解

年齢	ピアジェの理論区分	認知・思考
～2歳	感覚運動期	●病気という事象について認識がない ●苦痛や不安・恐怖が病気から発するとは理解できない
2～7歳	前操作期	●論理的思考が確立する前段階 ●病気であることは感覚として理解できるが、その原因の理解は難しい
7～11歳	具体的操作期	●論理的思考が始まる時期 ●病気の原因や治療の目的が理解できるようになる
11～15歳	形式的操作期	●論理的思考が進み、仮説を立てて推測できるようになる ●病気の経過や予後に対する不安も表現する

池西静江, 石束佳子 編：看護学生スタディガイド　2023. 照林社, 東京, 2022：1065. より引用

表3　発育指数による評価法

	年齢	判定		計算式
カウプ指数	乳幼児期	22以上	肥満	$\dfrac{\text{体重(g)}}{\text{身長 (cm)}^2} \times 10$
		22～19	優良または肥満化傾向	
		15～19	標準	
		15～13	やせ	
		13～10	栄養失調	
		10以下	消耗症	
ローレル指数	学童期	100以下	やせすぎ	$\dfrac{\text{体重(g)}}{\text{身長(cm)}^3} \times 10^4$
		100～120	やせ	
		120～140	標準	
		140～160	肥満傾向	
		160以上	肥満	
肥満度	幼児期	15%以上	肥満	$\dfrac{\text{実測体重(kg)}-\text{標準体重(kg)}}{\text{標準体重(kg)}} \times 100$
	学童期以降	20%以上	肥満	
パーセンタイル値	乳幼児期	3パーセンタイル未満および97パーセンタイルを超える場合	要精密検査	
		10パーセンタイル未満および90パーセンタイルを超える場合	要経過観察	
		10パーセンタイル～90パーセンタイル	中央値も含め、約80%の子どもが含まれる	
		50パーセンタイル	中央値	

表4　乳児・幼児の基本的生活習慣の獲得

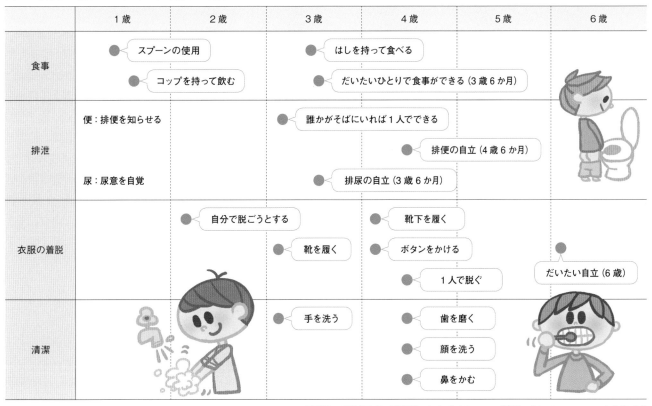

	1歳	2歳	3歳	4歳	5歳	6歳
食事	● スプーンの使用 ● コップを持って飲む		● はしを持って食べる ● だいたいひとりで食事ができる（3歳6か月）			
排泄	便：排便を知らせる 尿：尿意を自覚		● 誰かがそばにいれば1人でできる ● 排尿の自立（3歳6か月）	● 排便の自立（4歳6か月）		
衣服の着脱	● 自分で脱ごうとする	● 靴を履く		● 靴下を履く ● ボタンをかける ● 1人で脱ぐ		だいたい自立（6歳）
清潔			● 手を洗う	● 歯を磨く ● 顔を洗う ● 鼻をかむ		

池西静江，石束佳子 編：看護学生スタディガイド　2023. 照林社，東京，2022：1053. を参考に作成

表5　脱水の重症度

重症度	軽症	中等症	重症
脈拍	正常	頻脈	頻脈・微弱
呼吸数	正常	深くて速い	深くて速い
血圧	正常	正常～やや低下	低下
粘膜	湿潤	乾燥	重度の乾燥
乳児の大泉門	正常	陥没	陥没
皮膚の弾性（ツルゴール※）	つまむとすぐ回復	つまむとゆっくり回復	つまむと非常にゆっくり回復
毛細血管再充満時間（CRT※1）	1～2秒	3秒	4秒
皮膚色	やや蒼白	つまむとゆっくり回復	つまむと非常にゆっくり回復
排尿	正常～減少	減少、濃縮尿	乏尿または無尿
体重減少	5%未満の減少	5～10%未満の減少	10%以上減少
水分喪失量	40～50mL/kg	60～90mL/kg	100mL/kg以上
神経症状	正常 やや落ち着きがない	落ち着きがない 傾眠傾向	ぐったりしている 意識障害

※皮膚をつまんで回復に要する時間から、皮膚の緊張度を調べる

池西静江，石束佳子編：看護学生スタディガイド2023. 照林社，東京，2022：1075.
濱松加寸子，市江和子 監修：豆チョコ　母性小児ケア. 照林社，東京，2014：65. を基に作成

乳児期

　乳児期は形態的な発達が著しく、先天的な疾患や症状による健康障害が生じやすい時期でもあります。**身体を通して外界（周囲の人的・物的環境）とかかわりながら成長発達する時期であるため**、身体的な動きの制限は生命の脅かしや発達の妨げにもなり得ます。乳児は泣くことでその欲求を表現しますが、これは先にも述べたとおり、乳児の持つセルフケア能力の1つです。他者への依存度が高い乳児にとって、入院は生理的欲求を満たす存在である親との分離を意味し、基本的信頼の欠如につながる可能性があります。

　乳児期は周囲の大人が代償してケアを実施する場合が多いですが、乳児の成長発達が阻害されないように、生理的欲求が満たされる環境、身体の制限を最小限にできる環境としての人や物についてのアセスメントが重要です。

幼児期

　身体機能が成人に近づき、粗大運動や微細運動の著しい**発達と言語能力の獲得により、社会の一員としての基盤をつくる時期です**。日々の生活のなかで、周囲とかかわりながら基本的生活習慣や生活リズム、対人関係能力を獲得していきます。**自主性・自発性を発揮しながらできることが増えてくる時期であり、同時に自我が発達してきます**。親を安全基地としながら、探索行動を続け、活動範囲を広げていけるようになります。

　健康障害や入院は、制限が多い生活になりがちで、自主性が阻害されやすくなります。病気になったことや症状があること、入院したことを何かの罰として受け取ったり罪悪感を抱いたりする可能性があります。また、子どもは、その子なりの儀式や方法をもっており、それらを非常に大事にする時期でもあります。

学童・思春期

　学童期は、穏やかかつコンスタントに成長する時期ですが、運動機能はしだいに複雑になっていきます。思春期に入り、第二次性徴の発現や知的興味の広がりなど、心身ともに成人に向かって変化していきます。他の小児期と比較すると疾病罹患率が低い年代であるものの、生活習慣病のリスクの高まりなど罹患の形態が変化している昨今では、小児期の疾患や症状をもって成人期に移行する子どもが増えていることを考慮しましょう。

　学童・思春期は、日常生活習慣は自立して行えるようになり、自分でできることが年齢とともに増えていきます。健康状態が許す限り、子ども自身がセルフケアできることに加えて、セルフケアが拡大できることをめざした援助・支援が必要となります。例えば、年少時には親が管理していた症状コントロールや管理も、子ども自身が担えるように徐々に移行し、セルフケアを拡大していけるようにかかわることが求められます。

　健康障害や治療によるボディイメージの変化は、他者との比較による劣等感やコントロール不全感を生じやすく、自己形成に影響する可能性があります。また、生活圏が広がり、同輩集団での関係を大切にする時期であり、それに伴って家族から離れた生活時間が増加することから、子どもと親とが共有していない情報の範囲も多くなります。子どもと親、それぞれの情報が医療者を介して交差することは避けましょう。

親のセルフケア能力

　子どもの年齢や発達段階により、親が担うケアの大きさが異なりますが、子どもの年齢が上がるとともにセルフケア能力も拡大するため、親の担うケアは減っていくと考えます。しかし、子どもの健康レベルが下がると、子どものセルフケア能力は下がり、親の担うケアが大きくなります。再び子どもの健康レベルが回復すれば、それに伴ってセルフケア能力も元に戻ると考えると、親の担うケアも元のように小さくなるはずです。つまり親の担うケアが子どものセルフケア能力に見合っているかどうかのアセスメントが必要となります。

　また、子どもの健康レベルが下がることにより、親自身のセルフケア能力も低下することがあり、子どものセルフケアの代わりを担う者として機能しない可能性もあります。親の限界をアセスメントし、看護師が代償してケアを補う必要があります。

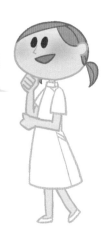

親の担うケアが
適切かどうかも
アセスメントする必要が
あるのね！

看護診断

　子どもと家族にとっての問題について考えますが、まずは子どもを健康・発達・生活の3側面からとらえてみましょう。子どもの健康障害に関する問題抽出の必要性はわかると思います。加えて、成長発達の途上にある子どもを対象にする小児看護では、健康障害とそれに伴う治療・通院・入院といったできごとが、子どもの成長発達と生活に与える影響を考えます。さらに、家族の生活や成長発達、家族関係への影響も考える必要があります。

　問題抽出は、現在の状況だけでなく、**子どもの将来像**を予測しながら行うことが必要ですが、これらについてセルフケア上の問題は何かという視点で抽出していきます。

看護計画

　子どもの健康状態を回復・維持するために子どものセルフケア上は何が課題となるのかを明らかにし、めざす到達目標を設定します。**長期目標と短期目標**を設定して看護過程を展開しますが、長期目標を達成するための細かい目標を短期目標とし、現実的に達成可能な行動レベルでの目標を考えていくとよいでしょう。日々の看護は、短期目標の達成に向かって展開し、誰が何をすれば目標が達成するのかを具体的に考えていきます。

　子どもの行動として、発達段階や状況を踏まえて、子どもができること（セルフケア行動）を明らかにする必要があります。子どものセルフケア不足により、子どもの行動だけでは目標が達成できない場合、**目標達成に必要な親の行動（親が担うケア）**や看護師の行動を考えます。これ

らには、すべてを代わりに担うケア（全代償的システム）と、一部を代わりに担うケア（一部代償的システム）があります。また、親の行動や看護師の行動は、子どものセルフケアが不足している部分を補うことだけでなく、**子どもが必要なセルフケアを身につけるための親の行動や看護師の行動（支持・教育的システム）**も明らかにする必要があります。これらは、子どもの健康状態に見合っているかだけでなく、成長発達段階に見合ったものかどうかを見きわめながら設定します。

　子どもだからといって、親や看護師が「何でもやってあげよう」と考えるのではなく、発達段階や健康レベルを踏まえたうえで、子ども自身ができることを最大限行えるようにします。

実施

　短期目標に向かってケアを行い、目標の達成具合をアセスメントし、ケアの内容について評価します。

　病状の変化や治療の経過により、子どものセルフケア能力は変化し、必要な援助の形態も変わってきます。急性期症状がある子どもの場合には、状態の変化が特に早く、子どものセルフケア能力も急激に拡大したり、減少したりします。また、治療や病状の変化が緩やかであっても、成長発達に伴う**セルフケア能力の変化を考慮してケアを修正する必要があります。**

評価

　実施したケアによって、子どもの目標が達成されたのかについて、つまり、短期目標、長期目標の達成具合について評価します。短期目標は達成されても、それを包含する長期目標はまだ達成されないこともあります。また、設定した目標そのものの修正が必要なこともあります。その場合、改めてセルフケア上の問題を明確にして、短期目標の再設定や長期目標の修正を行う必要があります。

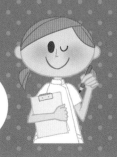

事例でわかる！ 小児の看護過程の展開

ここでは、オレムのセルフケア不足理論を用いて、
事例をもとに小児看護学実習の看護過程展開の実際を解説していきます。

学童期の気管支喘息患児の看護

事例紹介

【氏名・年齢・性別】
Aちゃん・9歳10か月（小学4年生）・2012年□月△日生まれ・女児。

【入院年月日】2022年○月△+1日。

【疾患名】気管支喘息（3歳3か月時に診断）。

【現病歴】

乳児期から気管支炎を繰り返しており、3歳3か月時に気管支喘息と診断された。就学時まで秋～冬にかけて中発作（P.135 **表6**）を起こして入院することがあったが、小学校に入ってからは小発作を繰り返し、外来で吸入処置を受けていた。日常の診察や内服・吸入の処方、日中の発作時は、かかりつけ医（○○子どもクリニック）を受診し、夜間の発作時の救急外来受診や入院は当院（▲▲総合病院小児科）に来院している。

現在の治療は気管支拡張薬の内服（2回/日、朝・夕）と吸入ステロイド薬（2回/日、朝・夕）でコントロールを図っている。

【入院までの経過】

○月△日（入院前日）の帰宅後から喘鳴が出現、夕食はいつもの1/3程度しか食べなかった。夕方の内服と吸入で「少し楽になった」ので、いつものとおり入浴して就寝したが、入眠後は普段よりも咳が多いことを母親は気にしていた。

○月△+1日（入院当日）夜中の2時すぎに咳嗽と喘鳴が強くなっていることに母親が気づき様子をみたところ、呼吸が苦しそうだったので、吸入ステロイド薬を使用したが症状が続いたため、3時ごろ救急外来を受診した。

救急外来では SpO_2[※3] 90%、酸素吸入、クロモグリク酸ナトリウムと β_2刺激薬（ベネトリン®）の吸入を行ったが、症状が改善しなかったため入院となった。

【家族構成】

父（35歳、会社員）・母（33歳、会社員）・妹（6歳、小学1年生）。父方祖父（65歳、退職後の嘱託職員）・父方祖母（60歳、パート）。二世帯住宅、両親が仕事から帰ってくるまで祖父母宅で過ごす。

平日の夕飯は、祖父母・妹の4人で食べることが多い。

看護過程の展開

学生が受け持ったのは、Aちゃんが深夜帯に救急外来受診後に入院した日からです。情報が不完全な状況での受け持ちです。

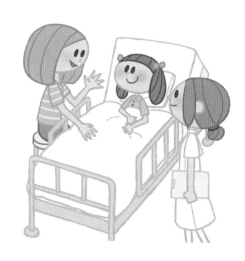

アセスメント

1 | 普遍的セルフケア要件❶

十分な空気・水分・食物摂取の維持（食事・栄養）

情報（S・O）	情報の解釈と分析（A）
O ●嫌いな野菜がある（ピーマン・ニンジン）。 ●給食は残さず食べる。 ●食事は自分で食べる。 ●家族に喫煙者はいない。	●嫌いな野菜はあるが、問題となる偏食はない。家での食事内容は不明だが、給食は残していないことから栄養摂取の問題はなさそうである。

排泄過程と排泄物に関するケアの提供（排泄・清潔・更衣など）

情報（S・O）	情報の解釈と分析（A）
O ●排尿5〜6回／日、排便1回／日。 ●毎日入浴（母・妹といっしょ）、体は自分で洗うが、洗髪は母親が手伝う。 ●歯磨きは朝食後と就寝前に行っているが、夜は忘れることがあり母親が声かけをする。	●清潔に関する基本的な日常生活行動は自立している。 ●洗髪は母親が手伝って（セルフケアの一部代償）できないところを補っている。 ●就寝前の歯磨きを忘れることがあるが、母親の声かけ（依存的セルフケアによる一部代償）により実施できている。

活動と休息のバランスの維持（身体運動・学習・遊び・睡眠など）

情報（S・O）	情報の解釈と分析（A）
S ●「体育は『息が苦しいときは休まないといけない』と言われているのはわかっているけど、ちょっと苦しいくらいのときは先生に言わないこともある」 O ●体育は内容によっては見学のこともある。 ●3年生のときからスイミングスクール（火・金）と4年生になってから学習塾（月・木）に各週2回通っている。 S ●「学校では『国語』と『生活』が好き」 O ●妹と共有の子ども部屋があり、二段ベッドの上段で寝ている。 S ●（母）「普段は夜よく寝てます。発作のとき	●Aちゃんは、発作時の呼吸困難は自覚できており、それを周囲に伝える必要性も理解している。しかし、実際には症状を軽く見積もり、周囲に伝えないときもあることから、状況に見合った身体活動ができていない場合がある。 ●見学する体育の内容は不明であり、行える内容と見学となる内容について、確認していく。 ●発作時に周囲に言わないことから、身体状況に見合った行動がと

アセスメントの根拠

❶普遍的セルフケア要件の各内容について、子どものセルフケア能力をアセスメントするが、発達段階によっては子ども1人ではすべてのセルフケアを充足することは難しい。周囲の大人が担うケアがあることを前提に、セルフケアが不足している内容や充足できないことは周囲の大人が補っているととらえて、セルフケアが不足している場合は、その内容とそれを補っている人を明らかにするとよい。

PART 4 小児看護学実習の看護過程展開

S：subjective data；主観的データ　O：objective data；客観的データ　A：assessment；アセスメント

には咳が多くなって眠れないようです」
O ●通常の睡眠時間9時間（22〜翌7時）。

れず、周囲からの適切な援助も得られていない。
●言わない理由など、Aちゃんの気持ちも含め、学校生活について本人の活動内容の実際とそれに対するとらえ方について確認し、発作時に必要なセルフケアが獲得できるようにする。❷
●スイミングスクールは1年以上通っているが、学習塾は通い始めてまだあまりときが経っていないことから、生活の変化による負荷の可能性がある。❸
●睡眠時間は、年齢に必要な長さを確保している。

アセスメントの根拠

❷ピアジェの認知発達理論（P.124表2）やエリクソンの理論（P.185図1）をもとに考えると、言動や表現にはAちゃんなりの理由やとらえ方があることが予測できる。この段階ではその内容がわかっていないため、さらなる情報収集や確認の必要性を導くアセスメントができるとよい。
❸ライフイベントや環境の変化は、生活の変化だけでなくさまざまな感情を引き起こす。なかにはそれが発作の誘因となるものもある。

孤独と社会的相互作用のバランスの維持
（家族構成・家族関係・家族以外の他者との関係・家庭生活・集団生活・日々の過ごし方、家族の養育態度、居住環境、家庭内の関心事）

情報（S・O）	情報の解釈と分析（A）
O ●地元の小学校に通っている（徒歩10分）。 ●父・母・妹の4人家族で、父方祖父母との二世帯住宅に住んでおり、部屋は妹と共同の子ども部屋がある。 S ●（母）「うちは夫も私も仕事をしているので、学校から帰ったら、二世帯の祖父母の家でみてもらっています」 ●（母）「平日の夕ご飯は、ほとんど祖父母の家で食べさせてもらっています」 ●（母）「下の子が小学校に入学したばかりで、新しいことが多くて大変です」❶ O ●平日の日課 7時：起床〜朝食 8時：登校 12時：給食 15時：下校 16時：塾・スイミングスクール（各週2回） 18時：宿題・ゲーム（妹と） 19時：夕食（平日祖父母宅） 20時：入浴（母・妹といっしょ） 22時：就寝 ❷	●二世帯住宅に両親と妹、父方祖父母と住んでおり、家族同士、日常的に時間を共有している。Aちゃん姉妹に対して、祖父母も役割をもっており、よい関係を維持しているようである。 ●両親が有職であることから、平日に親子で過ごす時間には制限がある可能性もあるが、入浴をともにするなど、コミュニケーションの時間を確保している様子である。 ●日常生活における変化は、症状コントロールに影響しやすく発作の誘因ともなりうる。妹の入学で家族の生活スタイルの変化があったかどうかなど、確認していく必要がある。 ●1日のスケジュールはほぼ決まっており、安定した生活を送っていると考えられる。

情報理解のための基礎知識

❶患者本人のことだけでなく、家族のことにも注目して情報をとるようにする。特に心理状態が発症に影響するような疾患の場合、家族に起こったことや家庭内のイベントにも注意を向ける。
❷患者の普段の生活について、平均的な1日の流れを把握することで、より意味のある情報が得られる。
・入院に至った要因がつかめる
・退院後の生活をよりイメージして入院中からかかわることができる
など

生命・機能・安寧に対する危険の予防
（健康／健康障害に関連する子どもと家族の体験・理解・反応、医療補助、健康保険など）

情報（S・O）	情報の解釈と分析（A）
O ●乳児期から気管支炎を繰り返していた。 ●3歳3か月時に気管支喘息の診断、就学時まで秋〜冬にかけて中発作を起こして入院することがあった。 ●小学校に入ってからは小発作を繰り返し、外来で吸入処置を受けていた。❸ S ●「発作のときは苦しくて寝られないことがあるけど、お母さんが起きて見に来てくれるよ」 ●「お薬とか吸入とか、お母さんが言ってくれるからやるよ。嫌じゃないけどすぐ忘れちゃう。お母さんと『また忘れたね』って言ってる。息が苦しいときは吸入するよ」 O ●気管支拡張薬の内服（2回/日、朝・夕）と吸入ステロイド薬（2回/日、朝・夕）を行っている。❸ S ●「水泳やって鍛えてるのにな」 ●（母）「吸入とお薬は、私が言わないとしないんです。朝の分は出かける前に声をかけてるんですが、夕方の分はたまにですけど、私の帰りが遅いときなどは抜けてしまいます。父親はあまり干渉していませんね」 ●（母）「喘息によいと聞いたので、1年ほど前からスイミングスクールに通わせています。ほかにも喘息のお友だちがいるようで、本人も楽しく通っています」	●乳児期から治療の体験があり、就学前は入院をしていたが、小学生になってからは内服と吸入により小発作の受診でおさまっている❹。しかし、内服・吸入はできるものの、いずれも母親の声かけ（セルフケアの代償）により充足されている状態である。 ●Aちゃんの年齢の発達段階❺では、身体の状態と必要な治療を結びつけて考えることができ、治療をしないことによる悪化の予測も可能となる。また、日々の活動を通して自身の能力を高め、意味のあることをしていこうという勤勉性を身につける時期❻である。症状を自身でコントロールしていくことにより、自己概念を発達させ、劣等感を克服していけると考える。 ●子どものセルフケア拡大には、親が代償しているケアを縮小していく必要がある。親が子どものセルフケア能力をとらえ直し、支援一教育的システムとしての行動に移行していけるようにする。

正常性の促進
（社会集団のなかでの人間の機能と発達の促進、社会資源や社会とのつながり）

情報（S・O）	情報の解釈と分析（A）
O ●学習塾（月・木）。 ●スイミングスクール（火・金）に通っている。ほかにも複数の喘息児が通っており、疾患にまつわる体験をお互い話すことがある。 ●かかりつけ医：○○子どもクリニック（車で5分）、普段の診察や内服・吸入の処方。 ●夜間の発作時や入院：▲▲総合病院小児科（車で15分）。 S ●（母）「担任の先生には学年の初めに体調のことはお話するようにしています」	●学校、学習塾、スイミングスクールを通して、社会とつながりをもっている。母親と担任は子どもの体調に関して情報共有できているが、本人と担任との間については不明であるため確認する。 ●通常の受診はかかりつけ医、緊急性のあるときには総合病院を受診し、健康状態や症状に応じて医療資源を使い分けることができている。

情報理解のための基礎知識

❸小児気管支喘息の治療の多くは、『小児気管支喘息治療・管理ガイドライン2020』に従って行われる。発作の程度は、呼吸の状態、呼吸困難感、生活の状態、意識障害、ピークフロー値によって、小発作、中発作、大発作、呼吸不全と判定する。長期治療管理にあたっては、喘息重症度（P.150表7）を判定し、重症度に相当したステップの治療薬を選択する。長期に治療薬を使用する場合には、年齢による区分を設け、2歳未満、2〜5歳未満、6〜15歳の各期において適切な薬剤を投与するように提示されている。その後はコントロール状態に基づいて長期管理が進められる。

アセスメントの根拠

❹急性増悪（発作）治療のための発作強度判定（P.135表6）を参考にするとよい。

❺ピアジェの認知発達理論（P.124表2）を用いると、子どもが周りの世界をどのようにとらえているかをアセスメントできる。この発達段階では、具体的に理解できる範囲であれば、論理的な思考や推測が可能となる。

❻エリクソンの理論（P.185図1）をもとに自我発達をとらえ、子どもの発達課題と発達危機をアセスメントする。学童期は活動の場が広がり、学校や他の集団での仲間が重要他者となる。

PART 4 小児看護学実習の看護過程展開

2 | 発達的セルフケア要件

身体発育(体重・身長・頭囲・胸囲・生歯・大泉門の状態・二次性徴、視力・聴力など)

情報(S・O)	情報の解釈と分析(A)
O ●身長:132.5cm。 ●体重:30.5kg。 ●視力・聴力は正常(学校健診)。 ●初潮未。	●身長・体重は、学校保健統計調査の結果と比較すると9歳児の平均(133.4cm ± 6.09、29.9kg ± 5.79)の範囲内、ローレル指数131.1でバランスも標準である❼。感覚器は特に問題がなく、二次性徴の発現はみられない。

生育歴(妊娠中の異常・出生時の異常・在胎週数・出生時体重など)

情報(S・O)	情報の解釈と分析(A)
O ●妊娠中・出生時の異常は特になし。 ●在胎39週4日、2,900gで出生。 ●その後、発育の問題は指摘されたことがない。 ❹	●出生時以降、順調に発育しており、特に問題はみられない。

粗大運動(姿勢・移動など)❽❺

情報(S・O)	情報の解釈と分析(A)
O ●肢体の障がいはない。 ●学校へは徒歩で通学、学習塾やスイミングスクールには自転車を使って通っている。	●運動機能に障害はなく、日常生活上の活動は自力で行えており、身体バランスも維持できている。 ●年齢相応の運動機能をもっている。

微細運動(手指の動き・目と手の協調)❽❺

情報(S・O)	情報の解釈と分析(A)
O ●右利き。 ●学校生活での活動での制限はない。 ●家では食事の支度を手伝うこともある(野菜を切るなど)。	●通常の学校生活は問題なく送れており、調理の手伝いなども行っており、年齢相応の機能をもっている。

情緒(感情表現)

情報(S・O)	情報の解釈と分析(A)
O ●家族や親しい人に対しては喜怒哀楽を表現して会話ができる❻が、発作で苦しいとき、場合によっては表現が乏しくなることがある。	●関係の近い人には感情を表現できているが、病状や環境の変化による感情表現の変調が予測される。

アセスメントの根拠

❼学童の肥満・やせの評価にローレル指数を用いる。[体重(g)÷身長(cm)^3] × 10^4で求める。100未満でやせすぎ、160以上で肥満である。なお、乳幼児の場合はカウプ指数を用いる(P.124表3参照)。

❽粗大運動、微細運動のアセスメントは病室やベッドの選択など、入院環境の整備に活かす。加えて、点滴の部位など、処置やケアの方法選択の根拠にもなる。

情報理解のための基礎知識

❹小児の場合、生育歴が現症に影響していることもあり、情報収集が必要である。

❺乳幼児では発達評価テストの項目なども参考にして情報収集するとよい。

❻どのようなときに喜怒哀楽を表現しやすいのかなど、具体的な情報があるとよい。

言語（発語や表現・ことばの理解）❼

情報（S・O）	情報の解釈と分析（A）
O ●好きな科目：国語。 ●学習塾に通っている。	●年齢相応の言語能力があり、他者とのかかわりに問題はない。

認知（感覚・知的活動）

情報（S・O）	情報の解釈と分析（A）
S ●「入院はいやじゃないよ。前にもしたことがあるから。点滴もしたことあるから平気。でも学校に行けないのが嫌だな」	●これまでの入院経験に対する否定的な印象はもっていない様子である。受けた処置を覚えており、今後同じような体験への準備性もある。 ●学校に行けなくて嫌だと思っている気持ちをことばで表現しており、関係性の浅い医療者にも伝えることができている。また、入院と学校を休むこととの因果関係も理解できている❾。

社会性（対人関係・コミュニケーション）❽

情報（S・O）	情報の解釈と分析（A）
O ●学校や学習塾、スイミングスクールでの同級生や友だちとのつながりがある。 ●友だち関係での問題は特にない。 S ●「学校の友だちには喘息とは言っていない。体育とか休むときに『どうして？』って聞かれるから、『風邪をひきやすい体質だからお医者さんに休めって言われた』って言ってる」 ●「スイミングスクールでは同じ病気の子もいるから、いろいろ話すこともあるよ」	●学校と家庭以外でも社会と接点をもって生活し、各集団内での関係性も良好に維持している様子である。 ●同級生には疾患について話していないが、療養を続けていくうえでは、周囲が状況を知っていることも必要となる。同級生に知られることに対するAちゃんの気持ちを確認しながら❿、共有できる情報の範囲を決められるような援助が必要である。

3 健康逸脱に対するヘルスケア

疾患名

情報（S・O）	情報の解釈と分析（A）
O ●気管支喘息。	●気管支喘息は、気道の慢性アレルギー性炎症により気道過敏性が

情報理解のための基礎知識

❼会話のなかで、好んで使用する単語や表現、言い回しなど、具体的に情報を得ていく。子どもの表現方法を知ることは、子どもへの説明の内容やことばの選択に役立つ。

❽いずれはもとの社会に戻っていくことを考慮し、入院当初から退院後の生活をとらえた援助を考えるために、情報収集が必要である。

アセスメントの根拠

❾ピアジェの認知発達理論（P.124表2）をもとに考えることができる。

❿自身の状況や周囲の環境など、子どもがものごとをどのようにとらえているのかについて、具体的に考えていく。

生じ、リモデリングにより、さらなる気道過敏性の亢進を引き起こす。そこに何らかの誘因が加わる❶ことで、気道平滑筋の収縮・気道粘膜浮腫・気道分泌増加が生じ、気道狭窄が起こる。これにより、笛性喘鳴を伴う発作性の呼吸困難が起こり、喘息発作となる。

●治療は、薬物療法や環境整備により炎症を制御し改善し、発作が起こらない生活をすることをめざす。

❶発作を引き起こすアレルゲンのほか、発作の誘因となる危険因子として、受動喫煙、激しい運動、気候の変化、感染などが挙げられる。また薬物療法の実施が不十分なときや、精神的な安寧が損なわれたときなども発作が出現するおそれがある。

❷年齢や発達段階を踏まえると、子ども自身が療養を行っていけるようにする時期である。その後の症状コントロールの成功にもつながる。

❸急性増悪（発作）治療のための発作強度判定（P.135表6）と「小児喘息の重症度分類」（P.150表7）に症状を照らして判断する。

既往歴

情報（S・O）	情報の解釈と分析（A）
●なし	

現在の健康状態に関する情報（現病歴・症状・アレルギーなど）

情報（S・O）	情報の解釈と分析（A）
O ●乳児期から上気道感染を繰り返していたが、3歳3か月時に気管支喘息と診断された。以降、就学時まで秋〜冬にかけて中発作を起こして入院することがあった。 ●小学校入学後は小発作を繰り返し、クリニック受診や夜間救急外来受診で吸入治療を受けていた。 ●現在の治療は気管支拡張薬の内服（2回/日、朝・夕）と吸入ステロイド薬（2回/日、朝・夕）でコントロールを図っているが、ときどき忘れることがある。 ●○月△日（入院前日）の帰宅後から喘鳴が出現、夕食はいつもの1/3程度しか食べなかった。夕方の内服と吸入で「少し楽になった」ので、いつものとおり、入浴して就寝したが、入眠後は普段よりも咳嗽が多いことを母親は気にしていた。 ●○月△+1日（入院当日）夜中の2時すぎに咳嗽と喘鳴が強くなっていることに母親が気づき様子をみたところ、呼吸が苦しそうだったので、吸入ステロイド薬を使用したが症状が続いたため、3時ごろ救急外来を受診した。 ●救急外来ではSpO₂90％、酸素吸入、クロモグリク酸ナトリウムとβ₂刺激薬（ベネトリ	●季節性に発作を繰り返し、治療を受けている。就学前は入院することが多かったが、小学校入学後は小発作までで落ち着いていた。非発作時の薬物療法を受けているものの、実施忘れがあり、十分なコントロールに至っていない可能性がある。 ●コントロール方法の見直しや改善も視野に入れ、実施可能な方法を取り入れられるような援助が必要である。❷ ●自宅での薬物療法では症状がおさまらず外来受診となった。症状から発作の程度は中発作、発作の重症度は間欠型と判断できる。❸ ●発作の時期は秋〜冬にかかることが多いことから、アレルゲンのうち、ぶたくさが関与する場合が考えられる。今回帰宅後からの症状出現のため、ハウスダストの可能性もある。家庭環境の見直しも含め、非発作時のコントロール方

ン®)の吸入を行ったが、症状が改善せず、入院での治療となった。

- ●入院時のデータ
  - ▷ WBC[※4]（白血球）　9,900/μL
  - ▷ TP[※5]（総タンパク）　6.6g/dL
  - ▷ Na（ナトリウム）　141mEq/L
  - ▷ K（カリウム）　3.5mEq/L
  - ▷ Cl（クロール）　107mEq/L
  - ▷ CRP[※6]（C反応性タンパク）0.3mg/dL
- ●胸部X線検査：両肺野の透過性亢進。
- ●アレルゲン：ハウスダスト、スギ、ぶたくさ。

法を子どもや家族とともに再考していく。

情報理解のための基礎知識

❾子どもと家族への説明内容を確認するとともに、それらが同じかどうか、どのような表現で説明されたのかなどを把握する。
❿小児の場合、本人の健康状態把握のためだけでなく、院内感染予防や他患者の健康管理上からも必要な情報となる。さらに季節性の流行や地域での状況に関する情報などにも注意をはらっておく。

治療方針・治療内容

情報（S・O）	情報の解釈と分析（A）
S ●（母）「救急外来で医師から『症状が改善しないので入院して治療します。発作がないときのコントロール方法も見直しましょう』と言われています」❾	●救急外来で医師からコントロール方法の見直しについて話を聞いている。非発作時の療養生活について早期からのかかわりが必要となる。

感染症（予防接種歴・小児感染症罹患歴・感染症）❿

情報（S・O）	情報の解釈と分析（A）
O ●予防接種歴：BCG[※7]、ポリオ、麻疹、風疹、水痘、三種混合（DPT[※8]）。 ●小児感染症罹患歴：おたふくかぜ（流行性耳下腺炎）。	●感染症の流行情報は特になく、接種歴・罹患歴からも、現在問題となる状況は考えにくい。

表6　急性増悪（発作）のための発作強度判定　足立雄一，滝沢琢己，二村昌樹，藤澤隆夫 監修，日本小児アレルギー学会 作成：小児気管支喘息治療・管理ガイドライン2020．協和企画，東京，2020：149．より転載

			小発作	中発作	大発作	呼吸不全
主要所見	症状	興奮状況	平静		興奮	錯乱
		意識	清明		やや低下	低下
		会話	文で話す	句で区切る	一語区切り〜不能	不能
		起坐呼吸	横になれる	座位を好む	前かがみになる	
	身体所見	喘鳴	軽度		著明	減少または消失
		陥没呼吸	なし〜軽度		著明	
		チアノーゼ	なし		あり	
	SpO₂（室内気）[*1]		≧96%	92〜95%	≦91%	
参考所見	身体所見	呼気延長	呼気時間が吸気の2倍未満		呼気時間が吸気の2倍以上	
		呼吸数[*2]	正常〜軽度増加		増加	不定
	PEF	（吸入前）	＞60%	30〜60%	＜30%	測定不能
		（吸入後）	＞80%	50〜80%	＜50%	測定不能
	PaCO₂		＜41mmHg		41〜60mmHg	＞60mmHg

主要所見のうち最も重度のもので発作強度を判定する
＊1：SpO₂の判定にあたっては、肺炎など他にSpO₂低下を来す疾患の合併に注意する。
＊2：年齢別標準呼吸数（回／分）
　　　0〜1歳：30〜60　　　1〜3歳：20〜40　　　3〜6歳：20〜30　　　6〜15歳：15〜30　　　15歳〜：10〜30

PART
4
小児看護学実習の看護過程展開

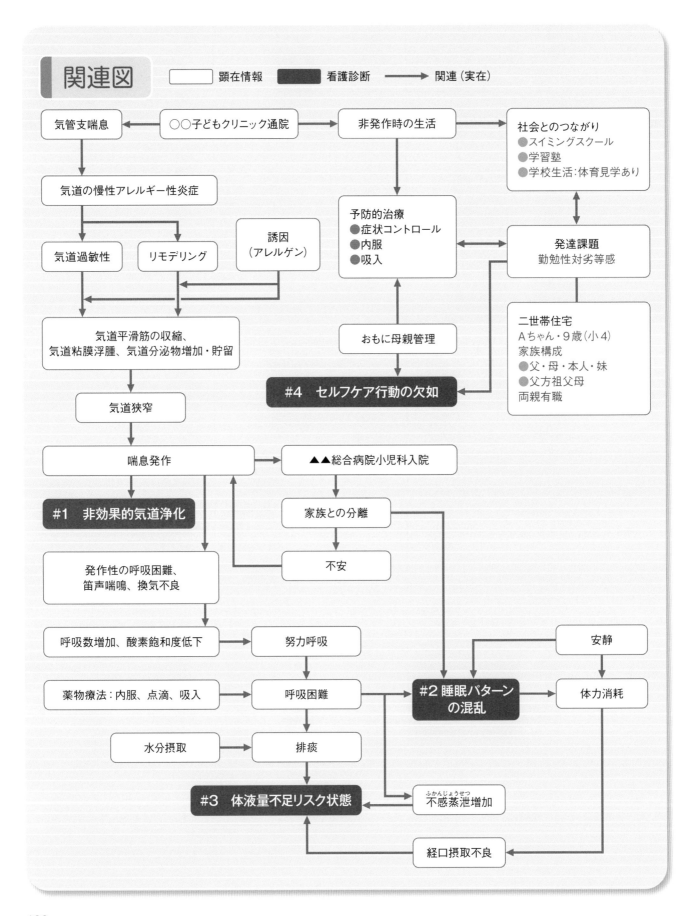

関連図

凡例:
- □ 顕在情報
- ■ 看護診断
- —→ 関連（実在）

- 気管支喘息 ←— ○○子どもクリニック通院 —→ 非発作時の生活 —→ 社会とのつながり
  - ●スイミングスクール
  - ●学習塾
  - ●学校生活：体育見学あり

- 気管支喘息 → 気道の慢性アレルギー性炎症 → 気道過敏性／リモデリング
- 誘因（アレルゲン）
- 気道平滑筋の収縮、気道粘膜浮腫、気道分泌物増加・貯留 → 気道狭窄

- 非発作時の生活 → 予防的治療
  - ●症状コントロール
  - ●内服
  - ●吸入

- 発達課題 勤勉性対劣等感
- おもに母親管理
- #4 セルフケア行動の欠如
- 二世帯住宅 Aちゃん・9歳（小4）家族構成
  - ●父・母・本人・妹
  - ●父方祖父母
  - 両親有職

- 気道狭窄 → 喘息発作 → ▲▲総合病院小児科入院 → 家族との分離 → 不安
- #1 非効果的気道浄化
- 発作性の呼吸困難、笛声喘鳴、換気不良
- 呼吸数増加、酸素飽和度低下 → 努力呼吸
- 薬物療法：内服、点滴、吸入 → 呼吸困難
- #2 睡眠パターンの混乱
- 安静 → 体力消耗
- 水分摂取 → 排痰
- #3 体液量不足リスク状態
- 不感蒸泄（ふかんじょうせつ）増加
- 経口摂取不良

看護診断リスト

日付	No.	看護診断
○ / ●	＃1	気管支平滑筋の収縮、気道粘膜の浮腫による喘息発作に関連した非効果的気道浄化[*1]
○ / ●	＃2	喘息発作に関連した睡眠パターンの混乱
○ / ●	＃3	喘息発作による経口摂取困難の持続と不感蒸泄に関連した体液量不足リスク状態[*2]
○ / ●	＃4	非発作時のコントロールにおける、発達段階に見合ったセルフケア行動の欠如

＊1定義：きれいな気道を維持するために、分泌物または閉塞物を気道から取り除く力が低下した状態
＊2定義：血管内液・組織間液・細胞内液のすべて、またはいずれかが減少しやすく、健康を損なうおそれのある状態

優先順位の根拠

　マズローの欲求階層などを参考に、生命の維持に直結する急性期症状がある場合、症状の悪化を防ぎ、健康状態を改善することを最優先とし、症状による苦痛の軽減を目指していく。慢性疾患の場合、症状が起こらない良好なコントロール状態が維持できることも必要となるが、一定の健康状態まで回復してからのかかわりとなる。

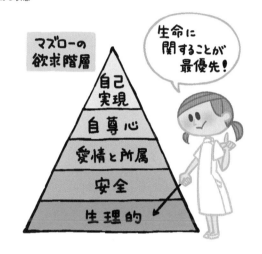

看護計画

看護診断 ＃1	気管支平滑筋の収縮、気道粘膜の浮腫による喘息発作に関連した非効果的気道浄化

期待される結果

＜長期目標＞
1. 呼吸状態が安定し、非発作時と同じ生活に戻ることができる。❶
＜短期目標＞
1. 発作がおさまる。
2. 呼吸数が正常範囲内になる。
3. 努力呼吸がない。
4. 酸素飽和度が96％以上に保てる。

計画の根拠・留意点

❶急性期症状が続くことは生命の危機につながるとともに患者の苦痛に直結している。また、さまざまな活動の妨げになる。

看護計画

子どもの行動❷

1. 症状などの身体状況を医療者に伝えることができる。
●自覚する症状を伝えることができる。
●苦しいときに医療者を呼ぶことができる。
2. 発作時の対応がわかる（水分を摂る、痰を出す、楽な体位をとる、腹式呼吸をする、吸入や内服を行う）。
3. 酸素吸入が受けられる。
4. 家族や医療者の支援を受けながら、発作時の対応ができる。
●水分が摂取できる。
●効果的に排痰ができる。
●楽な体位がとれる。
●腹式呼吸で呼吸を整えられる。
●気管支拡張薬の吸入を受けられる。
●内服ができる。

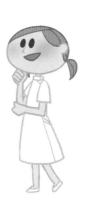

親の行動

1. 発作時の子どもの対応を支援できる。
2. 子どもが安心できるようにそばにいられる。
3. 子どもの状態の変化を医療者に伝えられる。

看護師の行動

1. 発作の程度を判断する。
2. 子どもの状態を観察できる（バイタルサイン測定、酸素飽和度測定）。
3. 子どもが発作時の対応を自らとれるよう支援する。
4. 子どもの状態に見合った治療の必要性を判断できる。
5. 子どもの状態を他の医療者と共有し迅速に援助ができる。
6. 緊急時に対応可能な準備ができる。
7. 病室の温度・湿度を適切に保てる。
8. 治療の効果を評価できる。

❷喘息発作時に必要な対応について、できるだけ子ども自身が行えることをめざし、不足している部分を親や看護師が補う。

| 看護診断 #2 | 喘息発作に関連した睡眠パターンの混乱 |

期待される結果

<長期目標>
1. 健康時の休息と活動のバランスが取り戻せる。

<短期目標>
1. 夜間に十分な睡眠がとれる。
2. 日中に適切な負荷の活動ができる。 ❸

看護計画

子どもの行動

1. 眠りやすい姿勢がとれる。 ❹
2. 十分な時間の睡眠がとれる。
3. 睡眠に適した寝衣・寝具が選択できる。
4. 日中はベッド上で可能な学習や遊びができる。 ❺
5. 睡眠導入に必要な行動がとれる（排尿や歯磨き）。
6. 自身の身体状態や気持ちを伝えられる。
7. 習慣化している入眠前の行動がとれる。

親の行動

1. 面会時に子どもとともに過ごせる。
2. ベッド上で可能な学習や遊びの支援ができる。 ❻
3. 声かけや支持的なかかわりで、子ども自身が行動できるようにはたらきかけることができる。

看護師の行動

1. 必要な睡眠環境が提供できる。
2. 睡眠状態を評価し、要因を取り除くことができる。
3. 日中の活動内容を評価する。 ❼
4. ベッド上で可能な学習や遊びの支援ができる。
5. 処置・ケアの時間を子どもの生活リズムに合わせて調整できる。

看護診断
#3 | 喘息発作による経口摂取困難の
持続と不感蒸泄に関連した体液量不足リスク状態

期待される結果

<長期目標>
1. 脱水の徴候と症状がみられない。
<短期目標>
1. 水分摂取の必要性がわかる。
2. 必要量の水分摂取ができる。
3. 尿量が維持できる。

計画の根拠・留意点

❸体力の消耗を最小限にし、症状の回復につなげられる具体的な行動目標を設定する。

❹安楽な体位をとり呼吸困難を軽減することで睡眠をとりやすくする。

❺病状に合わせた日中の適切な活動は、ストレスの低減にもつながる。

❻面会時に親と過ごす時間が、1人で過ごすときの安心感や安寧にも影響する。

❼活動と睡眠状態を評価することで、具体的な調整方法を見出す。

看護計画

子どもの行動

1. 水分摂取の必要性が理解できる。
2. 水分が摂取できる。
3. 水分摂取量を伝えることができる。

親の行動

1. 水分摂取の状況が把握できる。
2. 必要時に水分摂取を促すことができる。

看護師の行動

1. 必要なデータから子どもの状態を把握できる。
2. バイタルサインを測定し、脱水の徴候を把握できる。
3. 皮膚や粘膜の状態を観察し、脱水の徴候を早期に発見できる。
4. 水分出納を把握し、バランス維持の管理ができる。
5. 水分摂取の必要性を子どもが理解できるように説明する。
7. 水分摂取量が子ども自身で記録できるようにベッドサイドに用意できる。

看護診断 #4	非発作時のコントロールにおける、発達段階に見合った セルフケア行動の欠如❾

期待される結果

＜長期目標＞
1. 日常生活において喘息発作を予防するための自己管理が継続できる。
2. 症状の治療を目的とした受診がなくなる。

＜短期目標＞
1. 非発作時の自己管理の必要性を理解し、実行できる。
2. 非発作時の薬物療法が実行できる。
3. 発作の誘因を避けた生活ができる。

看護計画

子どもの行動❿

1. 発作時に周囲の大人に苦しいことが伝えられる。
2. 発作の誘因がわかる。
3. 発作を誘発しない生活環境がわかる。
4. 発作時と非発作時の体の状態の違いがわかる。
5. 家族とともに、発作を誘発しない家庭内環境が整えられる（自室の片付け・掃除）。

計画の根拠・留意点

❽脱水により頻脈や頻呼吸が出現する。ツルゴールの低下の有無、毛細血管再充填時間（CRT）を判断の根拠とする（P.125表5）。

❾急性期症状が落ち着いたら、退院後の生活における症状コントロールに関する援助を早期から行えるようにする。

❿退院後の非発作時生活で行う必要があることを考えていくとよい。

6.　スイミングスクールに通い続ける。

7.　必要時、自身の状態を友だちに伝えることができる。

8.　発作時に指示どおりの吸入・内服ができる。

9.　ピークフローを測定し記録できる。

10.　家族とともにピークフロー値を評価できる。

11.　学校で担任や養護教諭に体調を伝えることができる。

親の行動

1.　発作を誘発しない家庭内環境が整えられる。

2.　子どもの予防行動を確認できる。

3.　子どもが自己管理できるようにはたらきかける。

4.　発作時の子どもの状態を判断できる。

5.　子どもが発作時に指示どおりの吸入・内服ができるようにはたらきかける（見守りや声かけ）。

6.　受診のタイミングがわかる。

7.　学校生活管理指導表などを用いて、学校（担任・養護教諭）と必要な情報を共有できる。

8.　子どもとともにピークフロー値を評価できる。

看護師の行動

1.　自己管理の助けとなる資材の導入方法をいっしょに考える（喘息日誌、学校生活管理指導表など）。

2.　発作を誘発しない家庭内環境を子ども・家族とともに考える。

3.　子どもの予防行動を確認できる。

4.　子どもとともにピークフロー値を評価できる。

5.　子どもが自己管理できるようにはたらきかける。

6.　親が発作時の子どもの状態を判断できるようにはたらきかける。

7.　子どもが発作時の指示通りの吸入・内服ができるようにはたらきかける。

8.　親が子どもの受診のタイミングがわかるようにはたらきかける。

9.　学校生活管理指導表などを用いて、学校（担任・養護教諭）と必要な情報を共有できる。

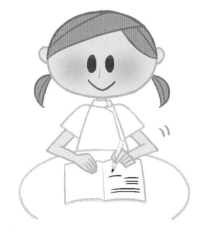

実施・評価

看護診断 #1	気管支平滑筋の収縮、気道粘膜の浮腫による喘息発作に関連した非効果的気道浄化

○月△＋1日（入院1日目）

実施計画	実施内容	評価
1観察 ●バイタルサイン測定 ●酸素飽和度測定 ●呼吸状態や姿勢 ●子どもの状態	●バイタルサイン・酸素飽和度を測定した。 ●体位の確認、努力呼吸の有無を観察した。 ●今よりも苦しくなったら、ナースコールを押すように伝えた。	O ●呼吸は狭窄音あり、呼吸音も小さい。 ●湿性咳嗽が断続的にあり、起座位で肩呼吸がみられる。 ●声かけには単語で応えられるが、自分からは話を始めることはない。 S 「ちょっと苦しい」 O ●体温37.3℃、脈拍120回/分、呼吸42回/分、酸素飽和度95％（酸素吸入2L/分40％） ●起座位や枕を抱えて寄りかかる体位をとっていることが多い。 ●昼食は1/3程度摂取。 A ●酸素吸入中であるが、酸素飽和度は低く、脈拍・呼吸ともに速い状態である。十分な換気が維持できておらず、呼吸状態は不安定である。 ●努力呼吸をしているが、「ちょっと苦しい」としか表現していない。自覚症状を的確に表現できていない可能性もあるため、身体状況の観察により状態の変化を見きわめる必要がある。**❶** ●子どもの「ちょっと」がどの程度を表しているのかを確認し、より的確な表現で伝えられるように、子どもとともに考えていく。
2子どもが発作時の対応を自らとれるよう支援する。	●適宜、声かけをしながら、水分摂取と排痰が行えるように援助した。 ●指示どおりの吸入や内服ができるように援助した。 ●少しでも苦しくなったら「ナースコールで人を呼ぶ」行動をとることを子どもとともに確認した。	O ●起床時から昼食までに数回に分けて200mL水分摂取し排痰できていた。 ●咳嗽が頻発しているときには声かけをしてコップを手元近くに置くことで水分摂取できていた。 ●準備された薬を確実に内服することができていた。 ●吸入時に呼吸が浅くなるときがあるため、そばに付き添って大きく息を吸うように声かけをすることで効果が上がるようにした。 ●吸入前後で呼吸音を確認し、エア入りがよくなっていることを確認した。

実施・評価の視点

❶子どもの自覚する症状と客観的なデータが示す症状とが一致しないことがあるが、子どもが嘘をついているわけではない。発達段階によっては、自覚症状をうまくことばで表現できないこともあり、これまで経験したことのない感覚の場合、あいまいな表現になることもある。観察によって十分なデータを得ることにより、状態の悪化を防げるようにする。

●少しでも苦しいときはどうする？と質問すると本人はナースコールを指して、「これを押して呼ぶ」と答えることができていた。

A ●おおむね自ら水分摂取と排痰ができているが、咳嗽が重積することで体の動きが制限されることがある。1人では難しいときには声かけや、補足的な援助をしていく必要がある。
●内服や吸入は自身で行えるが、より治療の効果を上げるために、吸入時は付き添って呼吸を促すことで効果を上げることができた。そばで声かけすることで吸入に集中することができるため、支持的にかかわっていく。❷

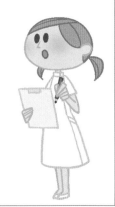

○月△＋3日（入院3日目）

実施計画	実施内容	評価
1観察 ●バイタルサイン測定 ●酸素飽和度測定 ●呼吸状態や姿勢 ●子どもの状態	●バイタルサイン・酸素飽和度を測定した。 ●体位の確認、努力呼吸の有無を観察した。 ●今よりも苦しくなったら、ナースコールを押すように伝えた。	O ●体温36.8℃、脈拍80回/分、呼吸30回/分、酸素飽和度97％（空気下）。 S ●「全然苦しくないよ」「退屈だな」 O ●話し続けると咳嗽が出現するが、重積はない。努力呼吸はない。 ●ベッドは30度程度ベッドアップしている。 ●自力で自由にベッド上を動いている。 A ●酸素を使用せず酸素飽和度は97％維持できている。脈拍は正常範囲内であるが、呼吸はまだ速い。 ●酸素を使用せずに酸素飽和度が97％維持できており、努力呼吸もみられなくなった。発作もみられず、本人も苦しくない様子である。短期目標の2以外は達成できているが、ベッド上安静でのデータであり、呼吸数で代償している状態でもある。今後、回復に伴う活動レベルの上昇による状態の変化に注意していく必要がある。❸ ●苦しいときにナースコールできるかどうか確認していく。

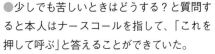

実施・評価の視点

❷子どもがセルフケア能力を最大限に発揮できるように支援するが、疾患による症状がある場合、普段よりも能力が一時的に低下していることが多い。必要なケアの程度を見きわめてかかわることが求められる。普段できていることができないことで子どもの意欲が低下したり、劣等感を抱いたりしないようなかかわりも求められる。

❸評価時には、目標の達成具合について確認する必要があるが、単に達成できているかどうかだけでなく、どのような条件での達成かを見きわめていく。

実施計画	実施内容	評価
2 面会時の親のかかわりにより、子どもが安心できるようにサポートする。	●面会時の親子の様子を確認した。 ●親がいないときの子どもの様子を家族に伝えた。 ●面会時間を有意義に過ごせるように整えた。	O ●本日、母親は13時から面会、仕事は休暇をとったとのこと。 ●面会時のAちゃんは明るい表情で母親と会話している。 ●会話が続くと咳嗽が出現するため、母親がときどき制しながら接している。 A ●表情や会話の多さから、母親との面会時間はAちゃんの安寧につながったことがわかる**❹**。話をすることで呼吸が不安定になりやすい状態が続くが、母親は子どもの状態を判断して会話の調子をコントロールできているようである。面会時間を楽しく過ごせたことが、それ以外の時間の安寧につなげられるような援助が必要である。また、仕事をもつ母親が今後どのように面会時間をつくれるのか確認し、面会時間が確保できるような調整をしていく。

看護診断 #2	喘息発作に関連した睡眠パターンの混乱

○月△＋2日（入院2日目）

実施計画	実施内容	評価
1 前夜の睡眠状況を確認する。 **2** 日中の活動状況を把握し、適切な活動ができるようにする。	●前夜の睡眠状況を本人から聞き、カルテからの情報も確認した。 ●ベッド上でできる静的な遊びを提案した。	S ●「あんまり眠れなかった」 O ●夜間は閉眼しているものの、湿性咳嗽とともに覚醒していた。 ●夜間ファウラー位。 S ●「ビデオ見たい」 O ●日中ファウラー位で過ごし、ときどきうとうとしている。 ●本やボードゲームをベッドサイドに持参したが、いらないとのこと。 A ●夜間はファウラー位で入眠していたが、ほとんど眠れていなかった様子で、日中もうとうとしており、活動と休息のバランスが乱れている**❺**。日中もボードゲームなどを勧めたもののやる気にならず、ビデオ鑑賞を選択したことから、受動的な活動ができる程度の状態と判断でき、それ以上の活動を進められる段階ではないと考える。日中・夜間ともにAちゃんが休息できる環境を整え安静を維持で

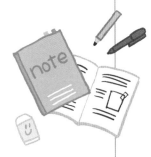

実施・評価の視点

❹ どのような内容の話をしていたのかなども記録に残せるようにするが、実際にその場にいない場合でも、後で聞いてみるとよい。家族と過ごす時間は、子どもの精神的な安定をもたらし、治療に取り組む気持ちにも影響する。面会の前後の変化をとらえ、面会時間のもち方など、家族とともに調整しながら、親の行動・看護師の行動を修正していく。

❺ 実習で子どもにかかわるのは日中に限られ、夜間に直接かかわることはないだろう。直接かかわらない時間帯のことであっても、必要であれば問題を抽出してかかわるようにする。例えば夜間の睡眠の問題であっても、日中の過ごし方が影響することを考え、子どもの1日を通した生活や環境を整えることが必要である。

きるようにする❺。

○月△＋3日（入院3日目）

実施計画	実施内容	評価
1前夜の睡眠状況を確認する。 **2**日中の活動状況を把握し、適切な活動ができるようにする。	●前夜の睡眠状況を本人から聞き、カルテからの情報も確認した。 ●ベッド上でできる静的な遊びを用意し、Ａちゃんの希望に合わせて提供した。❻	S ●「眠れたよ」「昨日よりも楽だった」 O ●夜間はときどき湿性咳嗽があり覚醒するが、入眠していた時間帯は長かった。 S ●「全然苦しくないよ」「退屈だな」 O ●話し続けると咳嗽が出現するが、重積はない。努力呼吸はない。 ●ベッドは30度程度ベッドアップしている。ベッドに背をつけて座っている。 ●ベッド上では自力で体位を変えている。 ●ボードゲームを勧めると「やりたい」と話し、昼食までの1時間、休憩しながら遊んだ。 A ●前日よりも体が楽になった様子でベッド上では体位を自由に変えている。前日よりもベッドアップの角度は上がっているが、ベッドから背を離して座ることはなかった。「苦しくない」と話しているが負荷をかけずに過ごしている。本人の自覚と客観的な指標とのズレを踏まえて状態の評価をしていく。❼ ●前日よりも日中の活動量は上がっており、このまま状態の安定を図りながら休息とのバランスをとっていく。

看護診断 ＃3 喘息発作による経口摂取困難の持続と不感蒸泄に関連した体液量不足リスク状態

○月△＋2日（入院2日目）

実施計画	実施内容	評価
1バイタルサインを測定し、脱水の徴候を把握できる。 **2**皮膚や粘膜の状態を観察し、脱水の徴候を早期に発見できる。 **3**水分出納を把握し、バランス維持の管理ができる。	●バイタルサインを測定した。 ●皮膚や粘膜の状態や口渇の有無を確認した。 ●飲水量の確認をしながら、必要時には飲水を促した。 ●食事量を確認した。	O ●体温：37.0℃、脈拍90回/分、呼吸30回/分、酸素飽和度95％（酸素吸入1L/分40％） S ●「あまり喉は乾いてない」「飲まないといけないのは知ってる」 O ●食事量：朝1/2程度、昼2/3程度。 ●起床から昼食時までの飲水量：200mL。 ●排尿1回。 ●皮膚の乾燥はなくツルゴールの低下なし。 A ●水分は食事時のほかに適宜摂取できてい

実施・評価の視点

❻状態に合わせて、活動の程度を変え、子どもの希望も踏まえて活動の内容を考えるとよい。

❼子どもは楽しいことに夢中になりすぎて症状をコントロールできなくなることがある。苦しいと感じていても遊びを中断したくなくて自覚している症状を訴えないことがあることにも注意しておく。

る。水分摂取の必要性はわかっているようだが、口渇の自覚がないため、訪室ごとに確認しながら声かけをしていく必要がある。❽
食事摂取量は徐々に増えているが、普段の摂取量には及んでいない。体温は下がってきているが、脈拍・呼吸数は正常範囲から逸脱しており、代謝と不感蒸泄が高い状態である。引き続き脱水徴候の早期発見に努める。
●必要性はわかっていることから、見えるところに水分を用意して手に取りやすくするなど工夫して、本人のできることを増やしていく。

実施・評価の視点

❽必要性は理解していても、病状や状況によっては、実際の行動にならないことがあるため、親や医療者が代償することになる。
❾具体的な行動の内容を示すことにより、子どもの目標が達成できるようにしていく。

○月△＋3日（入院3日目）

実施計画	実施内容	評価
❶バイタルサインを測定し、脱水の徴候を把握できる。 ❷皮膚や粘膜の状態を観察し、脱水の徴候を早期に発見できる。 ❸水分出納を把握し、バランス維持の管理ができる。 ❹水分摂取量が子ども自身で記録できるようにベッドサイドに用意できる。	●バイタルサインを測定した。 ●皮膚や粘膜の状態や口渇の有無を確認した。 ●飲水量の確認をしながら、必要時には飲水を促した。 ●食事量を確認した。 ●Aちゃん自身で食事摂取量と飲水量が記録できる表をベッドサイドに用意した。	O ●体温36.8℃、脈拍80回/分、呼吸30回/分、酸素飽和度97％（空気下）。 ●食事量：朝2/3程度、昼全量、夕2/3程度。 ●起床から昼食時までの飲水量：300mL。 ●食事や飲水量とその時間が書けるような表を用意して記録方法を説明した。 ●1回そばで説明しながら記録した後は、Aちゃんが自ら記録していた。 S ●「飲んだらこれに数字を書くの？」 A ●酸素が中止になったがバイタルサインはほぼ昨日と同様であることから、状態が安定しつつあるが、正常値からの逸脱は続いている。食事摂取量も増えており、普段の状態に近づきつつあると考えられる。Aちゃん自身が記録する表は1回説明しながら記録することで理解でき、自分でできることに興味をもった様子がみられた❾。記録によって自身の摂取量が把握できるようにするという目的に焦点を置いてかかわるようにしていく。

看護診断 #4	非発作時のコントロールにおける、発達段階に見合ったセルフケア行動の欠如

○月△＋4日（入院4日目）

実施計画	実施内容	評価
1これまでの非発作時のコントロール方法について、Aちゃんと母親に確認する。 **2**非発作時のコントロール方法について、Aちゃんと母親とともに考える（面会時間）。	●面会時にAちゃんと母親それぞれからこれまでの非発作時のコントロール方法について話を聞いた。 ●症状コントロールのために今後Aちゃん自身が行うこと、家族が担うことについて確認し、実施可能な方法をいっしょに考えた。	S ●「お母さんに言われなくてもするってこと？ できるかな？」 　●（母）「どうしたらAも私も忘れずにできるでしょうね」「カレンダーに○付けしたらできそうかな？」 O ●チェック表の使用などを提案すると母親からカレンダーに○を付けていく方法が示された。 S ●「お薬飲んだら○付けるの？ Aの好きなカレンダーでやってもいいの？ だったらやる」 O ●退院後は、Aちゃんが自分で内服・吸入を行い、カレンダーに○を付けること、○が付いていないときには母親が声をかけ、実施したら△を付けることとなった。 　●最初は△の日があってもよいが、徐々に減って最終的に全部○になるようにすることをめざすことにした。 A ●<u>子ども自身が実施する方法を母子がいっしょに話し合いながら具体案を決めることができた</u>❿。成果が見える形にしたことで、実施漏れが防げるだけでなく、本人の励みにもなり、達成感を感じながら実施できると考える。さらに、最初から完璧にできるようになることをめざすのではなく、徐々にできるようになるように目標設定することで、劣等感を持たずに実施できると考える。 　●すべて○にできる具体的な期日の設定や外来受診時の評価方法などを再検討する。

実施・評価の視点

❿退院後も続けていく必要がある内容の場合、子どもだけでなく家族もいっしょに実現可能な方法を考えていけるようにする。医療者がよいと考える方法がその子どもと家族に合っているとは限らない。さまざまな提案をしながらも、あくまで子どもを主体にいっしょに考えていく姿勢をもつ。

退院後の家庭での実施内容は、外来通院時に評価することになる。外来部門やクリニックへの連絡、ケアの継続依頼など連携を行っていく。

サマリー(看護要約)

#1 気管支平滑筋の収縮、気道粘膜の浮腫による喘息発作に関連した非効果的気道浄化

実施内容	評価	自己評価
●入院1日目〜3日目は、バイタルサイン・酸素飽和度の測定、および体位の確認、努力呼吸の有無を観察し、状態を把握した。Aちゃんには今よりも苦しくなったら、ナースコールを押すように伝え、ナースコールを手元に用意した。本人が押せることも確認した。必要に応じて声かけをすることで、効果的な薬物療法、水分摂取と排痰が行えるように援助した。	●酸素使用の有無や身体状態をみながらバイタルサインを測定し、全身状態の把握を行った。発作はなく、酸素飽和度は96%以上に維持できるようになり、努力呼吸もみられなくなった。これらの短期目標は達成できたが、呼吸数は正常値を逸脱したままであった。より楽に呼吸できるような体位や環境を整えられるような援助を追加する必要がある。また、呼吸困難の自覚があまり表現されないため、観察により状態の把握に努めた。今後は、客観的な数値と自覚症状の程度に大きなずれを生じないようにする必要がある。子どもの理解に向けたかかわりも追加する必要がある。 ●吸入時に付き添い呼吸を促す、水分摂取を促す声かけを行い、排痰時のタイミングや労<ruby>労<rt>ねぎら</rt></ruby>いのことばをかけることで、適切な水分摂取と排痰が行えた。	●観察と支持的なかかわりにより呼吸状態の悪化を防ぐことができたと考える。子どもの状態の変化が思った以上に早く、援助方法の修正が追いつかず、日々同じような援助になってしまった。先を予測したケアの組み立てが必要だった。
●入院3日目には、面会時の親子の様子を確認するとともに、親がいないときの子どもの様子を家族に伝えるようにした。さらに、面会時間を有意義に過ごせるようにベッドサイドの環境を整えた。	●面会時の母親のかかわりにより、子どもに安寧をもたらすことができた。母親の短期目標は達成できた。 ●今後、面会時間の調整の必要性を再評価し、面会時間が確保できるよう調整をしたうえで再評価していく。	●面会時間に子どもと母親との時間だけでなく、看護学生を含めた三者での時間をつくることで、子どもの状態を共有できたことはよかったと考える。母親の仕事の都合を考えるのが遅くなり、仕事後に面会に来ることを想定した計画への修正が不十分であった。

#2 喘息発作に関連した睡眠パターンの混乱

実施内容	評価	自己評価
●入院2日目は、前夜の睡眠状況を本人から聞き、カルテからの情報も確認したうえで、日中はベッド上でできる静的な遊びの提供を考えた	●呼吸が安定しておらず、昼夜ともに安静が維持できる環境の提供が必要であった。2日目は1つの遊びしか考えておらず、子どもの状況に合った選択ではなかったため	●記録の情報や本人からの話を聞いて情報収集したが、夜間のAちゃんの様子を実際にみることができないなかで日中の計画を考えるのは難しかった。

が、Aちゃんの希望でビデオ鑑賞になった。 ●入院3日目も、前夜の睡眠状況を本人から聞き、カルテからの情報も確認した。ベッド上でできる静的な遊びを複数用意しておき、Aちゃんの希望に合わせて提供できるようにした。状態が前日よりもよいと判断し、ボードゲームを勧めたところ、本人の希望もあったため実施した。	提供することができなかった。3日目には想定される状況をいくつか考えて選択肢を準備したうえで提示することで、本人の状態や希望に合った活動が行えた。活動時の全身状態を観察しながら活動時間の調整を行うことで呼吸への負担をかけずに過ごすことができた。 ●客観的データが示す呼吸状態と比べて自覚する症状が軽いことで状態の悪化を招くおそれがあるため、食い違いが起こらないような援助について具体的に目標を挙げ修正していく。	●1日の生活のなかで1つの活動が他の活動にどのように影響するか、また、身体状態がどのように変化するかを考えることの重要性が理解できた。

#3   喘息発作による経口摂取困難の持続と不感蒸泄に関連した体液量不足リスク状態

実施内容	評価	自己評価
●バイタルサインの測定、皮膚や粘膜の状態や口渇の有無を確認し、脱水徴候の早期発見に努めた。飲水量の確認をしながら、必要時には飲水を促し、食事量を確認した。	●Aちゃんは水分摂取の必要性はわかっていたため、この目標設定は適切ではなかった。水分摂取もほぼ自立してできているため、支持的なかかわりを続けていくとよいと考える。 ●バイタルサインや全身状態からは顕著な脱水徴候は認められなかったが、脈拍数と呼吸数は正常値をやや逸脱した状態が続いていた。喘息による不十分な換気状態が続いており、摂取量の確認と脱水の早期発見に引き続き努めていく。	●早期発見のような予防的な援助については、評価の指標を設定しづらく、援助内容が妥当かどうかわからなかった。水分量や食事量、バイタルサイン値の具体的な値を目標として設定したほうがよかったように思った。 ●子ども自身が何をすればいいのかわかるように具体的に示すことが大切だとわかった。
●入院3日目には、水分摂取量が子ども自身で記録できるようにベッドサイドに用意した。	●Aちゃん自身が記録する表は1回説明しながら記録することで理解でき、自分でできることに興味をもった様子がみられたため、続けることで自身の状況が把握できると考える。 ●面会時に母親にも説明を行い、支持的なかかわりを依頼することを加える。	●Aちゃん自身が視覚的に確認できることをめざして表の使用を考えた。全身状態をみながら3日目から導入したタイミングは、本人への負担がなくよかったと思う。

#4   非発作時のコントロールにおける、発達段階に見合ったセルフケア行動の欠如

実施内容	評価	自己評価
●入院4日目の面会時にAちゃんと母親それぞれからこれまでの非発作	●入院前は母親の声かけで内服や吸入を行っていた。母親も声かけを忘れて実施が	●家庭での生活の様子がとらえにくく、退院後の生活に向けた計画は、ど

PART
4
小児看護学実習の看護過程展開

x

時のコントロール方法について話を聞き、セルフケアの状態を把握した。それを踏まえて、症状コントロールのために今後Aちゃん自身が行うこと、家族が担うことについて確認し、実施可能な方法をいっしょに考えた。

漏れることもあった。子どもの年齢からも自己管理に移行していけると考え、実施可能な方法をいっしょに考えた。いくつかの案を提案するなかで、母子で結論を出すことができた（カレンダーに○をつける方法）。視覚的に成果がわかる方法をとることで実施忘れが避けられるだけでなく、本人も達成感を得ながら実施できることが期待される。短期目標の「非発作時の自己管理の必要性を理解し、実行できる」「非発作時の薬物療法が実行できる」に向かうための準備ができたと評価する。実際にできたかどうか、今後の評価方法について再検討する。

こまで実施できるのか考えるのが難しかった。さらに、実施後の評価について誰がいつ行うかなどの設定ができなかった。医療者間や医療機関同士の連携の視点が不足していた。

表7 小児喘息の重症度分類

症状のみによる重症度 （見かけ上の重症度）＼治療ステップ	現在の治療ステップを考慮した重症度（真の重症度）			
	治療ステップ1	治療ステップ2	治療ステップ3	治療ステップ4
間欠型 ●年に数回、季節性に咳嗽、軽度呼気性喘鳴が出現する。 ●時に呼吸困難を伴うが、短時間作用性β2刺激薬頓用で短期間で症状が改善し、持続しない。	間欠型	軽症持続型	中等症持続	重症持続型
軽症持続型 ●咳嗽、軽度呼気性喘鳴が1回/月以上、1回/週未満。 ●時に呼吸困難を伴うが、持続は短く、日常生活が障害されることは少ない。	軽症持続型	中等症持続型	重症持続型	重症持続型
中等症持続型 ●咳嗽、軽度呼気性喘鳴が1回/週以上。毎日は持続しない。 ●時に中・大発作となり日常生活や睡眠が障害されることがある。	中等症持続型	重症持続型	重症持続型	最重症持続型
重症持続型 ●咳嗽、呼気性喘鳴が毎日持続する。 ●週に1～2回、中・大発作となり日常生活や睡眠が障害される。	重症持続型	重症持続型	重症持続型	最重症持続型

※治療ステップ1は重症度が間欠型に該当する治療、治療ステップ2は重症度が軽症持続型に相当する場合に該当する治療、治療ステップ3は重症度が中等症持続型に相当する場合に該当する治療、治療ステップ4は重症度が重症持続型に相当する場合に該当する治療である。
足立雄一，滝沢琢己，二村昌樹，藤澤隆夫 監修，一般社団法人日本小児アレルギー学会 作成：小児気管支喘息治療・管理ガイドライン2020．協和企画，東京，2020：38．より転載

<略語一覧>
※1【CRT】capillary refilling time
※2【BUN】blood urea nitrogen：血液尿素窒素
※3【SpO₂】pacutaneous oxygen saturation：経皮的動脈血酸素飽和度
※4【WBC】white blood cell (count)
※5【TP】total protein
※6【CRP】C reactive protein
※7【BCG】bacillus Calmette Guérin：カルメット-ゲラン杆菌，ヒト型結核菌弱毒化株
※8【DPT】diphtheria and tetanus toxoids and pertussis vaccine：ジフテリア-破傷風-百日咳3種混合ワクチン。2012年11月からDPT-IPV（ジフテリア-破傷風-百日咳-不活化ポリオ）の4種混合ワクチンの定期接種となっている。

<参考文献>
1. ドロセア E. オレム 著，小野寺杜紀 訳：オレム 看護論 看護実践における基本概念 第4版. 医学書院，東京，2005.
2. 日本小児アレルギー学会 著：小児気管支喘息治療・管理ガイドライン2020. 協和企画，東京，2020.
3. 奈良間美保，丸光恵，堀妙子 他：系統看護学講座 専門分野Ⅱ 小児看護学① 小児看護学概論 小児臨床看護総論 第14版. 医学書院，東京，2020.
4. 奈良間美保，丸光恵，西野郁子 他：系統看護学講座 専門分野Ⅱ 小児看護学② 小児臨床看護各論 第14版. 医学書院，東京，2020.
5. 池西静江，石束佳子 編：看護学生スタディガイド 2023. 照林社，東京，2022.
6. 濱松加寸子，市江和子 監修：豆チョコ 母性小児ケア. 照林社，東京，2014.

PART 5

母性看護学実習
の看護過程展開

母性看護学実習では、褥婦だけでなく、新生児を含めた看護過程の展開が
必要になります。また、疾病(病気の状態)とは異なり、
ウェルネスの視点(健康状態をよりよくするという視点)をもつことが大切です。
ここでは、産褥期の看護過程展開のポイントとアセスメント項目、
また事例をもとに展開の実際を解説していきます。

執筆＝古川亮子

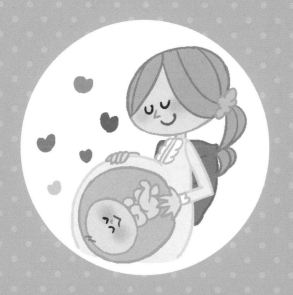

周産期（産褥期）の看護過程展開のポイント

母性看護学実習では、産褥期（褥婦）を受け持つことが多いです。
その際に、学生のみなさんが戸惑いがちな点を含めて、
看護過程の展開のポイントを解説します。

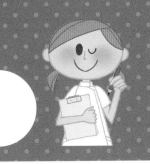

ウェルネスの視点をもつ

看護学生が母性看護学実習に行ったときに、まず感じるのは「患者（褥婦）さんって、元気だな。でもすごく忙しくて大変そう」ということです。それから、「お産って別に病気ではないから、褥婦さんの看護っていったい何をすればいいのだろう……」と悩むことがよくあります。

確かに妊娠・出産・育児は、生命をもつ者が子孫を残す過程であり、病気を患っているというわけではありません。しかし、母体の中に命を宿し、その生命をこの世に送り出すということは命の危険性を伴う場合もあることから、普通の状態というわけでもありません。そのため、周産期（褥婦）の看護のポイントは、①母児両方の状態を判断し、②問題がない場合はウェルネスに焦点をおくことにあります。

児も含めて各期をアセスメントする

どの実習でもそうですが、病棟実習に行ってまずはじめにすることは、受け持ち患者さんの情報収集です。周産期の患者さんをみる場合、最も重要なことは、①妊娠期・分娩期・産褥期を一連の流れとして、②母と児（胎児）の両方を理解することです。

ですから、褥婦を受け持ったとしても、産褥期の情報だけを収集するのではなく、各期（妊娠期・分娩期・産褥期）の経過は順調であったのか、それとも何か問題があったのかをアセスメントする必要があります。また、母（妊婦・産婦・褥婦）だけではなく、児（胎児・新生児）の状態にも注目し、母児ともに順調に経過しているのかを判断します。

退院後の育児を想定して援助する

妊娠期から産褥期まで問題がみられない場合には、よりよい状態で退院し育児に臨めるようにするためにはどうしたらよいかを考えます。もし産褥期に何らかの問題をもっている場合には、その問題が退院後の育児へ及ぼす影響を可能な限り最小限にできるようなケアを考えていきます。

周産期は基本的には低リスク（low risk）な場合がほとんどですが、異常から異常を見つけ出すことより、正常から異常を見つけ出す場合のほうが難しいことがあります。産褥期の看護では、“順調な経過だから大丈夫”というのではなく、“順調な状態を保てる、またはよりよい状態にできる”よう、異常の早期発見・対応に留意し、看護者のサポートのない本当の意味での育児が退院後にスムーズに始められるような状態に援助することを考えていきましょう。

周産期（産褥期）の看護過程展開のポイント

1	2	3
ウェルネスの視点で、よりよい状態にできるようにしよう	妊娠・分娩・産褥の各期を母児ともにアセスメントしよう	退院後もスムーズに育児が行えるよう援助しよう

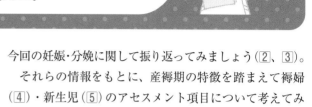

産褥期（褥婦）を受け持つために知っておきたいアセスメント項目

産褥期の看護過程を展開するうえで
これだけは知っておきたいアセスメント項目を
「妊娠」「分娩」「産褥（褥婦、新生児）」に分けてまとめました。

　産褥期を受け持つために知っておきたいアセスメント項目にはどのようなものがあるか、①妊娠期～産褥期までを継続的に、また②母児（胎児）の両方の状態をアセスメントするという視点で、振り返っていきましょう。

　はじめに、一般的な状況（①）について把握します。次に、今回の妊娠・分娩に関して振り返ってみましょう（②、③）。

　それらの情報をもとに、産褥期の特徴を踏まえて褥婦（④）・新生児（⑤）のアセスメント項目について考えてみましょう。

① 一般的な状況に関するアセスメント項目

基礎情報	●年齢 ●体格：身長、非妊時体重、非妊時のBMI^{※1} ●既往歴・現病歴：治療状況、内服の有無 ●非妊時のバイタルサイン ●感染症の有無：HBV^{※2}、HCV^{※3}、HIV^{※4}、HTLV-1^{※5}など
月経歴	●初経年齢 ●月経周期日数、持続期間、月経血量 ●月経前緊張症や月経随伴症状の有無
産科歴	●妊娠回数、分娩回数、現在生存している子どもの数（経妊婦・経産婦の場合は、妊娠・分娩・産褥期の経過および異常の有無について母児それぞれの情報収集を行う） ●不妊治療の有無など ●2018年に、日本産科婦人科学会によって施設により異なっていた数えかたが統一された。[1] 　▶現在の妊娠を、妊娠回数に算入する（「○妊○産」）と表現し、「経」の文字を使用しない、または、「G○P○」と表現する 　▶妊娠満22週に達した後に娩出したものを分娩回数に算入する（分娩後であっても当該分娩を回数に加えない） 　▶多胎妊娠の場合、何人の児が生まれようとも、妊娠回数は「1」、分娩回数も「1」である
心理状態	●妊婦の性格特性：神経質、自己中心的、依存的など ●人格的成熟度、知的理解度の程度 ●自己像・自尊感情：自分の能力や行動に対する自信と関連
家族関係	●婚姻状況 　▶婚姻の有無、初婚・再婚、結婚年齢、同居の有無、近親婚の有無 　▶配偶者・パートナーとの関係 ●同居家族の有無（両親、上の子どもなど） ●家族のサポート体制（キーパーソン）
社会状況	●勤労の有無、経済状況 ●在日外国人の場合：サポート資源、母国の文化との違いによる混乱の有無

② 妊娠期に関するアセスメント項目

妊娠による 身体の変化	●最終月経 ●バイタルサインの変動の有無。特に血圧の変動では非妊時の測定値より30mmHg（収縮期）/15mmHg（拡張期）以上の上昇がみられたときは、要注意[2] ●血液検査、尿検査 ●腹部の変化：子宮底の長さ・形（子宮底と腹囲の測定値）、妊娠線の有無 ●乳房：乳房と乳頭の大きさ・形、モントゴメリー腺、初乳の有無 ●下肢：浮腫の有無、静脈瘤の有無 ●外陰部：リビド着色、腟粘液の量・性状、子宮頸部の長さ ●合併症や異常の有無 ●マイナートラブルの有無、程度：つわり、腰痛、浮腫など
セルフケア行動	●栄養摂取、体重管理：非妊時BMIから妊娠期の体重増加を考える（表1） ●姿勢・ADL[6]　●運動　　　●睡眠・休息 ●排泄　　　　●清潔　　　●衣類・靴 ●性生活　　　●嗜好品
胎児の状態	●胎児の数、胎位・胎向・胎勢 ●子宮内での発育状態 　▶母体の子宮底・腹囲の計測値 　▶超音波エコー所見（BPD[7]、FL[8]、EFW[9]、AFI[10]など）の確認 　　→推定体重は胎児発育曲線（図1）に照らし合わせて考える 　▶胎盤の付着部位　▶NST[11]所見　▶BPS[12]　▶胎動の有無　▶奇形など異常の有無
育児準備行動	●計画妊娠かどうか ●妊娠の受容：ボディイメージの変化の受け入れなど ●妊娠期の受診行動 ●母子健康手帳の活用状況 ●母親・両親学級の参加の有無 ●育児用品の準備 ●母乳哺育の希望、乳房の手入れ状況 ●特定妊婦（表2）かどうか
社会状況	●妊娠・出産に関連した手続きの情報の有無、理解度 　▶産休・育休の取得の希望、手続き　　▶夫の育休取得の希望、手続き ●サポートシステム：夫・家族、里帰りの有無、職場や社会システム

表1　妊娠中の体重増加指導の目安[2]

妊娠前体格[2]	BMI kg/m^2	体重増加量指導の目安
低体重	＜18.5	12〜15kg
普通体重	18.5≦〜＜25	10〜13kg
肥満（1度）	25≦〜＜30	7〜10kg
肥満（2度以上）	30≦	個別対応（上限5kgまでが目安）

※1 「増加量を厳格に指導する根拠は必ずしも十分ではないと認識し，個人差を考慮したゆるやかな指導を心がける」産婦人科診療ガイドライン産科編2020　CQ010より
※2 体格分類は日本肥満学会の肥満度分類に準じた。
　日本産科婦人科学会：妊娠中の体重増加指導の目安について．より引用
　http://fa.kyorin.co.jp/jsog/readPDF.php?file=73/6/073060642.pdf（2021/12/23アクセス）

表2　特定妊婦

特定妊婦は2008年に改訂された児童福祉法第25条に規定された後、2016年に改訂法により新設された児童福祉法第21条の10の5で「出産後の養育について出産前において支援を行うことが特に必要と認められる妊婦」と定義されている。

> ●特定妊婦の例
> 若年、ひとり親・未婚・ステップファミリー、母子健康手帳の未交付、妊婦健診診査の初回検診が妊娠中期以降・定期的に検診を受けていない、妊娠葛藤、胎児の疾病・障害・多胎、出産への準備をしていない、妊娠の自覚や知識がない、出産後の育児不安が強い、妊婦の心身の不調、被虐待歴・虐待歴、DVを受けている、夫婦の不和・対立、経済的問題、家族の介護、サポートが得られない・サポートに対して拒否的など

厚生労働省．第5回市区町村の支援業務のあり方に関する検討ワーキンググループ：要支援児童等（特定妊婦を含む）の情報提供に係る保健・医療・福祉・教育等の連携の一層の推進について．を参考に作成
https://www.mhlw.go.jp/file/05-Shingikai-11901000-Koyoukintoujidoukateikyoku-Soumuka/0000146793.pdf（2021/12/23アクセス）

図1 胎児発育曲線

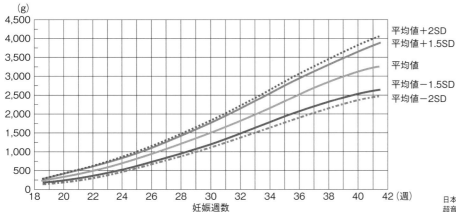

日本超音波医学会：超音波胎児計測の標準化と日本人の基準値.
超音波医学 2003；30（3）：430. より引用

③分娩期に関するアセスメント項目

分娩時の状況	●分娩時週数（表3） ●分娩様式：自然分娩、人工分娩 ●分娩所要時間（表4）、分娩経過：フリードマン曲線（P.156 図2）、ビショップスコア（頸管開大度、頸管展退度、児頭の先進部の高さ（下降度）、頸部の硬度、子宮口の位置）（P.156 表5） ●分娩時出血量（正常分娩で500mLを超える場合は分娩時異常出血） ●胎盤剝離徴候：アールフェルド徴候、キュストネル徴候、シュレーダー徴候 ●胎盤娩出様式：シュルツェ様式（胎児面から娩出）、ダンカン様式（母体面から娩出）（P.156 図3）、ゲスナー様式（混合様式） ●胎児付属物の状態：胎盤、卵膜、臍帯（P.156 表6） ●立ち会いの有無：夫、家族 ●異常の有無
母体の状態	●バイタルサイン ●会陰切開または会陰裂傷の有無 ●その他：脱肛など ●異常の有無
児の状態	●アプガースコア（8点以上：正常、4～7点：軽度仮死、3点以下：重症仮死）（P.156 表7） ●シルバーマンスコア：呼吸障害（0～1点：正常、2～4点：呼吸窮迫、5点以上：重篤） ●バイタルサイン ●出生時の計測所見（体重、身長、胸囲、頭囲） ●奇形など異常の有無

表3　分娩週数による定義

22週未満	流産
22週以後37週未満	早産
37週以後42週未満	正期産
42週以後	過期産

表4　分娩各期と分娩所要時間

	第1期 分娩開始から 子宮口全開大まで	第2期 子宮口全開大 から胎児娩出まで	第3期 胎児娩出から胎盤・ 卵膜の娩出まで	第4期 分娩終了から 2時間後
初産婦	10～12時間	1～2時間	15～30分	2時間
経産婦	5～6時間	30分～1時間	10～15分	

図2　分娩経過：フリードマン曲線

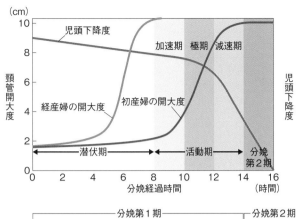

表5　ビショップスコア

因子　　点数	0	1	2	3
頸管開大度（cm）	0	1～2	3～4	5～6
頸管展退度（%）	0～30	40～50	60～70	80～
児頭の先進部の高さ（下降度）	−3	−2	−1～0	＋1～
頸部の硬度	硬	中	軟	
子宮口の位置	後方	中央	前方	

〈頸管が成熟していると評価される〉
初産婦：9点以上　　経産婦：7点以上

図3　胎盤娩出様式

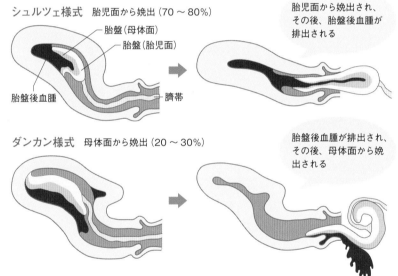

シュルツェ様式　胎児面から娩出（70～80%）

胎盤（母体面）
胎盤（胎児面）
胎盤後血腫
臍帯

胎児面から娩出され、その後、胎盤後血腫が排出される

ダンカン様式　母体面から娩出（20～30%）

胎盤後血腫が排出され、その後、母体面から娩出される

表6　胎児付属物の観察項目

胎盤	母体面	形（円形、楕円形など）、大きさ、厚さ、重さ、分葉の状態、弾力、石灰沈着・白色梗塞の有無、副胎盤の有無、凝血・血腫の有無
	胎児面	血管分布状態（放射状、樹枝状など）、着色の有無、白色梗塞の有無
卵膜		膜数（3枚：脱落膜、絨毛膜、羊膜）、性状（強さ、脆弱さ）、裂口部位、欠損や着色の有無
臍帯		血管数（臍動脈2本、臍静脈1本）、長さ、太さ（直径）、ワルトン膠様質の発育状態、臍帯付着部位、捻転、着色や結節の有無

森恵美, 高橋真理, 工藤美子 他：系統看護学講座　専門分野Ⅱ
母性看護学各論　母性看護学② 第13版. 医学書院, 東京,
2016：213表4-11. 横尾京子, 中込さと子 編：ナーシンググラフィ
カ　母性看護学①　母性看護実践の基本. メディカ出版, 大阪,
2013：156表10-5. を参考に作成

表7　アプガースコア

徴候	0点	1点	2点
A：appearance 皮膚色	全身蒼白またはチアノーゼ	体幹ピンク色、四肢チアノーゼ	全身ピンク色
P：pulse 心拍数	なし	100/分未満	100/分以上
G：grimace 反射	反応しない	顔をしかめる	泣く
A：activity 筋緊張	だらりとしている	いくらか四肢を曲げている	四肢を活発に動かす
R：respiration 呼吸	なし	弱々しい泣き声	強く泣く

●生後1分と5分で評価する

	合計点数	重症度
評価	3点以下	重症仮死
	4～7点*	軽度仮死
	8点以上	正常

＊4～6点を軽症仮死と定義する場合もあり、現時点では統一されていない。

※日本産科婦人科学会／日本産婦人科医会編集・監修の『産婦人科診療ガイドライン　産科編2020』では、アプガースコアについて、10点満点中7点未満が新生児仮死（4～6点を第1度仮死、0～3点を第2度仮死）としている。

④ 産褥期（褥婦）に関するアセスメント項目

一般状態と セルフケア能力	●バイタルサイン　　　　　　●清潔　　　　　　　　　　●嗜好品 ●体重の変動　　　　　　　　●排泄 ●検査結果：採血、採尿など　●不快症状の有無 ●栄養　　　　　　　　　　　●服薬 ●休息・活動　　　　　　　　●産褥期の異常（産褥熱など）
退行性変化： 子宮復古	●子宮底の高さ・硬度（図4） ●悪露（おろ）の性状・量・におい（P.158 図5） ●後陣痛（こうじんつう）の有無 ●子宮復古を妨げる因子の有無
進行性変化	●乳房の大きさ・型（P.158 図6） ●乳頭の大きさ・型（P.158 図7） ●乳頭の硬さ・伸展性（P.158 表8） ●乳汁（にゅうじゅう）の産生・分泌状態 　▶乳管の開口数　▶乳汁の出方：プチ、タラリ、タラタラ、射乳（しゃにゅう）　▶乳房の緊満度 　▶授乳回数・授乳間隔　▶母乳分泌量（求めかた：哺乳後の児の体重−哺乳前の児の体重（ほにゅう）） 　▶経産婦の場合、前回の母乳栄養状態　▶抱きかた：横抱き、脇（フットボール）抱き、立て（縦）抱きなど（P.158 図8）
心理状態	●ルービンの3段階（受容期、保持期、解放期）（P.159 表9） ●マタニティブルーズの症状の有無、理解度など（P.159 表10・11）
愛着形成・ 育児行動	●褥婦本人の児の受容・児との愛着形成（P.159 図9） ●夫の児の受容・児との愛着形成 ●出産体験の受容、初回面会対面時の反応、カンガルーケア実施の有無 ●育児に関する知識・技術 ●育児支援状況：夫・パートナー、父母、きょうだいなど、里帰りの有無 ●社会支援の情報収集、活用の状況（新生児家庭訪問事業など） ●家族計画

図4　産褥日数と子宮底の高さ

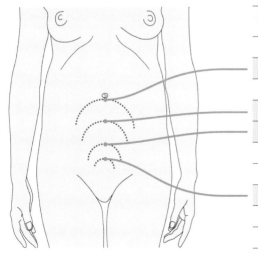

産褥日数	恥骨結合部 上縁からの長さ	子宮底の高さ
分娩直後	約12 cm	臍下3横指
産褥1日目	約15 cm	臍下1横指
2日	約13 cm	臍下2横指
3日	約12 cm	臍下3横指
4日	約10 cm	臍と恥骨結合上縁との中央上2横指
5日	約9 cm	同上1横指
6日	約8 cm	臍と恥骨結合上縁との中央
7日	約7 cm	同下方1横指
10日以後	腹壁上より触知できず	
6週目	ほぼ妊娠前に戻る	

図5 悪露の変化

	赤色悪露	褐色悪露	黄色悪露	白色悪露	
色	赤色～暗褐色	赤褐色～褐色	黄色～クリーム色	灰白色～透明	
量	多量 全量500～1,000mL 大半が産後4日までに排出される	出血量減少	悪露量減少	悪露量大幅減少	消失
性状	新鮮血性 流動性 凝血塊なし	血液成分減少 白血球増加 血色素が変色して褐色化	漿液あるいはクリーム状 血球成分は白血球が主体	子宮腺分泌成分が主体 血液成分はほとんどなくなる	
臭い	甘酸っぱい特有の臭い	軽い臭気			
子宮内の創傷治癒過程	止血が不完全	子宮胎盤血管開口部の閉鎖		上皮化が亢進	創傷治癒

石村由利子 著，佐世正勝，石村由利子 編：ウエルネスからみた母性看護過程＋病態関連図 第3版．医学書院，東京，2016：664 より転載

図6 乳房の形態

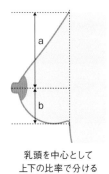

乳頭を中心として上下の比率で分ける

	Ⅰ型	Ⅱa型	Ⅱb型	Ⅲ型
形状	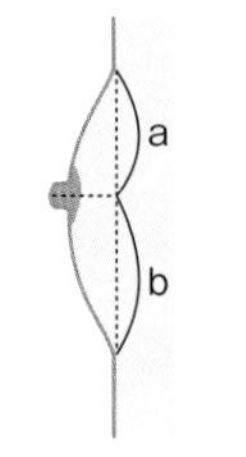	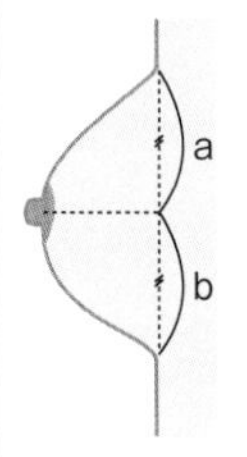	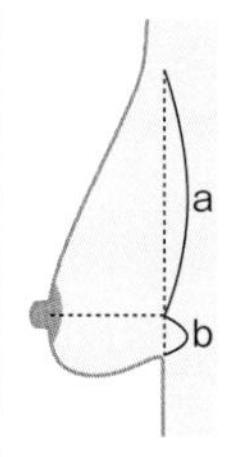	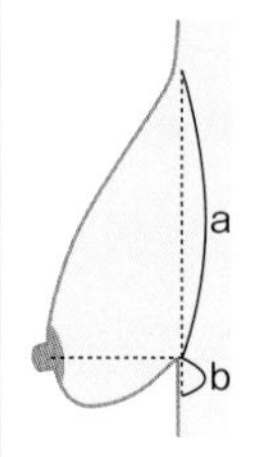
比率	a＜b	a＝b	a＞b	a＞b
特徴	扁平型	おわん型 下垂を伴わない	おわん型 やや下垂している	下垂が著しい 大きい

表8 乳頭の硬さ・伸展性

乳頭の硬さ		乳頭の伸展性	
柔らかい	口唇様、厚めの耳たぶ	良	1～2cm つきたての餅のように柔らかく、弾力がある
中	小指球様	中	1～0.5cm つきたての餅のようだが、伸びが悪い
硬い	鼻翼様、大豆	不良	0.5～0.1cm 伸びない

我部山キヨ子，武谷雄二 編：助産学講座7 助産診断・技術学Ⅱ [2]分娩期・産褥期 第5版．医学書院，東京，2013：372表15-1と佐世正勝，石村由利子 編：ウェルネスからみた 母性看護過程＋病態関連図 第3版．医学書院，東京，2016：651表37-2を参考に作成

図7 乳頭の分類

正常乳頭	過長乳頭
球状乳頭	巨大乳頭

ウオノ目状乳頭
（乳頭頂が中央に押しつまって狭い）

裂状乳頭	小乳頭
短頭乳頭	扁平乳頭

陥没乳頭
●仮性陥没　　●真性陥没

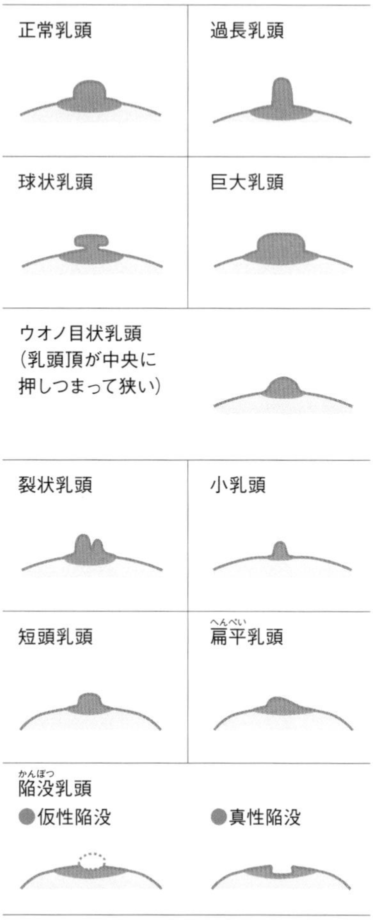

岡島文惠：産褥期の乳房管理のための診断．我部山キヨ子，武谷雄二 編，助産学講座7 助産診断・技術学Ⅱ [2]分娩期・産褥期 第5版．医学書院，東京，2013：372 図15-3. より転載

図8 授乳時の抱き方

横抱き
乳房Ⅱa・Ⅱb型向け

交差抱き
乳房Ⅱa・Ⅱb型向け

脇抱き
（フットボール抱き）
乳房Ⅲ型向け

縦抱き
乳房Ⅰ・Ⅱa型向け

＊授乳時の抱き方はあくまで参考であり、実際の授乳時の母児の状況を確認し、個別に抱き方が適切かどうかを確認することが大切である。

表9　褥婦の心理的変化（母親への適応過程）

●ルービンによると、褥婦は、受容期→保持期→解放期の段階を経て、母親として適応していく。

受容期	保持期	解放期
●依存的で受け身的な態度を示す時期であり、分娩直後から1、2日ほど続く ●この段階は眠ること、食べることなどの基本的欲求を満たすことに関心が向き、また、出産体験の振り返りをする ●子どもに対しては、指で触れたり、向かい合う体位などがみられる	●自立する前の段階である。受容期を経た産後3〜10日ごろまでの時期で、母親は、自身の身体コントロールができるようになると、育児技術の習得や子どもに対する世話を積極的に行うことを試みる ●積極的であるほど、うまくいかない場合、失敗感をもち、傷つきやすい状況にある	●褥婦が母親役割を受け入れていく時期。退院してから始まり、おおむね1か月間続く ●新生児が体内から分離したことを受け入れ、子どものいないときの役割から脱却する。つまり、母親以外の役割を放棄したり、あるいは優先度を下げたりして、子どもの生活に自分の生活を合わせていく

古田祐子 著，Rubin, R（1961）Basic maternal behavior. Nursing Outlook, 9, pp.683-686，宮里和子（2005）母性看護学．p. 55，医学芸術社をもとに作成．村本淳子，高橋真理 編：ウイメンズヘルスナーシング：周産期ナーシング　第2版．ヌーヴェルヒロカワ，東京，2011：190．表Ⅳ-10 より引用

表10　マタニティブルーズと産後うつ病

	マタニティブルーズ	産後うつ病
発症頻度	褥婦の30％程度	褥婦の5〜10％
発症時期	産褥3〜10日	分娩後1か月以内
持続期間	数時間〜数日	60％が1年以内
予後	良好	妊娠時再発20〜60％
主症状	一過性の情緒不安定：軽度の抑うつ感、涙もろさ、不安感、集中力低下	抑うつ気分、不安、焦燥、不眠、自責や育児に対する不安・恐怖。重症化すると非定型精神病への移行や自殺の危険性がある。重症度は軽いうつ状態から重症化までさまざまである。
スクリーニング	マタニティブルーズ日本語版評価尺度（産後1日の合計点が8点以上であった場合、マタニティブルーズありと判定する）	エジンバラ産後うつ病質問表（EPDS[※13]）（日本では9点以上であった場合、産後うつ病の疑いがあると判断される）。確定診断は専門医に委ねる。
治療	十分な休息、心身の疲労負担を取り除く。症状は2週間ほどで消失するため、特に治療を要しないことが多い。ただし、2週間以上症状が残存する場合には産後うつ病への移行に注意する。	抗うつ薬、抗不安薬など。専門医とともに治療方法、育児支援システムの構築について検討する。

古川亮子，市江和子編著：母性・小児ぜんぶガイド第2版．照林社，東京，2021：28．より引用

表11　産褥期の精神疾患 [2-3]

●産褥期は精神疾患の好発時期で、特有の精神障害が非妊時に比べ高頻度で発生するため、注意が必要である。

産後うつ病	産褥精神病の50％を占め、最も多い。 ※詳細は左記の表10参照。
神経症性障害およびストレス関連障害	産褥精神病の約20％を占める。不安や抑うつ病などの精神症状と、疲労感、頭痛、不眠、動悸などの神経衰弱様症状を合併する。
非定型精神病	不眠、焦燥、抑うつなどを前駆症状とし、急激に幻覚や妄想を生じ、意識変容を伴う錯乱やせん妄をきたす。
器質的精神障害	下垂体の虚血性壊死に起因するSheehan症候群がよく知られる。他に、産褥期に視床下部−下垂体機能低下をきたしたり、橋本病の悪化などでみられることもある。
既往の精神障害の再燃と増悪	統合失調症や気分障害、特に双極性障害では産後の症状の悪化が報告される。統合失調症では、約25％の患者が出産後精神病を再燃するといわれる。

図9　愛着形成

●愛着とは、児と重要他者（母親・父親・きょうだい・世話をする人）の相互作用の過程を示す概念である（ボウルビー［Bowlby］により定義される）。
●愛着形成は、相互の満足した体験を通した、親と子の間のポジティブフィードバックによって促進される。

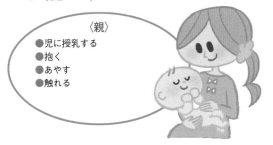
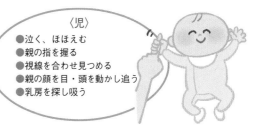

〈親〉
●児に授乳する
●抱く
●あやす
●触れる

親との接近

児の満足
親の愛着促進

〈児〉
●泣く、ほほえむ
●親の指を握る
●視線を合わせ見つめる
●親の顔を目・頭を動かし追う
●乳房を探し吸う

⑤ 新生児期（新生児）に関するアセスメント項目

出生時状況	●在胎週数 ●出生時体重、身長、頭囲（在胎期間別出生体重標準曲線：図10に照らし合わせてみる）、胸囲：在胎（妊娠）週数別標準体重と比較した出生体重による新生児の呼びかた（図11） ●出生時状況：アプガースコア、臍帯血ガス
一般状態	●バイタルサイン（特に呼吸）(P.162 図13)：測定時の新生児の意識レベルの状態（state1～6）にも注意（表12） ●身体のバランス・姿勢：普通はMW型（図12） ●各部位：頭部、顔面、頸部、胸部、腹部、背部、四肢、生殖器・肛門部 ●皮膚の状態、変化：皮膚色、発疹、母斑 　▶母斑には、蒙古斑、ポートワイン母斑、サーモンパッチ、ウンナ母斑、イチゴ状血管腫、黒色の色素性母斑、褐色のカフェオレ斑などがある。判断が難しいものもあるため、教員やスタッフに確認するとよい ●臍帯の状態：乾燥状態、出血の有無、感染徴候の有無（発赤・湿潤分泌物・悪臭など） ●原始反射：モロー反射、把握反射、バビンスキー反射など 　（胎児期で反射が出現する時期と、乳幼児期で反射が消失する時期を確認する）(P.162 図14) ●発育の状態：成熟度の評価方法として、デュボヴィッツ（Dubowitz）法やニューバラード（New Ballard）法 ●デュボヴィッツ（Dubowitz）法：外表所見（11項目）と神経学的所見（10項目）を組み合わせて点数化する ●ニューバラード（New Ballard）法：外表所見（6項目）と神経学的所見（6項目）を組み合わせて点数化する 　▶成熟徴候：面疱、新生児中毒性紅斑、毳毛がほとんどなしか肩甲骨付近にうっすらある程度、女児は大陰唇が小陰唇を完全に覆うなど ●感覚機能（特に聴覚）：新生児聴力スクリーニング検査[自動聴性脳幹反応（AABR[*14]）、耳音響放射（OAE[*15]）] ●排泄 (P.162 図13) 　▶初回排尿、尿の回数/1日、量、性状　▶初回排便、便の回数/1日、量、性状　▶下痢の有無 ●生理的体重減少（出生体重の5～10%減少は正常） 　体重減少率の求めかた：$\dfrac{（出生時体重　-　現在の体重）}{出生時体重}×100\%$ 　例）3,000gで出生した児の体重が現在2,750gの場合 　　（3,000-2,750）÷3,000×100＝250÷3,000×100＝8.3%……正常範囲内 ●嘔吐の有無、脱水症状の有無 ●生理的黄疸 　▶クラマー（Kramer）の黄疸進行度（5段階）(P.162 図15) 　▶経皮的ビリルビン濃度測定法 　▶血液検査：血清中の総ビリルビン濃度 　▶生後2週以後も肉眼的に黄疸がみられる場合、母乳の成分によって肝臓でのグルクロン酸抱合が阻害されることによる母乳黄疸が考えられる ●活気の有無、筋緊張　●分娩時外傷や奇形の有無　●個性：夜泣き、落ち着かないなど
栄養状態	●至適環境：室温、湿度、着物の数　　　　　　　●安全：母児標識の装着、ベッドの位置 ●清潔：沐浴または清拭、おむつ交換（おむつの種類）
保育環境	●栄養方法：母乳栄養、人工栄養、混合栄養 ●哺乳意欲、吸啜力、吸啜反射、乳首の含み方、哺乳回数・量、哺乳量
その他	●先天性代謝異常等検査（新生児マススクリーニング検査）(P.162 表13) ●ビタミンKの投与（ビタミンK_2シロップの内服） 　▶新生児と乳児期早期はビタミンK欠乏性出血症を発症しやすいため、ビタミンK_2の予防投与が行われている。 　▶新生児がビタミンK不足となる理由は、胎盤通過が少ない、大腸菌による産生が少ない、母乳中の含量に差が大きく欠乏しやすいためである。 　▶ビタミンK_2の投与方法について、日本小児科学会などによる最新の提言（2021年11月30日）では3か月法（哺乳確立後、生後1週また産科退院時のいずれか早い時期、その後は生後3か月まで週1回、ビタミンK_2を投与すること）を推奨している。しかし、従来の3回法（哺乳確立時、生後1週間（産科退院時）、1か月健診時に3回ビタミンK_2を内服させる方法）を実施している施設もあり、投与方法は混在している。

図10　在胎期間別出生体重標準曲線

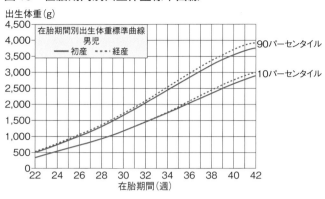

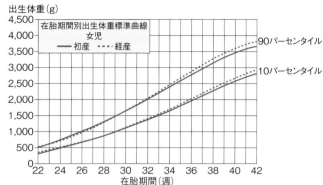

日本小児科学会新生児委員会：新しい在胎期間別出生時体格標準値の導入について．日本小児科学会雑誌114（8）：1271-1293，2010 より

図11　在胎（妊娠）週数別標準体重と比較した出生体重による新生児の呼びかた

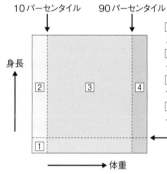

1：small-for-dates 児（SFD 児）；在胎週数に対して出生体重と身長がどちらも10％タイル未満の児

1＋2：light-for-dates 児（LFD 児）；在胎週数に対して出生体重が10％タイル未満の児

3：appropriate-for-dates 児（AFD 児）；出生体重と身長のどちらも10％タイル以上90％未満の児（在胎週数相当の出生体重児）

4：heavy-for-dates 児（HFD 児）；在胎週数に対して出生体重が90％タイル以上の児

図12　MW 型の姿勢

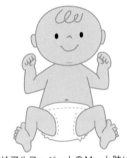

下肢はアルファベットのM、上肢は W の形に似ている姿勢をとることが多い

表12　新生児にみられる意識レベル（state）とその特徴

意識レベル（state）	1.　静睡眠	2.　活動睡眠	3.　もうろう状態	4.　静覚醒	5.　活動覚醒	6.　啼泣
活動性	体動なしときに「びっくり」反射	体動わずか体を少し動かす	変化する	体動少なし	活発、ときに泣きたてる	活発、号泣
呼吸のパターン	ゆるやか、規則的	規則的	不規則	規則的	不規則	乱れる
眼球運動	なし	急速眼球運動（REM[※16]）	まぶたが重そう。目は開くか閉じている	ぱっちり目をあけ、注視する	開眼あまりはっきりと開けていない	開眼、またはかたく閉じている
顔面の動き	ときに吸啜、その他の運動なし	ときに微笑、ぐずり泣き	ときどき動く	明るく、目覚めた状態	活発な顔面の運動あり	しかめっつら
反応性	強い刺激にのみ反応、目覚めさせることが困難	外的・内的刺激に反応性亢進	反応が遅い	環境内の刺激に注意を向ける	刺激（空腹、疲労、不快など）に敏感	不快な刺激に敏感
参考						

竹内徹：新生児期における母子相互作用．特集 母親・芽生えと発達，教育と医学2002；50（6）：17．より一部改変して転載

PART 5 母性看護学実習の看護過程展開

図13　新生児の生理的特徴

呼吸数
（30～60回/分）*
40～50回/分
腹式呼吸

体温
出生直後
37.5～38.0℃
3～4時間後
36.5～37.5℃

尿
（10～15回/日程度）
生後1～2日50～60mL
生後3日100mL
生後10日まで300mL

心拍数
（110～160回/分）*
120～140回/分

皮膚
出生直後は湿潤でみずみずしい。
生後2～3日頃乾燥気味になる（早産児はより湿潤でみずみずしく、過期産児はやや厚ぼったく乾燥気味）

便
（3～5回/日程度）
生後1～2日胎便
生後3～4日移行便
（黄色便と胎便がまざる）
生後3～5日普通便（黄色便）

古川亮子，市江和子編著：母性・小児ぜんぶガイド
第2版．照林社，東京，2021：10.より引用

図15　クラマーの黄疸進行度

●身体を5つの区域に分け、黄疸の身体区域への皮膚の黄染の広がりで観察する。

❶頭部・頸部
❷体幹の臍から上
❸腰部・下腹部
❹膝から足関節、上腕から手関節
❺四肢末端

●区域❹以上（膝・上腕から末梢にかけて黄疸を認める）の場合に採血による検査を行う。

古川亮子，市江和子編著：母性・小児ぜんぶガイド第2版．照林社，東京，2021：32.より引用

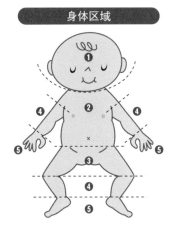
身体区域

図14　原始反射と消失時期

反射	特徴	消失時期（月）0 1 2 3 4 5 6 7 8 9
吸啜反射	口内に指や乳首を入れると、吸いつく	3か月
モロー反射	急に頭を下げたりするなどの刺激を与えると手と指を左右対称に広げ、両腕で抱きつく	3～6か月
手掌把握反射	手掌に指をすべりこませると強く握りしめる	3か月
引き起こし反射	仰臥位から座位になるまで体を引き起こすと、肘を屈曲して頭を持ち上げる	4か月
緊張性頸反射	仰臥位にし、首を約10秒間横に向けると、顔を向けた側の手足を伸ばし、反対側の手足を屈曲し、フェンシング様の構えをとる	4～6か月
探索反射	頬を刺激すると、触れたものを探すようにその方向に頭を回し、口を開く	3か月

表13　先天性代謝異常等検査（新生児マススクリーニング検査）

目的		新生児における心身障害（精神遅滞、脳障害およびその他身体障害等）の原因になる疾患（疑い）を早期発見、早期治療すること。母子保健施策の1つ。
対象疾患	従来（1977～2011年）	●ガスリー法など：6疾患 ▶アミノ酸代謝異常3疾患（フェニルケトン尿症など） ▶糖質代謝異常1疾患（ガラクトース血症） ▶内分泌疾患2疾患（クレチン症など）
	現在（2014年度からは全国で実施）	●タンデムマス法など：20疾患※（ガスリー法は廃止） ▶アミノ酸代謝異常5疾患（シトルリン血症1型など追加） ▶有機酸代謝異常7疾患（メチルマロン酸血症など追加） ▶脂肪酸代謝異常5疾患（MCAD欠損症、CPT2欠損症など追加） ▶糖質代謝異常1疾患 ▶内分泌疾患2疾患
検査手順		1. 保護者（親）の同意を得た後、哺乳が安定した生後4～6日にろ紙を用いた採血を行う。 　※ 哺乳が悪い新生児の場合でも、生後4～6日の間に採血し、哺乳状況がよくなってから再採血を行う。出生体重が2,000g未満の低体重児の場合は、可能な限り生後4～6日の間に採血し、生後1か月、体重が2,500gに達した時期、または医療施設を退院する時期のうち、いずれか早い時点で再採血を行う。 2. 直接日光に当てずにろ紙を自然乾燥させた後、各都道府県の検査センターに集められ、検査を行う。 3. 再検査や精密検査が必要な場合は、検査後2週間程度で出産した医療機関に連絡が入り、保護者（親）に連絡がいく。正常な場合は、ほとんどの医療機関では1か月健診時に保護者（親）に伝えられる。

※2018年～現在は一次対象疾患（20疾患）のうち、タンデムマス法で検査するのが17疾患であり、糖代謝異常1疾患、内分泌疾患2疾患の3疾患はタンデムマス法では検査できないため従来の測定法（免疫化学的測定法、酵素化学的測定法、ボイトラー法）が継続されている。
古川亮子，市江和子編著：母性・小児ぜんぶガイド第2版．照林社，東京，2021：33.より引用

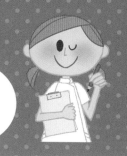

事例で わかる！ 産褥期の看護過程 の展開

ここでは、事例をもとに産褥期の看護過程の展開の実際を解説していきます。

経腟分娩をした初産婦の産褥期の看護

事例紹介

【氏名・年齢・性別】 M氏・32歳・女性。

【入院時診断】 妊娠40週2日 陣痛発来。

【既往歴】 特になし。

【産科歴】 なし。

【入院までの経過】

無月経を主訴に産科外来を受診し、妊娠6週と診断された。マイナートラブルとしてつわり、腰痛、軽度の浮腫はみられたが、妊娠経過は順調であった。超音波所見から胎児の推定体重は胎児発育曲線上50%タイルに位置し、NST

所見も問題なく、妊娠週数に応じた発育・健康状態であった。

妊娠40週2日3時から子宮収縮の痛みにより目が覚め、5時に子宮収縮が8分間隔になったため、産科病棟に電話連絡し受診した。5時30分に病院に到着した際、7～8分間欠（かんけつ）の規則的な子宮収縮と産徴があり、子宮口が3cm開大していたため、分娩第1期と診断され入院となった。

看護過程の展開

学生が実習で受け持ったのは産褥1～4日です。実習開始1日目で得た情報をもとに、外来の妊娠経過～分娩経過、受け持つまでの産褥経過について整理しました。

アセスメント

産褥期（母体）

一般状態とセルフケア能力

情報（S・O）	情報の解釈と分析（A）
S ●（疼痛について）「赤ちゃんが出るために切ったところ（会陰切開）が痛くて痛くて、あまり眠れなかった。あと、いきんだときに痔（じ）にもなっちゃったみたいで。痔なんてなったことがないから、傷の痛みといっしょになってつらい。お	●分娩は母児ともに異常なく終了できている。ただ、分娩時の出血により、産褥3日目では軽度の貧血（ひんけつ）❶がみられている。 ●非妊時BMIからみて❷、妊娠

アセスメントの根拠

❶血液検査の正常値は非妊時と妊娠期は違うことがあるので、妊娠期の正常値を確認しておくようにする。妊娠貧血の診断基準は、ヘモグロビン11g/dL未満および／またはヘマトクリット値33%未満とされている。

S：subjective data；主観的データ　O：objective data；客観的データ　A：assessment；評価

通じしたら傷が開くことがないのか不安です」
●（栄養について）「（お産に）疲れすぎたのかな、お産後からあまり食欲がなくて。水分はもともと摂らないほうです」
●（睡眠について）「赤ちゃんがそばにいると大丈夫かなって思って緊張するせいか、あまり眠れませんでした」

O ●32歳、女性。既婚（初婚同士、結婚2年目）。事務員（正社員）。夫（35歳・会社員）と2人暮らし。夫は家事に協力的。
●身長160cm、非妊時体重52kg（非妊時BMI 20.3）。妊娠中の体重増加10kg。
●分娩情報：分娩週数は妊娠40週2日、自然分娩・夫立ち会い分娩。分娩所要時間は13時間40分、分娩時出血量は450mL。胎盤娩出：シュルツェ様式（ほうごう）。分娩時に会陰切開し、縫合している。また、小指頭大の脱肛あり。
●会陰切開縫合部の異常はないが、創痛あり。脱肛痛も軽度あり。
●妊娠末期の血液検査ではHb[※17]11.2g/dLだが、産褥1日目の血液検査ではHb10.8g/dL。
●産褥の病院食は7割摂取。間食なし。水分摂取は約500mL/日。
●妊娠中から現在までアルコール・カフェイン・喫煙の摂取なし。夫も非喫煙者。
●産褥1日目より母児同室。夜間は2〜3時間ごとに授乳している。ウトウトは多少するが、しっかりと眠れていない。顔色はやや不良、疲労感あり。
●産褥1日目よりシャワー浴を開始している。排泄時はウォシュレット®使用。
●産褥1〜3日目まで子宮収縮薬と抗生物質の処方があり、指示どおり内服している。また、鎮痛薬を頓用（とんよう）で内服。
●分娩2日前から排便なく、軽度腹部膨満感（ぼうまんかん）あり。非妊時は便秘なし。

期の体重増加は正常範囲内であり、胎児の発育も良好であった。
●母乳栄養を希望していることから❸、産褥期（授乳婦）の栄養は＋350kcalとなっている。しかし、食事摂取量は7割程度で間食もなく、水分摂取も少ない。軽度の貧血もあり、母乳哺育をしているため、栄養・水分摂取を促す必要がある。
●産褥1日目より母児同室で自律授乳を行っていることと、会陰切開部痛・脱肛痛があり、十分な休息がうまくとれずにいる。また軽度貧血もあることから、疲労（ひろう）が増悪する可能性もある。M氏は初産婦でもあり、本人の意向も踏まえ、できるだけ疲労を軽減するよう、育児と休息について検討する必要がある❹。
●シャワー浴により、全身の清潔が保たれている。また悪露が排出されているため、排泄時は毎回ナプキンの交換やウォシュレット®使用にて清潔が保たれている❺。しかし、便秘であることは、子宮収縮（退行性変化）を阻害する可能性もあるため、栄養・水分摂取と活動状況、創部・脱肛の状態と痛みの程度を把握し、必要時、緩下薬の内服を考慮する。
●創部痛・脱肛痛への対処として、創部状況の把握とともに、鎮痛薬の服用の状況・痛みの軽減の程度を把握する必要がある❻。

アセスメントの根拠

❷非妊時のBMIから、妊娠期の推奨体重増加量を分析する（P.154 表1を参照）。
❸産褥期の栄養付加量は、授乳婦か非授乳婦かで異なる。また、嗜好品を摂取している場合は、母乳哺育や養育の注意点について理解度を確認し、適宜指導する必要がある。
❹産褥期には、休息と活動（主に育児）のバランスが大切である。
❺産褥は、乳汁分泌、悪露の排出、発汗などで体が汚れやすい。身体の不快感の軽減や感染予防のためにも、清潔保持されているか確認する。
❻産褥期の疼痛（とうつう）には、創部痛・脱肛痛、乳房緊満、後陣痛がある。褥婦の行動制限、睡眠障害、乳汁分泌や回復の妨げ、母親への適応過程に影響を及ぼすことがあるため、疼痛の原因・程度を確認し、早期に対処していく。
❼子宮復古状態は、①子宮底の高さ・硬度、②悪露の性状・量・におい、③後陣痛の有無、から総合的に判断する。

退行性変化：子宮復古

情報（S・O）	情報の解釈と分析（A）
S ●「おっぱいをあげているときに、少し（生理痛みたいな）お腹が痛くなることがあります。でも、がまんできないほどではないです」	●子宮収縮状態、悪露、後陣痛は正常であり、母乳哺育も開始しており、現在のところ子宮復古は問題ない❼と考えられる。
O ●子宮底は臍下1横指で硬く❶、悪露は赤色で	

Lナプキン1/3程度あり、悪臭はなかった。後陣痛は、授乳時に軽度あり。

子宮収縮薬を内服しているが、授乳後の軽度の後陣痛のみであるため問題はない。しかし便秘があり、子宮収縮に悪影響を及ぼす可能性もあるため、引き続き子宮復古状態を確認していく必要がある。

進行性変化

情報（S・O）	情報の解釈と分析（A）
S ●「できるだけ母乳で育てたいと思ってます」 O ●母乳哺育の希望あり❷。産褥1日目より母児同室し、自律授乳開始。 ●乳房の型：Ⅱa、乳頭の型：正常乳頭。 ●初乳：妊娠20週からあり。 ●抱き方：縦抱きで授乳している。 ●乳房緊満はなし。乳頭はやや硬めで発赤と軽度の痛みあり。乳管の開口数は1～2本で、乳汁の出方は少なく（プチ）、母乳分泌量は0g/回❸。1日の授乳回数は14回。 ●1回の授乳には1～1.5時間かかっている。創部痛があるため、授乳時は円座を使用している。 ●あまり眠れておらず顔色やや不良で、疲労感がみられる。 ●児の吸啜力（きゅうてつりょく）はあり、吸綴反射もあり。乳首の含み方は浅い。 ●新生児のバイタルサイン：体温37.0℃、心拍数145回/分、呼吸数40回/分。生理的体重減少率は3.5％、経皮ビリルビン濃度測定値は3.0。排尿6回/日、排便は胎便で4回/日。 ●授乳など育児行動では、児への声かけがあり、表情は穏やかだった。	●乳房と乳頭の型は、母乳哺育にとって問題はない。 ●母乳育児に十分な乳汁産生はまだされておらず、分泌は少ない❾。また初産婦で授乳手技に慣れておらず、児の抱き方がうまくいかず、児が浅吸いになってしまっているため乳頭トラブルがみられている。そのため、授乳の状態を把握しながら、適宜（てきぎ）授乳介助をしていく必要がある。 ●休息が十分にとれていないこと、授乳など育児行動にかなり時間がかかってしまっていること、分娩時の出血により貧血があること、栄養・水分摂取が十分でないことなどから、分娩からの疲労が十分回復できていないと考えられ、乳汁産生にとってマイナス要因である。そのため、まずはできるだけ身体回復を促し、疲労を軽減できるようなケアを行っていく必要がある。 ●児は正常新生児で吸啜力もある。ただ児の浅吸いで乳頭の発赤・痛みがあるため、抱き方など吸啜時の介助が必要である。 ❽

情報理解のための基礎知識

❶子宮底の触診時、正確な子宮収縮状態を把握するために、排尿を済ませたあとか、便秘はないかなどを確認する必要がある。

❷まず母乳哺育の希望について確認する（母乳栄養、混合栄養、人工栄養など）。

❸母乳分泌には個人差があるので、焦らない・他人と比べないことを伝える。

❹産褥3～5日を中心に10日ごろまでに、マタニティブルーズ（抑うつ気分・涙もろさを症状とする軽い一過性の状態）がみられることがある。産後うつ病や産褥精神病とは異なる（P.159 表10を参照）。

アセスメントの根拠

❽母乳哺育の確立には、母児両方の状態をアセスメントする必要がある。

❽❾母乳分泌量が十分ではない場合、①乳汁産生されているか、②乳管の開口ができているか（乳汁の出入り口がしっかりとあるか）、③児の吸啜状態（哺乳意欲、吸啜力、乳頭の含み方）について、総合的に判断していく。

心理状態❹

情報（S・O）	情報の解釈と分析（A）
S ●（分娩について）「陣痛は友だちに痛いって言われていたし、私、痛みに弱いからすごく怖かった。確かにもう限界って何度も思ったけど、やっと生まれてほっとしています」 O ●本日より母児同室開始。 ●創部痛がつらく、睡眠や栄養が十分にとれていないため、顔色がやや不良で疲労感がみられる。 ●授乳など育児行動では、児への声かけがあり、表情は穏やかだった。 ●母児ともに無事に出産を終えられたことを安堵している。	●創部痛・脱肛痛、睡眠不足による疲労蓄積が著明であり、ルービンによる褥婦の心理的変化❿に当てはめると、受容期にあると考えられる。

愛着形成・育児行動

情報（S・O）	情報の解釈と分析（A）
S ●（育児について）「両親学級でおむつ交換とか練習したんですけど、本物の赤ちゃんだと緊張しちゃってうまくいかない。だめな母親です」 ●（分娩について）「陣痛は友だちに痛いって言われていたし、私、痛みに弱いからすごく怖かった。確かにもう限界って何度も思ったけど、やっと生まれてほっとしています。お産のときは夫が立ち会ってくれて、本当に心強かったです。でも、あまりの痛さに叫んじゃったりしたから、今はすごく恥ずかしいです」 O ●計画妊娠。妊娠期に、夫とともに病院の両親学級を3回受講。 ●産褥1日目から母児同室し、育児行動の開始（おむつ交換、抱っこ、授乳）。育児手技はまだ不慣れな様子で、一つひとつ確認しながらゆっくりと行っている。 ●児の胎便についてなど、わからないことに対して質問をし、理解を深めようとしている。 ●創部痛がつらく、睡眠や栄養が十分にとれていないため、顔色やや不良で疲労感がみられる。 ●産褥1日目に分娩介助をした助産師と分娩体験の振り返りを行った。母児ともに無事に出産を終えられたことを安堵している。夫立ち会い分娩に関してはプラスイメージであるが、分娩時のいつもとは違う自分の状態に恥ずかしさを抱いている。	●今回の妊娠は計画妊娠であり、望んだ妊娠である。夫も妊娠期から両親学級に参加しておりサポート的である。 ●分娩時に夫が立ち会ったことは、M氏にとって心強くプラスイメージになっている。だが、分娩時の普通と違う自分の状態に対し恥ずかしいというマイナスイメージもあるため、分娩体験の振り返り⓫の際には、M氏の分娩時の状態は普通であることを伝え、できるだけ分娩に対するマイナスイメージを払拭する必要がある。 ●M氏は育児技術には慣れていないが、妊娠期には夫とともに両親学級に参加し、産褥1日目より母児同室にて育児技術を少しずつ獲得できている。M氏本人は獲得状態がわからないため不安を訴えたりしている⓬が、ちゃんと育児手技ができていることを伝え、またがんばっていることを認めてほめることで、育児への自信をもてるような介入が大切である。

新生児の状態

出生時状況

情報（S・O）	情報の解釈と分析（A）
O ●在胎週数：40週2日。 ●出生体重は2,960g、身長は48cm。 ●出生時の児の状況：アプガースコアは1分9点/5分10点、臍帯血のpH[※18] 7.30。出生時バイタルサインは正常（体温37.1℃、心拍数158回/分、呼吸数54回/分）。 ●女児。外表奇形なし。	●正期産児であり、また出生時体重から在胎期間別出生体重標準曲線上50％タイルに位置する相当体重（AGA[※19]）児である。アプガースコアや臍帯血ガス、出生時のバイタルサインから、<u>子宮外生活への適応に悪影響を与える因子はみられない</u>❸。

一般状態

情報（S・O）	情報の解釈と分析（A）
O ●体温：36.9〜37.3℃、末梢冷感なし。心拍数：114〜150回/分、心雑音なし。呼吸数：38〜54回/分、両肺のair入り良好・異常呼吸なし。チアノーゼなし。 ●姿勢：MW型。 ●活気あり。嘔吐なし。 ●皮膚の状態：落屑（らくせつ）あり。蒙古斑（もうこはん）あり。 ●臍帯からの出血なし。 ●原始反射：左右対称にあり（モロー反射・把握反射・バビンスキー反射）。 ●新生児マススクリーニング検査（先天性代謝異常等検査、聴覚検査）：退院までに受ける予定。 ●生理的体重減少率：3.5％。 ●生理的黄疸：経皮ビリルビン濃度測定値は3.0。 ●排泄：初回排尿と初回排便は生後24時間以内にあり。排尿6回/日、排便4回/日（胎便）。下痢なし。 ●生後1日目にビタミンK$_2$シロップの内服済み。2回目の内服は退院日（生後5日目）の予定。	●バイタルサインは正常である。 ●姿勢や皮膚・臍帯の状態も正常で、活気もあり、原始反射もみられている。 ❹ ●<u>生理的体重減少率や生理的黄疸も正常範囲内である</u>❺❻。 ●排泄状態も問題はない。 ●<u>1回目のビタミンK$_2$の投与は予定通り行われている</u>。❼ ●新生児マススクリーニング検査の実施予定の確認を行う。

栄養状態

情報（S・O）	情報の解釈と分析（A）
O ●産褥期の進行性変化を参照。	●母乳分泌量から考えると現時点では哺乳量が十分でなく、児の全身状態と母乳分泌状態によっては❽、M氏と相談し人工乳の補足も検討する必要がある。

<アセスメントの根拠>

❸児が子宮外生活に適応できる状態かを分析することが重要である。①在胎週数（正期産か）、②出生時体重（AGA児か）、③アプガースコア（8点以上か）、④バイタルサイン（正常範囲か）、⑤奇形などはないか。

❹正常新生児の特徴（姿勢、皮膚、原始反射など）について、理解しておく必要がある。

❺生理的体重減少は、栄養状態・排泄・母の進行性変化と併せて、どのように変動していく可能性があるか考えることが重要である。

❻生理的黄疸も、生理的体重減少とともに、栄養・排泄などと併せて経過を追ってみていくことで、高ビリルビン血症への移行、ひいては核（かく）黄疸の予防に努める。

❼新生児のルーチンケアについて、実施状況を確認しておく必要がある。また、入院中に結果がわかるもの（聴覚検査）は、その結果を把握しておくことが重要である。

❽母の進行性変化とともに、児の栄養状態について排泄、生理的体重減少、生理的黄疸などと併せて考えていく。

PART **5** 母性看護学実習の看護過程展開

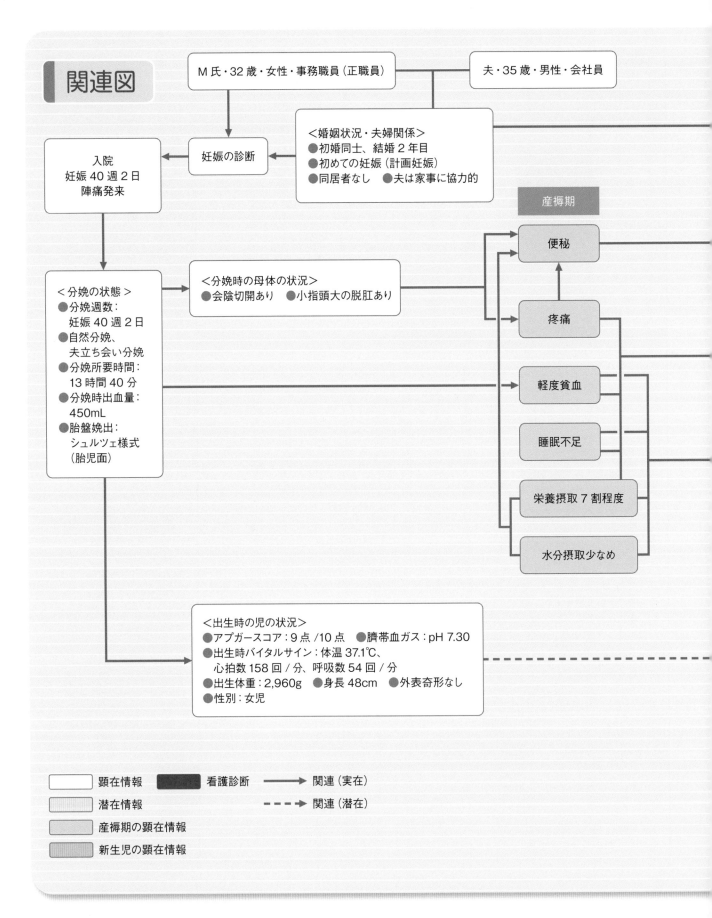

関連図

M氏・32歳・女性・事務職員（正職員）　　夫・35歳・男性・会社員

妊娠の診断

＜婚姻状況・夫婦関係＞
●初婚同士、結婚2年目
●初めての妊娠（計画妊娠）
●同居者なし　●夫は家事に協力的

入院
妊娠40週2日
陣痛発来

産褥期

便秘

＜分娩の状態＞
●分娩週数：
　妊娠40週2日
●自然分娩、
　夫立ち会い分娩
●分娩所要時間：
　13時間40分
●分娩時出血量：
　450mL
●胎盤娩出：
　シュルツェ様式
　（胎児面）

＜分娩時の母体の状況＞
●会陰切開あり　●小指頭大の脱肛あり

疼痛

軽度貧血

睡眠不足

栄養摂取7割程度

水分摂取少なめ

＜出生時の児の状況＞
●アプガースコア：9点/10点　●臍帯血ガス：pH 7.30
●出生時バイタルサイン：体温37.1℃、
　心拍数158回/分、呼吸数54回/分
●出生体重：2,960g　●身長48cm　●外表奇形なし
●性別：女児

	顕在情報		看護診断	→ 関連（実在）
	潜在情報			---→ 関連（潜在）
	産褥期の顕在情報			
	新生児の顕在情報			

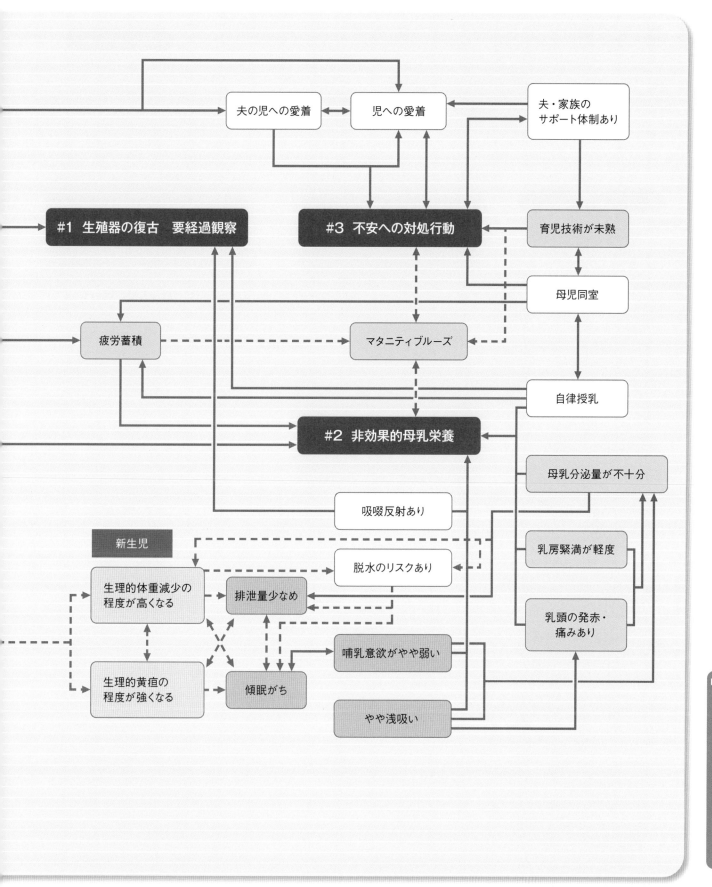

夫の児への愛着

児への愛着

夫・家族の
サポート体制あり

#1 生殖器の復古　要経過観察

#3 不安への対処行動

育児技術が未熟

母児同室

疲労蓄積

マタニティブルーズ

自律授乳

#2 非効果的母乳栄養

母乳分泌量が不十分

吸啜反射あり

脱水のリスクあり

新生児

生理的体重減少の
程度が高くなる

排泄量少なめ

乳房緊満が軽度

哺乳意欲がやや弱い

乳頭の発赤・
痛みあり

生理的黄疸の
程度が強くなる

傾眠がち

やや浅吸い

看護診断リスト

日付	No.	看護診断
9/●	＃1	生殖器の復古　要経過観察
9/●	＃2	非効果的母乳栄養
9/●	＃3	不安への対処行動

優先順位の根拠

　産褥期の特徴的な身体的変化は、退行性変化と進行性変化である。退行性変化は子宮復古や心拍出量の減少、腎血流量・糸球体ろ過値の減少、進行性変化は乳腺の肥大による乳汁分泌の開始を意味する。

　子宮復古が順調でない場合、子宮復古不全を起こし出血量が多くなったり、悪露の流出不全のため細菌感染などを起こした場合は産褥熱につながる可能性もあるため、分娩後から産褥早期には子宮復古状態のアセスメントが最優先事項となる。

　進行性変化である母乳分泌は産褥2～3日からみられてくるが、個々の母児の状態によって影響されるため、母児ともに継続的なアセスメントが必要となる。

　産褥期の心理的変化は、ルービンの3段階を経ることやマタニティブルーズがみられたりする。この褥婦の心理的変化は、授乳状況や育児技術の獲得状況、また児の状態により影響されるため、褥婦の育児行動や日常生活行動を含めた総括的な状態を継続的にアセスメントすることが重要である。

　以上より、看護診断リストは、①子宮復古、②母乳哺育、③褥婦の心理（愛着形成）の順にリストアップした。

<看護診断の挙げ方について>母性看護では、母ー児の状態を切り離してアセスメントできるところとできないところがある。そのため、「母乳哺育」のように母児の相互関係が影響するような問題への診断方法が難しく、統一した見解を提示できないこともある。

看護診断の関連因子

＜＃1の関連因子＞
便秘（創部痛・脱肛痛、栄養・水分摂取状況、活動状況）、貧血
＜＃2の関連因子＞
褥婦：不十分な乳汁産生、乳頭の発赤・痛み、授乳手技に関する知識・技術の未熟さ（児の抱き方、ポジショニング）、栄養・水分摂取、貧血、疲労、創部痛・脱肛痛（疲労やポジショニングとの関連あり）
児：浅い吸着、哺乳意欲（吸啜反射、生理的体重減少や生理的黄疸などの全身状態との関連あり）
＜＃3の関連因子＞
育児に関する知識・技術の未熟さ、疲労、マタニティブルーズ

看護計画

看護診断 ＃1	生殖器の復古　要経過観察

期待される結果

＜長期目標＞
1. 子宮復古が順調に進む。
＜短期目標＞
1. 便秘が改善される。
2. 創部痛と脱肛痛が軽減される。
3. 適切な栄養と水分摂取ができる。
4. 安静と活動のバランスがとれる。

O-P（観察計画）

1. 子宮復古：子宮底の高さ・硬さ、悪露の性状・量・におい、後陣痛の有無、子宮収縮薬の内服状況
2. <u>便秘：排便回数、便の硬さ、排便時の不快感、便秘による不快感❶</u>
3. 創部痛と脱肛痛の程度、創部の異常の有無
4. 食事と水分の摂取状況、間食の有無
5. 睡眠状態などの安静状況、育児行動を含めた活動状況
6. 貧血の程度（血液検査、自覚症状の有無、他覚症状）

C-P（ケア計画）

1. 子宮復古：子宮底の確認、悪露の確認をする。
2. <u>便秘：本人の希望を確認し、緩下薬の処方を検討する❶</u>。
3. 創部痛・脱肛痛：創部や脱肛の視診、創部や脱肛に対する処方の検討をする。
4. 動静：母児同室により休息がとれない場合には、母の意向を確認して児を預かり安静を促す。また、疲労を確認したうえ負担にならない程度で、産褥体操などの実施を検討する。

E-P（教育計画）

1. <u>排便時、ウォシュレット®などを使用し不快感を軽減する❶</u>。
2. 排便後、脱肛の陥入（かんにゅう）ができるよう指導する。
3. <u>水分を多めに摂るように説明する❶</u>。また、食事摂取が進まない場合は、食べられる物を家族に持ってきてもらう。
4. 休息がうまくとれない場合には、ナースステーションで児を預かったり、面会の調節ができることを伝える。
5. 産褥体操の説明をし、行えるときに実施してみるようすすめる。

看護診断 ＃2	非効果的母乳栄養

期待される結果

＜長期目標＞
1. 母乳哺育が確立できる。
＜短期目標＞
1. 母乳哺育に関する知識を理解し、技術を獲得できる。
2. 新生児の生理や栄養について理解できる。

看護計画

O-P（観察計画）

1. 乳房の大きさ・型、乳頭の大きさ・型・柔らかさ
2. 乳汁の産生・分泌状態：乳管の開口数、乳汁の出方、乳房の緊満度、授乳回数・授乳間隔、母乳分泌量 ❷

---

❶ 計画の根拠・留意点

❶M氏の場合は、子宮復古状態は正常であるが、便秘により子宮復古に悪影響を及ぼす可能性がある。そのため、便秘を改善するための計画を立案していく。

O-P：observation plan　C-P：care plan　E-P：education plan

PART
5
母性看護学実習の看護過程展開

3. 授乳時の児の抱き方を含めた、授乳手技の状況

4. 児の哺乳意欲、吸啜力、吸啜反射、乳首の含み方

5. 母の栄養・水分摂取状況

6. 母の疲労度、動静の状況（睡眠、育児行動）、創部痛や脱肛痛の程度、貧血の程度（血液検査、自覚症状、他覚症状の有無）

7. 児の排泄状況、皮膚の状態、生理的体重減少や生理的黄疸の状況

8. 児への愛着形成

❷

C-P（ケア計画）

1. 母乳哺育への母の意向を確認する。

2. 授乳状況を確認し、必要時授乳のサポートを実施する。手技ができている場合には、そのことを本人に伝え、自信をもってもらうようにする。

3. 授乳時、創部痛への対応として円座の使用を考慮する。

4. 母児同室により休息がとれない場合には、母の意向を確認して児を預かり安静を促す。

E-P（教育計画）

1. 授乳の知識・技術についての指導を行う。その際、母乳分泌は個別性があるため、焦らないように伝える❸。

2. 水分を多めに摂るように説明する。また、母乳分泌によい食事やよくない食事について説明する。食事摂取が進まない場合は、食べられる物を家族に持ってきてもらう。

4. 休息がうまくとれない場合には、ナースステーションで児を預かったり、面会の調節ができることを伝える。

5. 児の生理や授乳との関連について説明する。

看護診断 #3	不安への対処行動

期待される結果

＜長期目標＞

1. 育児への不安が軽減する。

2. 児への愛着形成が順調に進む。

＜短期目標＞

1. 育児に関する知識を理解し、技術を獲得できる。

2. 新生児について理解できる。

看護計画

O-P（観察計画）

1. 育児に関する知識の理解度、技術の獲得状況

2. 母の身体・心理状態

3. 新生児の生理についての理解度

4. 児の受容・児との愛着形成の状態

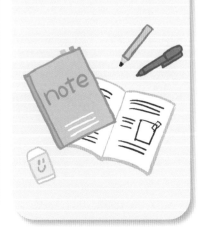

5. 夫の児の受容・児との愛着形成の状態、夫婦関係
6. 出産体験の受容
7. 家族の育児支援状況：夫・パートナー、父母、きょうだいなど
8. 社会資源の理解度や活用予定
9. 仕事復帰の予定

C-P（ケア計画）

1. 育児手技を確認し、必要時サポートを行う。手技ができている場合には、そのことを本人に伝え、自信をもってもらうようにする。
2. 分娩の振り返りを行う。特に分娩に対しマイナスイメージをもっている場合には、看護者の客観的なイメージを説明し、マイナスイメージを払拭できるようにする。

E-P（教育計画）

1. 育児に関する知識を提供し、技術を獲得できるような指導を行う。
2. マタニティブルーズなど、産褥期の心理について説明する❹。
3. 新生児の生理について説明する。
4. 休息がうまくとれない場合には、ナースステーションで児を預かったり、面会の調節ができることを伝える。
5. 必要時、サポートを行う家族にも新生児の生理や育児などについて説明する❺。
6. 退院後に使用できる社会的サポートについての情報を提供する。

計画の根拠・留意点

❹初産婦は、特に育児への不安は大きくなりがちである。産褥期の身体面だけではなく、独特な心理的変化についても説明していくことが大切である。

❺育児を母親1人で行うには負担が大きいため、退院後のサポート状況を把握し、必要時、家族にも育児指導を行う必要がある。

実施・評価

看護診断 #1	生殖器の復古　要経過観察

9月●日（産褥2日目）

実施計画（本日の計画）	実施したこと	評価
❶子宮復古状態の確認 ❷創部と脱肛の状態と痛みの程度の確認 ❸栄養と水分摂取状況の確認 ❹排泄状態と不快感の確認 ❺安静と育児などの活動状態の確認	❶子宮底を触知し、悪露の状態を知るためにナプキンを観察した。 ❷創部痛と脱肛痛の確認をした。 ❸食事摂取量と水分摂取量の確認を行った。 ❹排泄状況について確認を行った。	S ●「まだ切ったところは痛いけれど、痛み止めをもらってから少し楽になりました」 ●「昨日の夜は少し眠れました。でもまだ疲れているかな」 O ●子宮底は臍下2横指で硬く、悪露は赤色でMナプキン1/3程度あり、悪臭なし。後陣痛は、授乳時に軽度あり。指示どおり、子宮収縮薬内服中。 ●創部痛はあるものの、鎮痛薬内服により昨日より軽減している。 ●食事や水分の摂取量は昨日と変わらない。 ●排尿は4〜5回程度、排便なし。腹部膨満感

PART 5 母性看護学実習の看護過程展開

	⑤睡眠と育児状態、疲労感についての確認を行った。	軽度あり。
		●貧血の自覚症状はなし。また、明らかな他覚症状もなし。
		●母児同室で、母乳哺育中。昨夜は前日より眠れていたようだが、まだ疲労感がみられる。
		A ●子宮復古は順調である❶。創部痛も鎮痛薬内服により軽減できたためか、睡眠も昨日よりとれている。しかしまだ疲労感がみられており、授乳の合間に睡眠をとるなど、動静についての説明をしていく必要がある。母乳哺育にも関連して、栄養や水分摂取の必要性を説明する必要がある。<u>排便がないことで不快感がみられているため、明日まで排便がなく不快感がさらに高まるようであれば、緩下薬の処方を検討していく</u>❷。

9月●日（産褥3日目）

実施計画（本日の計画）	実施したこと	評価
産褥2日目と同じ	産褥2日目と同じ	S ●「やっと少しお通じが出ました。傷が開かないかどうか不安だったけど、ほっとしました」
		O ●子宮底は臍下3横指で硬く、悪露は赤色でMナプキン1/4程度、悪臭なし。後陣痛なし。子宮収縮薬内服終了。
		●創部痛は、鎮痛薬内服により自制内。
		●食事摂取量7〜8割程度。水分摂取量は1L/日程度。
		●排尿は4〜5回程度、排便あり、腹部膨満感なし。
		●授乳の間に睡眠がとれている。疲労感はあるものの、軽減傾向。
		A ●<u>子宮復古は順調である</u>❸。排便もみられ腹部膨満感も軽減している。栄養・水分摂取も進み、育児による疲労感はあるものの授乳の合間に休息がとれるなど動静のバランスもとれてきている。そのため、<u>子宮復古へ悪影響を及ぼす因子は解決された</u>と考えられる❹。

看護診断 #2	非効果的母乳栄養

9月●日（産褥2日目）

実施計画（本日の計画）	実施したこと	評価
		S ●「なかなかおっぱいが出なくて、赤ちゃんがか

実施・評価の視点

❶子宮復古の状態は、昨日と比較して良好かどうかを判断する。
❷子宮復古に影響を与える因子がないかどうかを考える。M氏の場合、授乳により子宮復古が促されているが、便秘が子宮復古を妨げる要因であることから、便秘を改善するためのケアを考えていく。
❸子宮復古状態を継続的に判断する。
❹現時点で子宮復古の状態は良好であり、悪影響を与える因子が除去された場合は、問題は解決したと評価できる。ただし、悪影響を与える因子が発生した場合は状況を判断し、再度問題として取り上げるか検討する。

実施計画（本日の計画）	実施したこと	評価
1 授乳状況の確認 ●乳房や乳頭の観察 ●乳汁の産生・分泌状態の確認 ●哺乳時の児の状態の確認 ●授乳の姿勢（児の抱き方） ●母乳哺育の希望確認 2 動静の状況の確認 ●睡眠状態 ●育児行動 ●疲労感 3 栄養と水分摂取状況の確認 4 貧血の確認 5 児の全身状態の確認 6 児への愛着形成	1 授乳に立ち合い、授乳時の母と児の状態を観察した。 2 授乳などの育児行動に付き添い、休息と活動のバランスを把握した。 3 食事摂取量と水分摂取量の確認を行った。 4 新生児の子宮外生活適応を把握するため、バイタルサイン・体重・経皮的黄疸の測定、皮膚の状態の観察の確認を行った。 5 児への言葉かけや育児行動を観察した。	わいそう。それに、赤ちゃんに吸われるとおっぱいの先も痛くて。お産が終われば、すぐに誰でも母乳が出るんだと思ってた。母乳をあげることが、こんなに大変だと思わなかった」 O ●乳房緊満はなし。乳頭はやや硬めで発赤と軽度の痛みは継続している。乳管の開口数は2〜3本で、乳汁の出方はプチ〜タラリ、母乳分泌量は2g／回。1日の授乳回数は13回。 ●縦抱きと横抱きで授乳している。 ●児の吸啜力はあり、吸綴反射もあり。乳首の含み方は浅い。 ●前日よりは眠れたとのことであるが、疲労感はみられる。1回の授乳は約1時間を要する。授乳時には円座を使用。 ●食事や水分の摂取量は昨日と変わらず。 ●新生児のバイタルサイン：体温36.9℃、心拍数138回／分、呼吸数38回／分。生理的体重減少率は7.5％、経皮ビリルビン濃度測定値は7.0。排尿6回／日、排便は2回／日。昨日より全身の皮膚が乾燥してきている。 ●授乳など育児行動では、児への声かけはあるが、表情は昨日より暗め。授乳時に（S）とともに流涙あり。 A ●乳房緊満はなく母乳分泌は十分ではないが、昨日よりは分泌がみられてきている❺。児の浅吸いのための乳頭トラブルは依然としてみられているため、適宜、授乳介助が必要である❻。 ●休息は少しずつとれるようになってきているが、栄養・水分摂取は昨日と変わらず十分ではない❻。乳汁産生を促すためにも、栄養と水分摂取の必要性を説明していく必要がある。 ●十分な母乳分泌がないことで児の体重減少が大きくなってきており、自分を責める言動が聞かれてきている。母乳分泌の機序や個人差があること、産褥期の心理（マタニティブルーズなど）、M氏は授乳手技など少しずつできてきていることを説明し、心理的なサポートを行っていく必要がある❼。

実施・評価の視点

❺母乳哺育は、継続的に状況を判断する。
❻母（M氏）と児の状況を個々に判断したうえで、母乳哺育の確立を検討することが重要である。
❼特に初産婦には、母の母乳分泌や児の哺乳には個人差があることを説明し、心理的サポートをすることが大切である。

9月●日（産褥3日目）

実施計画（本日の計画）	実施したこと	評価
産褥2日目と同じ	産褥2日目と同じ	S ●「今朝くらいから胸があったかくなってきました。おっぱいの出方も昨日よりはわかるように

PART **5** 母性看護学実習の看護過程展開

なってきて、量も増えてきました」

O ●乳房に熱感あり❽。乳頭の硬さは中くらい、発赤と痛みは軽減してきている。乳管の開口数は4〜5本で、乳汁の出方はタラリ、母乳分泌量は8〜12g/回。1日の授乳回数は11回。
●横抱きとフットボール抱きで授乳している。
●児の吸啜力はあるが昨日よりはやや弱め。吸綴反射はあり。乳首の含み方は浅い〜良好。
●疲労感はあるが、授乳の間に眠れるようになってきたので軽減傾向。1回の授乳は45分くらいで終われるようになっている❾。授乳時には円座を使用。
●食事摂取量7〜8割程度。水分摂取量は1L/日程度❿。
●新生児のバイタルサイン：体温37.1℃、心拍数152回/分、呼吸数48回/分。生理的体重減少率が8.3%⓫、経皮ビリルビン濃度測定値は13.0。排尿5回/日、排便はやや硬めで2回/日。全身の皮膚が乾燥している。
●授乳など育児行動では、児への声かけはあり、表情は穏やか。流涙なし⓬。

A ●乳房に熱感がみられ、母乳分泌も増加してきている。児の抱き方も工夫でき、児の吸着もうまくなってきたためか、乳頭トラブルも軽減してきている。休息と活動のバランスがとれてきており、栄養・水分摂取も増加してきている。また母乳分泌量が増加し、育児手技にも少しずつ慣れてきたことで児への愛着が進み、精神的に安定してきているといえる。よって母体の状態は母乳哺育にとってよいと考えられる。
●一方、これまでの母乳分泌量（哺乳量）が少ないことで児の体重減少率が昨日より大きく、また生理的黄疸が増強してきているため、児が疲れやすく吸啜力がやや低下している。そのため、授乳時には児へのストレスをできるだけ少なくするよう、タイミングを合わせて授乳を行う必要がある。

実施・評価の視点

❽乳房に熱感がみられはじめ、乳管の開口数の増加・乳汁の出方がよくなったことで、乳汁分泌が増加してきている。今後、乳房緊満が著明になると考えられるため、搾乳（さくにゅう）の手技についても確認していく必要がある。
❾育児と休息のバランスも少しずつとれてきている。
❿母乳哺育に必要な栄養や水分の摂取量も増加してきている。
⓫新生児の体重減少率は昨日より大きくなってきているが、その他の児の全身状態では異常な所見がみられないため、母乳哺乳量の増加により徐々に改善していけるのではないかと考える。ただし、引き続き児の状態のアセスメントは継続する。
⓬母乳分泌量の増加や育児手技の獲得により、心理的に安定しつつあり、愛着形成もみられてきている。

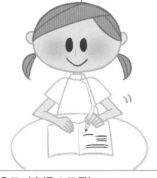

9月●日（産褥4日目）

実施計画（本日の計画）	実施したこと	評価
産褥2日目と同じ	産褥2日目と同じ	S ●「昨日の夜から急に胸が張ってきて、今度は胸が痛くてあまり眠れませんでした。おっぱいが出てきたのはうれしいけれど、お産が終わって

もなんだか痛いことばっかり」

O ●乳房緊満あり、硬結あり。乳頭の硬さは中〜柔らかい、発赤はなく痛みは軽度のみ。乳管の開口数は7〜8本で、乳汁の出方はタラタラ〜ときどき射乳、母乳分泌量は20〜28g/回。1日の授乳回数は9回。横抱きとフットボール抱きで授乳している。

●児の吸啜力はあるがやや弱め。吸綴反射はあり。乳首の含み方は良好。

●疲労感はあるが、昨日と変わらず。1回の授乳は45分くらいで終了できている。授乳時には円座を使用。

●食事摂取量8〜9割程度。水分摂取量は1〜1.5L/日程度。

●新生児のバイタルサイン：体温37.0℃、心拍数142回/分、呼吸数40回/分。生理的体重減少率は7.2%、経皮ビリルビン濃度測定値は14.0。排尿7回/日、排便は3回/日。全身の皮膚が乾燥している。

●授乳など育児行動では、児への声かけはあり、表情は穏やか。

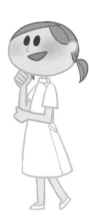

A ●乳房緊満が著明になり、母乳分泌は増加してきている。児の吸着も問題なく、乳頭トラブルも改善できている。休息と活動のバランスがとれ、栄養・水分摂取もよくなってきている。ただ、乳房の硬結がみられてきていることから搾乳手技を確認し、退院後にセルフケアできるように援助していく⓭。

●母乳分泌量（哺乳量）の増加に伴い、児の体重減少率も改善傾向である。生理的黄疸は昨日より増強してきているが、排泄量も増えていることから、改善していくのではないかと考えられる。ただ、児はまだ疲れやすいため、引き続き授乳時には児へのストレスを少なくするようにしていく。

実施・評価の視点

⓭退院が近づいてきたら、退院当日までの母乳哺育状況を把握しながら、退院後の授乳サポート情報も含めた個別的なケアを提供することが重要である。

看護診断 #3	不安への対処行動

9月●日（産褥2日目）

実施計画（本日の計画）	実施したこと	評価
❶育児に関する知識の理解度、技術の獲得状況を確認する。	❶授乳やおむつ交換などの育児を行うときに立ち合	S ●「お産で切った傷も痛いし、おっぱいも痛いし。赤ちゃんもなかなか寝てくれないし、もうどうしたらいいかわからない。退院したらちゃんと

❷身体・心理状態を把握する。❸新生児の生理についての理解度を確認する。❹児の受容・児との愛着形成の状態を把握する。❺夫の児の受容・児との愛着形成の状態や夫婦関係を把握する。❻出産体験について把握する。	い、理解度や技術の獲得状況を確認した。❷褥婦の身体面・心理面の把握をした。❸児についての言動を確認し、必要時、新生児の生理について説明をした。❹面会時の夫の児へのかかわりについて確認した。	赤ちゃんを育てていけるのかな」 ●「結婚したときから2人とも子どもは2・3人はほしいと思っていたから、妊娠したときはすごくうれしかったんです。だから、夫は私が痛みに弱いってことも知っていたし、いっしょにがんばろうって言ってお産に立ち会ってくれたんです。夫は毎日赤ちゃんを見に来て、抱っこするのを楽しみにしています。もう娘がかわいくて仕方がないみたいです」 O ●育児手技はまだ不慣れな様子だが、問題なくできている。授乳がうまく進まないことで焦り、(S)の発言とともに流涙がみられる。授乳など育児行動では、児への声かけはあるが、表情は昨日より暗めである。 ●創部痛はあるものの、鎮痛薬内服により昨日より軽減している。前日より睡眠はとれたものの、まだ疲労感がみられる。 ●夫は仕事が終わった後、毎日面会に来ている。 A ●育児手技はまだ不慣れな様子はあるものの、少しずつ獲得できている。しかし、授乳がうまくいかないことと疲労が重なり、マタニティブルーズ症状と育児不安がみられている。そのため、<u>育児手技を確認し、できていることを認めてほめることで自信をもってもらう❶</u>ことが大切と考える。また、疲労を軽減できるよう、休息できる環境を引き続き整えていく必要がある。 ●夫との夫婦関係は問題なく、父子の愛着形成も良好と考えられる。

実施・評価の視点

❶新生児とかかわった経験のない初産婦が育児不安をもつことは当然であることを理解したうえで、一つひとつの育児手技についての理解度や獲得状況を把握し、褥婦のペースに合わせた指導をすることが重要である。

❶授乳がうまくいかない場合でも、ほかの育児技術を獲得することで、育児不安を軽減することにつながる。

❶M氏がどの程度育児技術を獲得できているのか、看護者（看護学生）の客観的な視点で判断し、できていることを伝えることで、育児への自信を高めていくことができる。育児技術の獲得に向けてがんばっていることを認めほめることは、褥婦にとって大切な心理的サポートである。

9月●日（産褥3日目）

実施計画（本日の計画）	実施したこと	評価
産褥2日目と同じ	産褥2日目の❶〜❸は同じ ❹家族の育児支援状況について把握した。 ❺社会資源の理解度や活用予定や仕事復帰の予定について確認した。	S ●「実際に赤ちゃんをお風呂に入れるのはすごく怖かったけど、看護師さんに側にいて教えてもらったので無事にできました。今度、夫や実家の両親にも教えてもらった方法を伝えます」 ●「退院したら実家にしばらく帰るので、両親にいろいろ手伝ってもらえそうです。初孫なので、両親も楽しみにしています。夫は週末に会いに来てくれる予定です」 O ●沐浴指導を受ける。<u>無事に沐浴ができたことと母乳分泌が増えたことで、児への声かけが増え、表情も昨日よりよくなっている❶</u>。 ●授乳の合間に睡眠をとることができ、疲労感

が昨日より軽減している。

●退院後は1か月程度実家（自宅から車で2時間）に里帰りし、両親からサポートを受ける。夫は週末に実家に会いに来る予定。里帰りが終わったら、妹（車で15分）が必要時、手伝ってくれる。

A ●授乳や沐浴など育児手技を獲得することで、児との愛着が促され、また育児不安が軽減してきている。2日後の退院に向けて、現在もっている育児不安について再確認し、必要な知識を提供しつつ、手技を獲得できるよう指導していく必要がある⓰。

●退院後は実家に戻り、両親のサポートが受けられる予定。また、週末は夫も実家を訪れ、褥婦の身体的・精神的なサポートをする予定⓱であり、退院後のサポート体制は良好といえる。

実施計画（本日の計画）	実施したこと	評価
産褥2日目と同じ	産褥3日目の❶〜❸、❺は同じ	S ●「だいぶ赤ちゃんにも慣れてきました」 O ●必要な育児技術は獲得できている。表情は穏やかで、よく児に話しかけている。 ●職場復帰については、1年間の育児休暇を取得予定で、出産育児手当金の書類は、退院後に提出する。 ●出生届は、退院後に夫が提出してくれる予定である。 ●家族計画として、2〜3年後にもう1人ほしいと考えている。 A ●育児手技は獲得できており、退院に向けての不安もかなり軽減し、愛着形成も良好であるといえる。 ●仕事は1年間の育児休暇を取得することで、仕事と育児の両立というストレスからはしばらくは解放される。夫や家族からの十分なサポートもあるため、退院後の育児不安による児への愛着が阻害されることはないと考えられる。 ●家族計画では、数年間をあけてもう1人子どもをもちたい希望である。特に初産婦で予定外の妊娠をした場合、慣れない育児と妊娠で心身ともに負担が大きくなってしまうため、授乳婦と妊娠との関係や産褥期の避妊方法など家族計画について説明する⓲必要がある。

9月●日（産褥4日目）

実施・評価の視点

⓱退院後のサポート状況などの情報を収集したうえで、病院や地域で受けられる育児サポートについて情報を提供する。

⓲退院が近づいてきたら、個別または集団で退院指導を行う。退院指導では、退院後に褥婦が自分と児の異常が判断できるような知識を提供し、理解度を確認する（早期発見・早期治療につなげる）。100%母乳栄養で無月経の状態が維持されている場合は、産後6か月間98%以上の確率で妊娠しないという報告もあるが、人工栄養を補充している場合や授乳内容が明確でない場合などは、たとえ無月経であっても排卵があり、妊娠のリスクがあるため、避妊は必要である。母乳栄養をしない場合の例では、月経に先行して排卵する可能性があるため、月経再開の有無にかかわらず、家族計画を考慮し、適切な避妊方法を選択することが重要である。

サマリー（看護要約）

#1 | 生殖器の復古　要経過観察

実施内容	評価	自己評価
●産褥1・2日は、会陰切開による創部痛や栄養・水分摂取不足、分娩時の疲労による育児などの活動量が少ない、軽度の貧血があることにより便秘がみられ、それによる子宮復古が妨げられる可能性があった。 ●そのため、創部痛を軽減できるよう鎮痛薬処方や円座の使用、栄養・水分摂取についての指導、休息と活動のバランスについての指導を行いながら、子宮復古状態を確認していった。 ●子宮復古を妨げる因子である便秘を改善するため、創部痛の軽減、栄養・水分摂取、休息と活動のバランスに注目しながら、子宮復古状態を確認していった。	●産褥3日目に排便がみられ、創部痛の軽減、栄養・水分摂取の増加、休息と活動のバランスがとれてきており、子宮復古が順調であったため、目標は達成し問題終了とした。	●分娩後から受け持ち時まで子宮復古は問題なかったが、便秘により妨げられる可能性があったため、予防的に問題として挙げた。 ●便秘を招いている要因を考えてケアを提供していったことで便秘が改善され、子宮復古に悪影響を及ぼすことなく順調に産褥期を経過できてよかったのではないかと考えられる。

#2 | 非効果的母乳栄養

実施内容	評価	自己評価
●母乳哺育の希望のあるM氏が、退院までに授乳方法を理解し、母乳哺育できるようになることを目標にケアを行った。 ●産褥1・2日は、栄養・水分摂取が少なく、分娩時の出血により軽度貧血であり、育児技術が未熟であることから、母乳分泌量がほとんどみられず、M氏は心身ともに疲労でいっぱいであった。 ●そのため、授乳は母児の共同作業で個人差があることを説明し、授乳手技、栄養・水分摂取、休息と活動のバランスについて指導をした。	●産褥1・2日目は、身体状態が分娩時から回復しているとはいえない状態であったため、母乳分泌はほとんどみられなかった。しかし、授乳についての基礎知識、栄養・水分摂取、休息と活動のバランスについて説明し、産褥3日目より母乳分泌量が増えてきたことにより、退院後も母乳哺育ができる可能性ができてきた。 ●産褥3日より乳房に熱感が出始め母乳分泌量が増加し、4日目には児の必要哺乳量に近づいてきた。 ●退院まで引き続き母乳分泌量と児の必要哺乳量を確認していく必要がある。	●母乳分泌を増やすためには何ができるのか、M氏の心身両面からそのときどきの状況を考えてケアを行った。 ●産褥3日までは児の体重減少率が大きく、生理的黄疸も強くみられてきたので、M氏の心理面がとても心配になったが、産褥3日目以降、ようやく母乳分泌量が増えて児の体重減少率も少し改善し始めたのでほっとした。 ●母乳哺育は、本当に母児両方の状態をアセスメントして、刻々と変化する状態に対応したケアを提供しなければならなかったので、とても難しかった。

#3 不安への対処行動

実施内容	評価	自己評価
●産褥1・2日は育児（特に授乳）がうまくいかないことと身体面の苦痛（創部痛、便秘）、休息と活動のバランスがうまくとれないことで疲労が強く、M氏は自分を責めている場面がみられたので、その思いを受け止めていった。	●今まで新生児にかかわったことがないため、育児への不安は妊娠中からみられていたようだが、産褥1・2日間は現実の育児と自分の技術の未熟さ、疲労感などが相まって精神的に追い詰められたようであった。 ●育児手技を確認し、できることを認めてもらうことで自信をもちはじめることができた。また、夫や家族による心理面のサポートも大きく、徐々に育児にも慣れてきている。 ●退院時には育児不安の程度を再確認し、利用できるサポートシステムについて説明を行う必要があると考える。	●M氏の産褥経過を、心身両面からアセスメントし、そのときどきで個別性を考えたケアを提供することが難しかった。 ●自分も学生で育児技術は未熟なので、どう助言すればいいのかを考え、育児に慣れていない人はみんな同じ気持ちなんだということを伝えたところ、ほっとした表情で「安心した」と言ってくれ、M氏にとって自分の存在が少しでも役に立てたのではないかと思った。 ●児への声かけやかかわりなど、夫婦ともに問題なく行えており、愛着形成も考えられた。

<略語一覧>
※1【BMI】body mass index：体格指数、肥満指数
※2【HBV】hepatitis B virus：B型肝炎ウイルス
※3【HCV】hepatitis C virus：C型肝炎ウイルス
※4【HIV】human immunodeficiency virus：ヒト免疫不全ウイルス
※5【HTLV-1】human T cell leukemia virus-1：ヒトT細胞白血病ウイルス-1
※6【ADL】activities of daily living：日常生活動作
※7【BPD】biparietal diameter：大横径
※8【FL】femur length：大腿骨長
※9【EFW】estimated fetal weight：推定胎児体重
※10【AFI】amniotic fluid index：羊水指標
※11【NST】nonstress test：ノンストレステスト
※12【BPS】biophysical profiling score：バイオフィジカルプロファイルスコア
※13【EPDS】edinburgh postnatal depression scale
※14【AABR】Automated Auditory Brainstem Response
※15【OAE】otoacoustic emission test
※16【REM】rapid eye movement sleep
※17【Hb】hemoglobin
※18【臍帯動脈血のpH】分娩時に測定し、児の状態評価に有用な手段の一つ。
※19【AGA】appropriate for gestational age：相当体重児

<引用文献>
1. 日本産科婦人科学会：「妊娠・分娩回数のかぞえかた」について.
http://www.jsog.or.jp/news/pdf/20171108_kazoekata_annai.pdf
2. 日本産科婦人科学会：CQ420 産褥精神障害の取り扱いは？. 産婦人科医 診療ガイドライン 産科編 2020. https://www.jsog.or.jp/activity/pdf/gl_sanka_2020.pdf
3. 綾部琢哉、板倉敦夫 編：標準産科婦人科学 第5版. 医学書院，東京，2021：613-615.
4. 佐世正勝、石村由利子 編：ウエルネスからみた母性看護過程＋病態関連図 第2版. 医学書院，東京，2012：35.
5. 日本小児科学会ほか：新生児と乳児のビタミンK欠乏性出血症発症予防に関する提言(2021.11.30)
http://www.jpeds.or.jp/uploads/files/20211130_VK_teigen.pdf

<参考文献>
1. 森恵美、高橋真理、工藤美子 他：系統看護学講座 専門分野Ⅱ 母性看護学② 母性看護学各論 第12版. 医学書院，東京，2013：241, 266, 296-297.
2. 我部山キヨ子、武谷雄二 編：助産学講座7 助産診断・技術学Ⅱ [2]分娩期・産褥期 第5版. 医学書院，東京，2013.
3. 佐世正勝、石村由利子 編：ウエルネスからみた母性看護過程＋病態関連図 第2版. 医学書院，東京，2012.
4. 平澤美惠子、村上睦子 監修：写真でわかる母性看護技術. インターメディカ，東京，2008.
5. 日本助産診断・実践研究会 編著：マタニティ診断ガイドブック 第4版. 医学書院，東京，2013.
6. T.ヘザー・ハードマン、上鶴重美、カミラ・タカオ・ロペス原著編，上鶴重美訳：NANDA-I看護診断 定義と分類2021-2023. 医学書院，東京，2021.
7. 森恵美、高橋真理、工藤美子 他：系統看護学講座 専門分野Ⅱ 母性看護学② 母性看護学各論 第12版. 医学書院，東京，2013：262, 276.
8. 横尾京子 編：助産学講座8 助産診断・技術学Ⅱ [3]新生児期・乳幼児期 第5版. 医学書院，東京，2013：61-62.
9. 横尾京子、中込さと子：ナーシング・グラフィカ 母性看護学① 母性看護実践の基本. メディカ出版，大阪，2013：230.
10. 森恵美、高橋真理、工藤美子 他：系統看護学講座 専門分野Ⅱ 母性看護学概論. 医学書院，東京，2013：298.
11. 厚生労働省：養育支援訪問事業ガイドライン
http://www.mhlw.go.jp/bunya/kodomo/kosodate08/03.html
12. 佐藤正治：産褥精神障害. 診療ガイドライン産科編 2014 改定と追加のポイントを読み解く，臨床婦人科産科2014；68(8)：789-793.
13. 久米美代子、堀口文 編著：マタニティサイクルとメンタルヘルス. 医歯薬出版，東京，2012：8. 表1-3.
14. 森恵美、高橋真理、工藤美子 他：系統看護学講座 専門分野Ⅱ 母性看護学② 母性看護学各論 第12版. 医学書院，2013，東京：457-458.
15. 医療情報科学研究所 編：病気がみえるVol.10 産科 第3版. メディックメディア，東京，2014：369.
16. 医療情報科学研究所：病気がみえるVOL.10 産科 第4版. メディックメディア，東京，2018：373.
17. 森恵美著者代表：系統看護学講座 専門分野Ⅱ 母性看護学各論 第14版. 医学書院，東京，2021：263-265, 513-514.
18. 日本新生児成育医学会：新生児学テキスト. メディカ出版，大阪，2018：528-529.
19. 仁志田博司：新生児学入門 第5版. 医学書院，東京，2018：313.

妊婦の血液検査一覧

血液検査	非妊婦	妊婦	傾向
赤血球数（×10⁴/μL）	380〜480	350〜450	↓
ヘモグロビン量（Hb）（g/dL）	12〜16	10.5〜13	↓
ヘマトクリット値（Ht）（%）	34〜47	33〜38	↓
血小板数（×10⁴/μL）	14〜38	13〜35	↓
白血球数（/μL）	4,300〜11,000	5,000〜15,000	↑
リンパ球（/μL）	1,000〜4,800	1,300〜5,200	↑
好中球数（/μL）	1,800〜7,700	3,800〜10,000	↑
単球（/μL）	0〜800	0〜800	⇒
好酸球（/μL）	0〜400	0〜400	⇒

貧血検査	非妊婦	妊婦	傾向
血清鉄（Fe）（μg/dL）	29〜164	60〜135	↓
総鉄結合能（TIBC）（μg/dL）	262〜452	300〜500	↑
フェリチン（ng/mL）	10〜120	15〜150	↑

止血凝固検査	非妊婦	妊婦	傾向
フィブリノゲン（mg/dL）	200〜400	350〜520	↑
赤血球沈降速度（mm/時）	3〜15	50	↑
HPT（%）	70〜130	130〜190	↑
ATIII（活性）（%）	80〜130	90〜115	↓
TAT（ng/mL）	<4	5.6〜15	↑
プロテインC（%）	70〜150	70〜150	⇒
プロテインS（%）	70〜140	26〜46	↓
FDP（μg/mL）	<5.0	4.0〜8.0	↑
Dダイマー（μg/mL）	<0.5	0.4〜5.4	↑

肝機能検査	非妊婦	妊婦	傾向
AST（GOT）（U/L）	11〜33	11〜27	⇒
ALT（GPT）（U/L）	4〜44	1〜25	↓
乳酸脱水素酵素（LDH）（U/L）	120〜245	200〜400	↑
総タンパク（TP）（g/dL）	6.7〜8.3	5.5〜7.0	↓
アルブミン（Alb）（g/dL）	3.8〜5.3	3.0〜4.0	↓
アルブミン／グロブリン比（A/G比）	1.3〜2.0	1.0〜1.4	↓
PT（秒）	11〜13	10〜12	⇒
APTT（秒）	25〜35	25〜35	⇒
コリンエステラーゼ（U/L）	350〜750	250〜500	↓
γグルタミルトランスペプチターゼ（γ-GT）（U/L）	9〜35	2〜14	↓
チモール混濁試験（TTT）（U）	0〜4（Kunkel単位）	0〜3	↓
硫酸亜鉛混濁試験（ZTT）（U）	2〜12（Kunkel単位）	2〜7	↓
総ビリルビン（TB）（mg/dL）	0.2〜1.0	0.1〜0.9	⇒
アルカリフォスファターゼ（ALP）（U/L）	80〜260	70〜240	⇒
クレアチニンクリアランス（mL/分）	91〜130	120〜160	↑
尿素窒素（BUN）（mg/dL）	8〜20	15以下	↓
クレアチニン（Cr）（mg/dL）	0.4〜0.8	<0.9	↓
尿酸（mg/dL）	2.0〜7.0	<4.5	↓

古川亮子，市江和子編著：母性・小児ぜんぶガイド第2版．照林社，2021；14．より引用

精神看護学実習
の看護過程展開

精神看護学実習では、
疾患により患者さんが行えなくなってしまった
セルフケアについてアセスメントし、
患者さんにとって望ましい社会生活が送れるよう
個別性を考慮して自己決定を支援し、
セルフケア行動を支援していく看護が大切です。
ここでは、看護過程のステップごとに展開のポイントと、
オレム - アンダーウッドモデルを用いた展開の実際を解説します。

執筆＝小西奈美

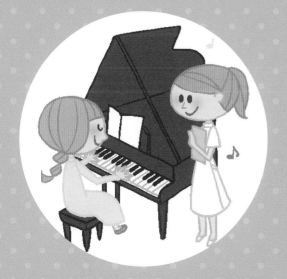

精神疾患患者の
看護過程展開のポイント

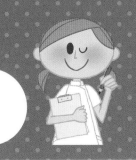

精神看護学実習では、セルフケアレベルのアセスメントが重要となります。
どのようにアセスメントしケアを実施していけばよいのか、
看護過程展開のステップごとに解説していきます。

看護過程は患者さんに対し、どのような援助を行っていくのかという過程でもありますが、日々のかかわりのなかですでに行われている過程であり、患者さんを理解していく過程ともいえると思います。

つまり、実習では、明日はどんな情報をとろうかな（情報収集）、そのためにどんなふうにかかわればその情報は得られるかな（アセスメント）、と考えて明日の行動予定（具体策）を立てていると思います。そして、その予定に基づき実践（実施）してみて、どのような結果が得られたのかを記載していく（評価）なかで、明日以降に活かすこと（修正）がみえてきます。

この日々の一連の繰り返しを行いながらセルフケアが不足している部分を探し、セルフケアレベルをアセスメントし、実習では自分のかかわっている期間内で取り組める課題をみつけてかかわることになります。

精神科看護では、オレムのセルフケア理論を修正したオレム-アンダーウッドのセルフケアモデルを用いて看護展開をしていきます。精神科の患者さんは病気のために自分自身のことができなくなっていることが多いです。そのできない背景としては、知識がない、行えるような環境にない、行動した結果の予測ができない、その行動の効果を考えることができない、そして、行動を決断できないということが挙げられます。

セルフケア理論では、「病気そのものを評価するのではなく、患者がどれだけ自分自身のことをできるかどうかを評価することが肝要である。患者は完全に健康な状態をめざすというわけではなく、日々の生活の中で患者自身のニードが満たせるように援助していくことが必要になる」[1]ことに基づき、看護者は「病気に働きかけるわけではなく、セルフケア欠如が生じたところ、また欠如の可能性があるところに働きかける」[2]ことで看護実践を展開していきます。

精神看護学実習では、「精神疾患の判断やイメージが難しい」、「セルフケアレベルの判断が難しい」、「看護問題の抽出が難しい」、「患者さんの心理的側面をとらえるのが難しい」といった声がよく聞かれます。実習ですから、学生自身で考えて立案していくことはもちろんですが、1人で悩んでいても理解は深まりません。臨床の指導者さんや受け持ちの看護師さん、主治医の先生や学校の教員、同じグループメンバーに相談していくことも大切です。

以下に、看護過程のステップごとに精神疾患患者さんの看護過程のポイントを挙げていきます。

アセスメント① 情報収集

心理社会的背景：人となりを知る

疾患の現病歴をたどることは大切ですが、精神科では症状による影響というよりも、その人が生活してきた経過のなかで獲得できなかったためにセルフケアが不足しているということもあります。どのような生活を歩んでこられたのか、その人が健康であったとき（入院前、社会的な生活を営んでいたとき）のセルフケア状態、趣味、得意なことを知り、その人の強みを活かしてかかわることがポイントとなります。

年齢、性別、教育歴からは、その人が獲得してきた社会的役割や発達段階の情報が得られます。社会的な役割は、その役割を果たせていないことによる葛藤や、実際の発達段階と発達課題の獲得状況とのズレを確認することによって、かかわり方がみえてくるかもしれません。

発達段階は、エリクソンの発達段階・発達課題（図1）と現在の患者さんの発達段階、課題の獲得状況を照らし合わせて検討してみるとセルフケア不足の要因を理解し、ケアの方針を立てる手がかりとなります。

また、病識に関する情報も大切となってきます。自身の病気に対する認識や治療の必要性の理解が乏しい場合、本人にとってこちらが必要だと思うセルフケアが十分に行えない要因になります。ただ、あらゆる患者さんに対し、病識をもつことが必要とは限らないのも現状です。

図1 エリクソンの発達段階・発達課題

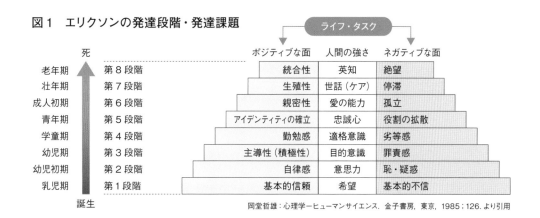

		ポジティブな面	人間の強さ	ネガティブな面
老年期	第8段階	統合性	英知	絶望
壮年期	第7段階	生殖性	世話（ケア）	停滞
成人初期	第6段階	親密性	愛の能力	孤立
青年期	第5段階	アイデンティティの確立	忠誠心	役割の拡散
学童期	第4段階	勤勉感	適格意識	劣等感
幼児期	第3段階	主導性（積極性）	目的意識	罪責感
幼児初期	第2段階	自律感	意思力	恥・疑惑
乳児期	第1段階	基本的信頼	希望	基本的不信

岡堂哲雄：心理学―ヒューマンサイエンス．金子書房，東京，1985；126．より引用

患者さんの希望

患者さんのニーズに対して、何らかの理由（精神症状あるいは身体症状、心理社会的背景）によって自身で行うことができない部分を支援することがセルフケア援助を行う前提であると考えます。

ただし、ニーズが汲み取れない場合もありますし、ニーズが現在のレベルとはかけ離れていることもあります。ニーズよりも先に解決すべき課題があるかもしれません。達成可能なニーズなのかどうか、じっくり患者さんと向き合うことで目標を設定するヒントが得られます。

一般科においても、早く病気から回復し退院したいというのが多くの患者さんの共通したニーズであり、そのニーズに対して方法の違いはあるにしても回復を支援していくのが看護の役割となります。ですが、こちら側がこうしたほうがよいのではないかと思えることが目に留まったとしても、患者さんはそのことについてどう感じているのか、患者さんの希望は何なのかを確認していくことが大切になると考えます。

身近なことから将来のことまで、希望のスケールには幅があると思われますが、患者さんの現実検討能力、現実的に可能かどうかを判断して看護ケアに取り入れていきます。

疾患名・主病名、合併症、主訴

精神科の診断名だけではなく身体合併症がある場合には、情報として得ておく必要があります。精神科だからといって、精神面への介入が優先順位として上位になることにはならず、生命の危険を回避し身体的な機能低下を防ぐことが優先順位として高くなることもあります。

そして、入院時の主訴は何だったのか、その時期と比べて現在はどうかについても、病気の回復段階をアセスメントするうえでも情報を得ておきます。

入院形態

現在の精神保健福祉法による入院形態には、任意入院、医療保護入院、応急入院、措置入院、緊急措置入院があります（P.186 表1）。入院形態によって、患者さんの病識や今後の方針、現在置かれている環境を理解することができ、看護ケアを行ううえで必須の情報となります。

表1　精神保健福祉法による入院形態

形態	主旨	指定医の診察	同意者	書面告知
任意入院 （第20・21条）	本人の自由意志による入院 精神保健指定医による診察で72時間の退院制限が可能	—	本人	要
医療保護入院 （第33条）	精神保健指定医により医療および保護のために入院の必要があると認められたもので、本人の同意が得られにくい場合	要 1名 （特定医師でも可）	家族等[※1]	要
応急入院 （第33条の7）	ただちに入院させなければ、医療および保護をするうえで著しく支障がある精神障害者で、保護者の同意をすぐに得ることができない場合は72時間に限る	要 1名 （特定医師でも可）	精神科 病院管理者	—
措置入院 （第29条）	入院させなければ自傷他害のおそれがある精神障害者の入院	要 2名以上	都道府県知事	要
緊急措置入院 （第29条の2）	上記で急速を要する場合 72時間に限る	要 1名	都道府県知事	要

※1【家族等】配偶者、親権者、扶養義務者、後見人または保佐人。該当者がいない場合等は、市町村村長が同意の判断を行う。

入院までの経過

現在の状態からは症状がつかめなくても、入院に至る経過を知ることで、その人の抱える疾患からくる生活上の問題、家族や周囲との関係性、退院をめざす際の教育的要素を知る手がかりとなります。

入院してから現在までの経過

入院時の症状が、どのような治療・看護援助を受け、その結果、現在はどのような症状があるかを知ることで、回復過程を理解し、今後の見通しを立てることができます。

治療方針・看護方針

患者さんの入院生活上のゴールを知ることで、実習中にかかわることもみえてきますし、治療方針や看護方針と異なった看護を行っていては患者さんにとって不利益となります。

治療内容

精神科で行われる治療は、おもに、薬物療法、精神療法、作業療法となります（**表2**）。

薬物療法は、単にその内容を知るだけでなく、量（mg）や1日の回数（朝、昼、夜、眠前）も情報を得る必要があります。そして薬物の管理は誰が行っているのか、服薬自己管理をしている患者さんの場合、どの程度の自己管理状況なのかを知る必要があります。また、定期薬以外に頓用として指示が出されている薬剤についても情報を得ておく

必要があります。そして、薬物の作用だけでなく副作用についてもしっかりと調べておきます。

精神療法は、診療報酬上の区分として通常の診察としては精神療法Ⅰ[※2]と精神療法Ⅱ[※3]があります。そのほかに、認知行動療法などもありますが、実習ではどのような精神療法がされているのか、その頻度は毎日なのか、週に1回程度なのかも情報を得て、可能であれば同席して患者さんの様子を観察して理解を深めていきましょう。

作業療法は、医師より作業療法士に依頼箋（薬物療法の場合の処方箋）が出され、その依頼内容に基づき作業療法士が計画を立て行っていきます。患者さんが作業療法を行っている場合、その依頼箋をみると、患者さんの状態や作業療法の目的も記されているため患者理解が深まるとともに、看護援助を実践していくうえでの手がかりとなります。

その他の治療法としては、修正型電気けいれん療法もありますが、この治療は麻酔を使用するため設備が整っていない病院では実施できず、治療適用と判断された場合は専門の病院に転院することになります。

※2【入院精神療法Ⅰ】入院中の患者について精神保健指定医が30分以上入院精神療法を行った場合に、入院の日から起算して3月以内の期間に限り週3回を限度として診療報酬400点を算定できる。
※3【入院精神療法Ⅱ】入院中の患者について、入院の日から起算して4週間以内の期間に行われる場合は週2回を、入院の日から起算して4週間を超える期間に行われる場合は週1回をそれぞれ限度として診療報酬150点（入院の日から6月以内）・80点（6月を超えた期間）を算定できる。ただし、重度の精神障害者である患者に対して精神保健指定医が必要と認めて行われる場合は、入院期間にかかわらず週2回を限度として算定できる。

表2　精神科治療

身体療法	●薬物療法 ●修正型電気けいれん療法
精神療法	●精神分析療法 ●簡易精神療法 ●芸術療法 ●集団精神療法 ●家族精神療法 ●脱感作療法 ●認知療法（認知行動療法） ●森田療法 ●内観療法 ●自律訓練法
リハビリテーション療法	●作業療法 ●社会療法・環境療法

表3　障害者総合支援法のサービス

●障害者総合支援法の支援には、自立支援給付（「訓練等給付」、「介護給付」、「自立支援医療」、「相談支援事業」、「その他（補装具）」）と、地域生活支援事業がある。
●下表に、退院後の生活支援を検討する上で利用されるおもな障害福祉サービス等の例を挙げた。利用条件はあるが、いくつかのサービスを組み合わせた利用も可能である。

1.日常生活上の不安や困りごとに対するサービス

目的・ニード	生活を整えたい、生活のための力をつけたい等	身の回りのことを支援してほしい	住まいの確保、居住支援、単身生活では不安等	退院したい、退院後の地域生活の準備がしたい等
サービス体系・サービス名	<訓練等給付> ●自立訓練（機能訓練・生活訓練）	<介護給付> ●居宅介護（ホームヘルプ） ●生活介護 ●行動援護	<地域生活支援事業> ●福祉ホーム <訓練等給付> ●共同生活援助（グループホーム）	<相談支援> ●地域移行支援 ●地域定着支援

2.日中活動のためのサービス

目的・ニード	一般企業で働くための準備がしたい等	一般企業で働くことは難しいが、就労の機会を得たい、一般就労はまだ不安	雇用された就労の継続を図る	仲間や日中活動の場がほしいなど
サービス体系・サービス名	<訓練等給付> ●就労移行支援	<訓練等給付> ●就労継続支援A型（雇用型） ●就労継続支援B型（非雇用型）	<訓練等給付> ●就労定着支援	<地域生活支援事業> ●地域活動支援センター

表4　精神障害者保健福祉手帳

●交付手続きの流れ

●等級の内容

等級	障害の程度
1級	精神障害があって日常生活の用を弁ずることを不能ならしめる程度のもの（日常生活において常時援助を必要とするもの）
2級	精神障害があって日常生活が著しい制限を受けるか、または著しい制限を加えることを必要とする程度のもの
3級	精神障害があって日常生活もしくは社会生活が制限を受けるか、または制限を加えることを必要とする程度のもの

●サービス例

全国一律に行われているサービス	
公共料金等の割引	NHK受信料の減免
税金の控除・減免	●所得税、住民税の控除 ●相続税の控除 ●自動車税・自動車取得税の軽減（手帳1級の場合）
その他	●生活福祉資金の貸付 ●手帳所持者を事業者が雇用した際の、障害者雇用率へのカウント ●障害者職場適応訓練の実施

地域・事業者によっては行われていることがあるサービス	
公共料金等の割引	●鉄道、バス、タクシー等の運賃割引 ●携帯電話料金の割引 ●上下水道料金の割引 ●心身障害者医療費助成 ●公共施設の入場料等の割引
手当の支給など	●福祉手当 ●通所交通費の助成 ●軽自動車税の減免
その他	●公営住宅の優先入居

※自立支援医療（精神通院医療）による医療費助成や、障害者総合支援法による障害福祉サービスは、精神障害者であれば手帳の有無にかかわらず受けられる

厚生労働省：みんなのメンタルヘルス総合サイト．精神障害者保健福祉手帳．http://www.mhlw.go.jp/kokoro/support/certificate.html より引用
（2021/12/16アクセス）

社会資源

　何らかの社会資源を受ければ退院可能な方もいますし（表3）、入院中に外出する際には精神障害者保健福祉手帳（表4）があると便利です。社会資源については、精神保健福祉士が専門でかかわっていますので、そのような方から

も情報を得たり、自分でも利用可能な社会資源を探ったりすることによって、患者さんの地域生活あるいは社会参加の可能性が導かれると思います。患者さんに対しても情報提供をすることができ、セルフケアの向上につながるようなケアの方向性を立てることが可能となってくると思います。

アセスメント② セルフケアアセスメント

アセスメントツールは領域や病院によって異なりますが、精神科では身体的疾患によって機能的に生活に障害をきたすような状態ではなく、身体的には健康であっても生活を営んでいくための、社会に適応をしていくためのスキルが経験的に乏しかったり、精神症状に左右されることによって実行できなかったりするため、オレム-アンダーウッドのセルフケアモデルに基づいたアセスメントツールが利用されます。

アセスメントをする際には、その要素が社会生活を営むうえでどの程度自立しているか、自立していない領域は、その程度を判断し要因を探ります。その際には、正常と異常の判断や自分自身の価値観との葛藤が生じますが、社会一般通念との比較で受け入れ可能か、その要因が精神症状から生じるものなのか、身体症状によるものなのか、心理社会的(年齢・性別・生活歴・性格・発達段階など)な背景から生じるものなのか、といった視点でセルフケアレベルをアセスメントします。セルフケア領域とセルフケアレベルは、表5、表6のとおりです。

表5　セルフケアの領域

領域①	空気・水・食物	十分な量と質の空気・水・食物を摂取できること
領域②	排泄	排泄、同時に適切なケアができること
領域③	体温と個人衛生	体温が正常に保てること。身づくろいや清潔などの個人衛生が保てること
領域④	活動と休息のバランス	活動と休息のバランスが保てること
領域⑤	孤独とつきあいのバランス	孤独(1人でいること)とつきあい(対人交流)のバランスが保てること
領域⑥	安全と安寧を保つ能力	安全と安寧を保つことができる

表6　セルフケアレベルとケアの種類 (セルフケア行動の側面、ケアの種類によって分類した)

セルフケアレベル	セルフケア行動の側面 / ケアの種類	セルフケア能力	どのようにセルフケアを行うのかを決定すること	決断したセルフケア活動を実施し、継続すること
1. まったく自分でできない	その人に代わって行う	なし	できない	できない
2. 絶えず声かけが必要	方向づけをする	あり	できない	できない
3. 声をかけられたり、少し手伝ったりすれば何とか自分でできる	支持する (不安や自信がない場合なども該当)	あり	できる	できない
4. ときに声かけ支持や承認をすると自分でできる	教育する (知識や技術の提供)	あり	できる	実施できるが、継続できない
5. 自立	セルフケア行動を強化	あり	できる	できる

アセスメント③ 全体像の把握

上記のデータベース、セルフケアアセスメントを査定したうえで、患者さんの全体像をとらえるためにも関連図として書き出します。ただ、関連図は情報が散乱し、混乱する要因にもなります。そのため、ある程度配置ができれば、文章として整理するとよいでしょう。

文章としてまとめる際の必要な情報としては、年齢、性別、疾患名、入院形態、これまでの経過から考えられる発達段階の達成状況、生活背景、入院から現在までの治療経過(どのような症状があって治療が行われ、現在はどのような症状があるか)、セルフケア不足な点、健康的な側面、以上を踏まえた看護の方向性(どのようなことを行っていくか)を記載します。

文章でまとめることは容易ではありませんが、文章化することによって、情報が徐々に整理され、看護の方向性も焦点化されていきますので、まずは文章で書き出してみましょう。

看護診断

看護診断を抽出する際にはその要因となる事柄（症状や心理社会的背景）を明確にすることが大切となってきます。ただし、その要因は複雑多岐（たき）にわたっているため簡潔にしぼりきることは困難であることが多いです。要因をあれこれと関連図でつなげたとしても、看護診断として表現する際にはかかわることができることを中心に挙げるとよいと思います。

また優先順位は、**生命を脅かすことが優先度としては高**く、回復過程のどの段階にあるか、治療目標と患者さんのニーズ、セルフケアレベルから判断していくことになります。

看護は、自己決定を支援し、**本人にとって望ましい社会生活が送れるようセルフケア行動を支援する**ものであり、介入による変化を求め、期待をし過ぎると、本人の能力に合わず拒否をされ、適切な関係をとることができなくなります。そうすると、実習生としても不全感が残ることにな

ります。今ある状態を受け止めることから始めます。そして短期目標を設定する際には、患者さんにとって少しの無理もときに必要です。介入時には関心をもっていることを示し、ゆっくりかかわり続け、本人の可能性を探しみつけていければよいのではないかと思います。

看護診断の表現としては、NANDA-I（NANDA インターナショナル）の看護診断を用いることも可能ですが、その際には患者さんの個別性を考えて挙げるようにしましょう。実在型の看護診断を挙げる際にはその問題を引き起こしている要因（関連因子）も併せて表現します。看護ケアでは、その要因を取り除くようなケアを実施することになり、計画に取り入れていきます。看護診断としては、実在型のほかに、リスク型、ヘルスプロモーション型もあります。リスク型を挙げる場合には、一般的なものとならないように注意しましょう。

看護計画

長期目標

退院できる可能性がある患者さんの場合は、どうなれば退院できるのかが焦点になります。退院がまだ遠いあるいはその目途もない患者さんの場合は、「その人らしい生活とは？」、「患者さんが日常生活で困っていることは何か？」、「患者さんはどうなりたいと思っているのか？」ということを考えて設定します。

ここでは、漠然（ばくぜん）とした表現になるかもしれませんが、個人の目標はそれぞれ異なると思われますので、個別性を考慮したものを設定します。

短期目標

短期目標は、長期目標を達成するためのステップです。具体的かつ現実的で評価ができるように評価の時期や期限を決め、目標の表現のなかに数値などの客観的な指標を入れます。ただし、精神科では長期的な介入が必要となってきますので、期限を決めたり、数値で表現をしたりしても戸惑い（とまど）があるかもしれません。しかし、長期的な介入が必

要であるからといって、漫然とした目標であると、本来の患者さんの可能性を引き出すことが困難となり、入院も長期化することにつながるのではないかと考えます。実習期間を終えてからでも学生がかかわった成果を維持できるよう、実習指導者に相談し、日常の看護にとりいれてもらえるよう図ることも可能であると思います。

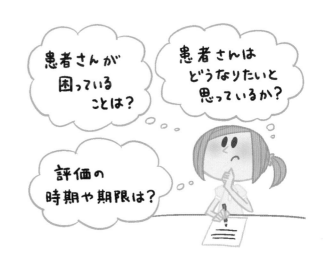

189

繰り返しになりますが、薬物療法開始初期や修正型電気けいれん療法中であれば、実習期間中に回復（症状が変化）し、セルフケアレベルが上がっていく過程を観察することができるかもしれません。そのような場合は治療経過とともに解決可能な短期目標も設定しやすいのではないかと思われます。しかし、多くの場合、症状の軽減やセルフケアレベルの向上をめざすには、長期的なかかわりが必要ですので、焦らないでかかわることが大切となってきます。

実習では、計画を立案してから取り組める期間は1週間程度であることが多いと思われるため、高い目標を設定すると評価がしづらくなります。また、一度できてもそれを持続させるには実習期間内では困難であることが現状だと思われます。達成することが妥当であるなら目標に挙げてそれに向かってかかわることによって、問題解決につながっていることを信じて取り組みましょう。

そのため、短期目標は、実際には解決困難ですが、実習期間中に取り組んで成果の得られるようなものを設定します。達成できなくても評価をするためには、具体的に誰がみても評価できるような明確な表現で記載することが望ましいです。そして、目標は患者さんが達成をめざすものであるため、学生目線の目標とならないよう、主体は患者さんであることを意識した表現にしましょう。

具体策

短期目標を達成するために、自分がどうかかわるか、観察すること（O-P：observation plan；観察計画）、問題を解決したり、予防あるいは維持するための援助行動（T-P：treatment plan；援助計画）、教育（E-P：educational plan；教育計画）に分けて記載します。

具体策を記録する際に、新たに特別なことを挙げなければと思わず、立案するまでにかかわってきた、日々の行動計画に挙げ、かかわって評価してきた項目を活用することで、より具体的な計画につながると思います。

介入時には、関係づくりからが基本となりますが、患者さん側の依存や転移に注意して適切な距離を保つことを心がけましょう。

実施・評価

具体策に沿って、忠実に実施し、実施してみて少しでも行き詰まることや異なることがあれば、それはどのような状況で実施できなかったのかを明らかにし、**具体策を修正**します。

最初から妥当な問題や目標を挙げるのは困難ですので、実施しながら修正していきます。立案して実践してみた結果、もっとこんなところも観察する必要があると気づけば追加し、実際に援助してみて具体性がないことに気づけば具体的な表現に起こしてみて、修正する点はどこなのかを考え、最終的に目標達成に近づくように取り組んでいくことが大切です。

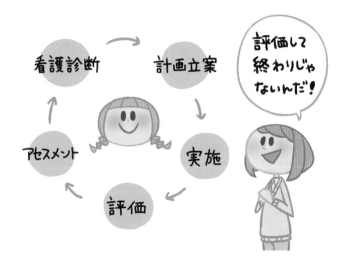

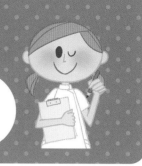

事例でわかる！ 精神疾患患者の看護過程の展開

ここでは、オレム–アンダーウッドのセルフケアモデルを
アセスメントの枠組みに用いて、
事例をもとに精神看護学実習の看護過程展開の実際を解説していきます。

慢性期の統合失調症患者の看護

事例紹介

【氏名・年齢・性別、発達段階、発達課題】
K氏・46歳・男性、生殖性対停滞、世話。

【診断名】
統合失調症。

【既往歴】
特になし。

【主訴】
独語（どくご）、昼夜逆転。

【現病歴】
　高校卒業後、印刷会社に就職するが同僚（どうりょう）との関係において被害的発言が聞かれるようになり、不眠が続いた。勤務中には独語や空笑（くうしょう）が目立ち始め、無断欠勤が続くようになった。自宅では家族とも口を利かず、食事や睡眠は不規則となり、入浴も行わなくなった。時折自室から出てきて外出するが、外出先でもめごとを起こすことが重なり、状況をみかねた母親に付き添われ、20歳時、第1回入院となった（医療保護入院、閉鎖病棟（へいさ））。

　統合失調症との診断にて薬物療法が開始された。徐々に作業療法も行えるようになり、1年半ほどで症状が安定したためデイケア通所しながら自宅退院となった。

　その後、定期的なデイケア通所が滞り（とどこお）、服薬も不規則となってきたため、外来受診時に主治医より入院を勧められ、23歳時、自らの希望で第2回入院となった。その後、数回の入退院を繰り返し、現在第5回目（40歳〜）の任意入院中である。

【患者の希望】
「退院をしたい」

【治療方針】
グループホームでの入所が送れるよう症状の安定化を図る。

看護過程の展開

　学生が受け持ったのは、入退院を繰り返し、現在5回目の入院が6年目となる長期入院患者さんです。今回は、グループホームへの入所をめざしていますが、どのような点に焦点をあて退院をサポートしていくのか、オレム–アンダーウッドのセルフケアモデルの枠組みに従って情報を整理し、患者さんと取り組む課題・看護援助を導きます。

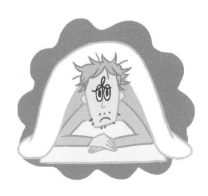

アセスメント

1 | 空気・水・食物

情報 (S・O)	情報の解釈と分析 (A)
＜空気＞ S ●「入院前は1日50本ぐらい吸っていました」、「タバコを吸うと頭がすかっとします」、「特に何もすることがないので吸っていました」 ●「(呼吸)苦しくありません」 O ●会話の後で深呼吸がみられる。 ●鼻閉や口呼吸はみられない。 ●BT※1 36.2度、P※2 68回/分（リズム不整なし）、R※3 16回/分（受け持ち2日目の値）。 ●リスパダール®（1mg）2錠/日・分2、ハロペリドール（2mg）2錠/日・分2、ビペリデン塩酸塩（1mg）2錠/日・分2、ウブレチド®（5mg）1錠/日・分1朝。 **＜食物＞❶** S ●「食事はまあまあかな」、「食事は楽しみの1つだね」、「嫌いなものは特にないね」、「病院食は少し足りないかな」 O ●食事の時間前には自ら食堂へ来て着席して配膳を待っている。 ●配膳、下膳とも自ら行う。 ●3食全量病院食を摂取している。 ●食事中、周囲と会話をすることもない。 ●食事中、他者に話しかけるのではなく独り言を発している。 ●食事形態は普通食。 ●かきこみはみられないが、咀嚼は2〜3回で嚥下している。 ●毎日インスタントカップ麺を昼食後と夕食後に食べている。 ●身長173cm、入院時体重73.5kg、月1回の定期測定時の今月の体重78.0kg。 **＜水＞❶** S ●「飲んだら頭がすっきりする」、「体から	**＜空気＞** ●現在は喫煙もしておらず、抗精神病薬の影響とみられる呼吸器症状はみられていない。本人は呼吸困難の訴えはなく、心拍数や呼吸数も正常範囲内で重篤な身体症状はみられていない。「何もすることがない」、「頭がすかっとする」といった訴えより対処行動として喫煙をしていたことが考えられる。現在は喫煙習慣もなく、呼吸器症状もみられていないことよりセルフケアレベル5❶。 **＜食物＞** ●食事は提供されているものを全量摂取しており、必要な栄養を摂取できていると考えられる。しかし、入院時より4.5kgの体重増加がある。空腹感を紛らわすため給食以外にインスタント麺を食べ、BMI※4＝78/1.73²＝26.1で標準からやや肥満程度であることより、夕食後の間食は夜間の睡眠に支障をきたす可能性もあり、さらに肥満への影響に留意していく必要がある。 ●長期入院となり単調な生活のなかで楽しみの1つとなっていることも考えられ、単に間食をなくすことが健康上、差し迫って必要なことであるとも限らない。現在の体重増加は悪化しないよう注意が必要であるが、ほかに楽しみをみつけたり、活動量を上げたりすることで間食を減らさない（快感情

情報理解のための基礎知識

❶セルフケア不足の要因は、症状以外にも心理社会的な背景や治療の副作用が関連していることを考慮する。特に薬剤の副作用については、飲食に関する影響が生じるため十分に調べておく必要がある。

アセスメントの根拠

❶セルフケアレベルを検討する際には、治療目標に対する現在の時点で検討する。退院が現実的であり、退院に向かって進んでいる状況である場合と、療養生活の場合とでは、レベルの設定は異なると思われる。例えば食事に関して、セルフケアが自立しているレベルというのは、退院、地域生活をめざしている場合には、摂食行為に介助は必要なくても、食事を自ら調達でき、適切な量をコントロールするようになることも求められる。

S：subjective data；主観的データ　O：objective data；客観的データ　A：assessment；アセスメント

毒が出ていくんです。体の中に虫がわいてる」、「のどが渇くんだね」
●「（排尿）1日10回くらいです。出にくいときもあるかな」
●「どれくらい飲んでいるかわかりません」
●「水を飲みすぎて吐くときがあるね」

O ●常に自分のコップを持って行動している。
●飲水時は、コップ1杯を一気に飲み干している。
●過去に飲水コントロールできず低ナトリウム血症になり、保護室隔離となったことがある（カルテより）。
●11月×日体重：7時78.3kg、16時79.5kg。
●11月×＋1日体重：7時78.8kg、16時79.8kg。
●1日2回の体重測定は自らナースステーションに測定しにくることもあるが、呼ばれて測定しに来ている。
●リスパダール®（1mg）2錠／日・分2、ハロペリドール（2mg）2錠／日・分2、ビペリデン塩酸塩（1mg）2錠／日分2、ウブレチド®（5mg）1錠／日・分1朝。

を奪わない）ことも可能である。
●間食や給食の変更が可能かどうか、本人の思いを聴取し検討していく。また、血液データの推移も情報をとり、評価していく。セルフケアレベル4❷。
＜水＞
●抗精神病薬の影響による口渇（こうかつ）や、精神症状と考えられる体内の違和感（体感幻覚）（げんかく）への対処として飲水をしていると考えられる。日中の体重変動は著明ではないが、過去に飲水コントロールできず、保護室隔離になったことや排尿回数が多いことから、今後も引き続き飲水動機や飲水行為（頻度）、体重変動を観察していく必要があり、さらに、ほかの対処行動について話し合っていく必要がある。セルフケアレベル3。

アセスメントの根拠

❷今回の患者さんは、摂食行為自体は自立しているが、給食以外に昼食後、夕食後にインスタント麺を摂取している。入院時からの体重増加は、活動量以上の摂取カロリーであることが考えられるため、このまま放置しておくと、肥満やその他の疾患に罹患（かくり）することも考えられ、栄養摂取と活動のバランスについて支持教育を要する。

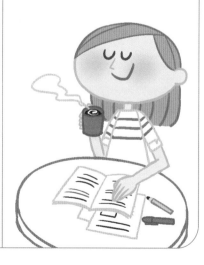

2 | 排泄 ❷

情報（S・O）	情報の解釈と分析（A）
S ●「（排便）1日1回あります。ときどき、1日に3回くらいあります」、「（排尿）1日10回くらいです」、「水を飲みすぎて吐くときがあります」 O ●リスパダール®（1mg）2錠／日・分2、ハロペリドール（2mg）2錠／日・分2、ビペリデン塩酸塩（1mg）2錠／日分2、ウブレチド®（5mg）1錠／日・分1朝。 ●腸蠕動音（ちょうぜんどうおん）良好。 ●排泄は自ら尿意・便意を感じたときにトイレで行っている。 ●夜間、排尿のため2～3回トイレ覚醒（かくせい）あり（カルテより）。 ●11月×日体重：7時78.3kg、16時79.5kg。 ●11月×＋1日体重：7時78.8kg、16時79.8kg。	●排泄行為に問題はない。抗精神病薬を内服しているが、緩下薬の内服はせず定期的に排便があり、排便については現在問題ない。しかし、ウブレチド®や飲水量の影響によると思われる嘔吐（おうと）や下痢（げり）がみられ、排尿による夜間覚醒もみられることから、水分摂取とのバランスは不均衡（ふきんこう）だと思われる。失禁はみられず、飲みすぎると嘔吐するという自覚があることから、<u>セルフケアレベル4❸</u>。

3 | 体温と個人衛生

情報（S・O）	情報の解釈と分析（A）
S ●「今日はお風呂」、「本当は毎日入りたいです」、「すっきりします」 ●「寒いかな。もう1枚着たほうがいいかな」 ●「（歯磨き）してない」、「歯磨き粉も歯ブラシもない」、「（ひげ）剃ったほうがいいですね」 O ●BT36.2度、P68回/分（受け持ち2日目）。 ●測定はベッドサイドで行い、体温計を差し出すと自ら腋窩にはさみ、静かに臥床している。 ●感冒症状なし。 ●入浴は病棟で決められた曜日に自ら行っている。入浴前には自分で衣類などを準備している。 ●洗髪は自分で行っているが、背部や足先については看護師に声をかけられて洗浄し	●入浴については意欲がみられ、決められた曜日に自発的に行動しているが、体の細部への洗浄に対して一部声かけが必要である。更衣については、衣類枚数の関係上、毎日行うことはないが、気温に応じて衣類を調節することはでき、特に乱れることもなく、悪臭もないため様子観察とする。 ●精神症状による意欲低下や長期入院による社会性の低下からであると思われる、ベッド周囲の整頓（せいとん）や整容、口腔衛生（こうくう）については、やや無関心がみられ、自発性に欠けるため、本人の認識・意向を尊重

ている。

●入浴日以外にはシャワー浴も可能であるが行っていない。

●洗濯は、入浴後に看護師見守りで病棟の洗濯場で洗濯、乾燥を行っている。

●衣類が少ないため、入浴日に更衣を行っている。

●日中の衣類と寝衣の区別はない。

●衣類は自分の衣装ケースにとりこんだまま、たたまずにしまっており、乱雑になっている。

●着衣の乱れはなく、悪臭もしない。

●ひげは伸びているが、ひげ剃りは入浴日に看護師に指摘されて行っている。

●ベッド脇にはゴミ箱が置いてあるが、使用せず床頭台に空のペットボトル、メモ用紙が乱雑に置いてある。

●排泄後は手洗いしている。

しながら、今後、退院したいという気持ちがあることからも、清潔を維持し社会生活に適応していけるよう支援する。セルフケアレベル4❹。

❹季節柄、毎日入浴やシャワー浴をしなくても、異臭や汚染は目立たないことが考えられ、現在の病棟生活では、目立たないが、身だしなみに関して無関心がうかがえ、声かけによって実施していることから判断した。

情報理解のための基礎知識

❸慢性期の精神疾患患者さんは、意欲や関心の低下、薬物の副作用による錐体外路症状からくる効果的な運動制限、長期入院などにより活動性が低下しているが、病棟での生活には適応し、一定の生活パターンをもっている。生活リズムを整えることは、健康を取り戻すためにも必要なことであるが、目的をもった自立した行動をとることができない状態に至る。急性期であれば、まずは十分な栄養と休息の確保が必要になるが、回復期や慢性期では活動と休息のバランスを保つことが課題となる。

4 | 活動と休息のバランス❸

情報（S・O）	情報の解釈と分析（A）
S ●「特に何もしていない」、「楽しいこともない」 ●「眠れてるかな」、「ときどきトイレに起きる」 ●「OT※5（作業療法）はまあまあだね」 O ●食事や入浴は自ら行動しているが、それ以外の時間は臥床して過ごしている。 ●個人OTが1年前より週1回から3回（月・水・金）に増えた。時間は9時半〜11時、内容は、パソコン作業や皮革細工などを行っているが、決められた時間に遅刻をしたり、飲水やトイレに行ったりして、別行動をとることが多く、毎週3回の出席は定着していない。 ●OTのない日中は頭から布団をかぶって何か話している。ときに、ホールに出てテレビを見ていることもある。 ●夜間は定期眠前薬内服後23時ごろから就寝。6時半ごろ起床、ときどき1時ごろ	●就寝、起床時間は決まっており、食事や入浴などの病棟で決められた日課については問題なく自発的な行動がとれているが、その他の日中の活動についてはスケジュールが定まっておらず、OTへの参加も不規則である。入院時よりも体重増加がみられることも、摂取カロリーの消費に満たない活動量の低下が原因であると考えられる。 ●不眠時には追加薬を自ら希望して入眠できていることより、夜間の睡眠をとることに対しては自立しているが、排尿のため継続的な睡眠は妨げられる日もある。 ●長期入院生活を過ごすなかで決められた枠の範囲で行動をとることはできているが、意欲の低下や幻聴により自発的、目的をもった

不眠を訴え追加薬を内服しており、最近1週間内では、2日連続して内服している（カルテより）。

● 眠前にフルニトラゼパム（2mg）を1錠内服している。

● 身長173cm、入院時体重73.5kg、月1回の定期測定時の今月の体重78.0kg。

行動、気分転換活動をとることができていない。OT中も一定時間集中することができていないのは、作業への関心が低いことや、ストレスが考えられ、OTへの参加が効果的な活動とはなっていないと考えられる。

● 以上より、日中眠気の訴えはなく夜間睡眠に不満はないが、日中の適切な活動が維持できていないことより、活動と休息のバランスは保てていない。セルフケアレベル3❺。

❺ 決められた日課以外には自立した行動がとれず、OTにも継続的に参加できていないことより、活動耐性が低い。退院したい気持ちを尊重し、日中の活動について、支持していくことが求められると考えた。

情報理解のための基礎知識

❹ 生活・成長発達過程のなかで、良好な対人関係を築いた経験に乏しく、身近な家族とも安心・信頼関係を築くことができていない場合が多い。エリクソンの発達課題（P.157図1）を年齢相応に獲得することができていないという背景もある。また、パーソナルスペースを広くとる傾向にあり、対他者に対しては、不安や緊張、病的体験のなかで脅威を抱きやすい特徴がある。本人は意識できていなくても自身を守るために自閉となるともいわれている。精神力動の点、発達課題の点から理解していくことがケア方針を決める手がかりになる。

---

5 | 孤独とつきあいのバランス

情報（S・O）	情報の解釈と分析（A）

S ● 「話すことがない」

● 「混乱しているときは早く薬を出してほしいけどなかなかくれない」

● 「妹には家族がいて、子どもがいる」、「姪（めい）っ子たちはかわいい。小学生になってからは会ってない。会いたいけど、迷惑をかけるし会わないね」

O ● 他患者との交流は病棟内、売店やOT室などの病棟外でもみられていない。話しかけられれば返答している❹。

● 質問に対する返答は妥当（だとう）であるが、そのまま話を聴き続けると要領を得ないまま、自ら会話を終了させる。

● 看護師には不眠時や苦痛時に自らナースステーションに訴えに来ている。

● 話しかければ笑顔がみられたり、穏やかに返答されたりする。

● 臥床したまま独語をしている。それに対する同室者からの苦情あり。

● 両親は他界している。妹が半年に1回ほど面会に来て、1時間程度本人と近況について話をしたり、昼食をとったりしている。妹は結婚し小学生の子どもが2人いる。

● 毎月定期的に医療費は支払われ、入院中

● 両親は他界しているため、妹が本人の金銭管理や入院生活上の支援をしている。妹には家族がいるため、頻度は少ないが定期的に面会に来て一定時間過ごしていることから、妹との関係は途切れていない。家族への肯定的（こうていてき）感情は抱いているが、姪の面倒をみることもできず、迷惑をかけるなど、兄としての役割を果たすこと、この時期の発達課題である生殖性も獲得することができず、葛藤を抱え停滞していることが考えられる。

● 病棟では、他患者との積極的な交流はみられていないが、苦痛を看護師に訴えることはできる。

● 家族の一員として、期待される役割は発揮されず、入院生活においても意味のある会話を続けることが困難であり、独語による苦情からも他者との親密な関係をつくることもなく、孤立している。孤立していることに対する思い、他者との関係性について、本人がど

に必要な金銭については妹が管理し、毎月一定額は入金されている。
●発達課題：生殖性対停滞。

のように感じているのか、聴取する必要がある。セルフケアレベル3❻。

❻苦痛を訴えることはできているが、他者との交流はみられないこと、孤立していること、1人でいることに対する本人の思いが聴取できていないためレベルの判定は困難であるが、現在観察した時点でのレベルとして判断した。

❼拒否なく服薬できているが、過去に服薬が不規則となって再入院となっているため、再度教育し、今後自己管理を進めていく。手背の掻破については不明であること（自傷の可能性）、多飲があることより判断した。

6 | 安全と安寧を保つ能力

情報（S・O）	情報の解釈と分析（A）
S ●「がまんするか水を飲むかだね」 ●「イライラしたときは薬飲むときもあるね」 ●「（手背の掻破痕）わからない」 O ●他害や自殺企図歴はない。 ●手背には掻破痕がみられる。 ●行動に粗暴さはみられず緩慢である。 ●トラブルはみられていないが、他患者から独り言がうるさいという苦情がある。 ●定期薬は自ら看護師のもとへ行って内服し拒否はない。 ●過去に服薬不規則となり再入院。 ●11月×日体重：7時78.3kg、16時79.5kg。 ●11月×＋1日体重：7時78.8kg、16時79.8kg。	●拒薬なく精神症状は比較的安定している。これまでに自傷や他害を行ったことはない。病棟での生活を過ごすなかでもルールを逸脱することはないが、独語が他者に迷惑となっている。トラブルはないものの、症状が悪化した際にはトラブルになる可能性があるため注意して観察していく。 ●イライラを感じたときに衝動行為はみられず、がまんしたり、水を飲んだりして自分なりに対処し、頓服薬を要求することはできている。飲水については、日中の体重増加は著しくないため様子観察中であるが、過去に個室隔離となったことや、現在も飲水行為が目立ち、苦痛は毎日持続していることから、コントロールできず多飲により低ナトリウム血症に陥る危険もある。セルフケアレベル4❼。

手背の掻破痕（そうはこん）
掻破痕（きと）
独語（いつだつ）

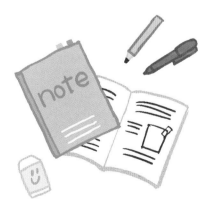

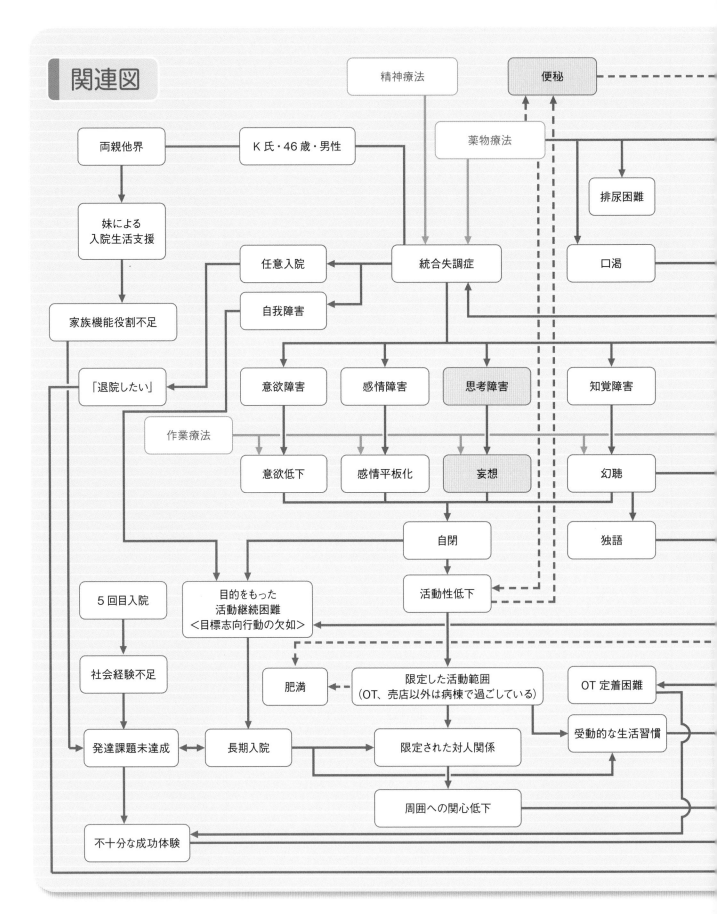

関連図

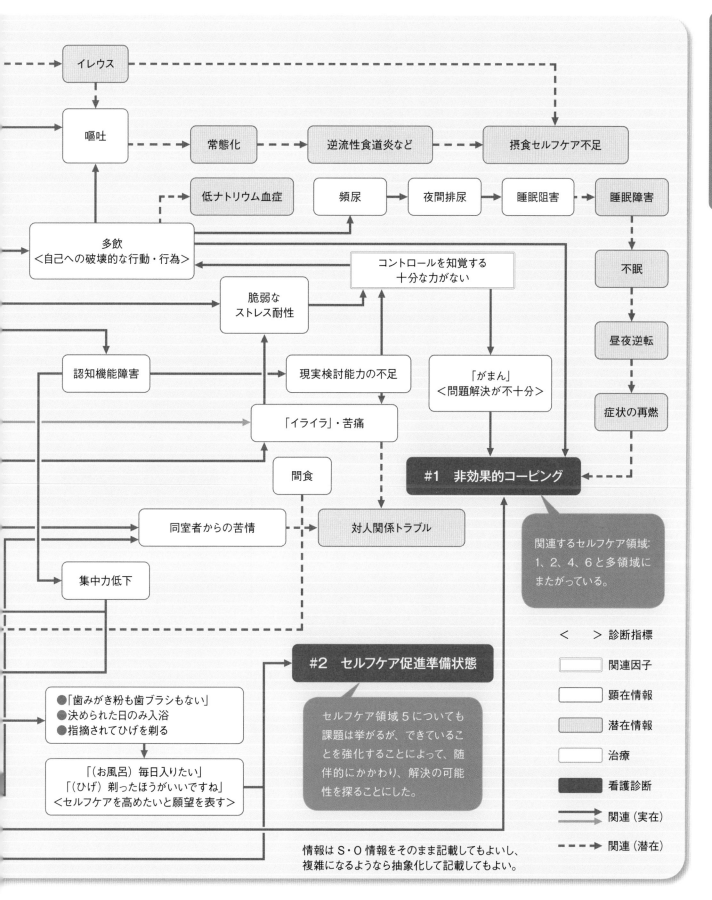

イレウス

嘔吐 → 常態化 → 逆流性食道炎など → 摂食セルフケア不足

低ナトリウム血症　頻尿 → 夜間排尿 → 睡眠阻害 → 睡眠障害

多飲
＜自己への破壊的な行動・行為＞

コントロールを知覚する
十分な力がない

脆弱な
ストレス耐性

不眠

昼夜逆転

症状の再燃

認知機能障害　現実検討能力の不足

「がまん」
＜問題解決が不十分＞

「イライラ」・苦痛

間食

#1　非効果的コーピング

関連するセルフケア領域：
1、2、4、6と多領域に
またがっている。

同室者からの苦情　対人関係トラブル

集中力低下

#2　セルフケア促進準備状態

＜　　＞　診断指標

関連因子

顕在情報

潜在情報

治療

看護診断

関連（実在）

関連（潜在）

●「歯みがき粉も歯ブラシもない」
●決められた日のみ入浴
●指摘されてひげを剃る

セルフケア領域5についても
課題は挙がるが、できているこ
とを強化することによって、随
伴的にかかわり、解決の可能
性を探ることにした。

「（お風呂）毎日入りたい」
「（ひげ）剃ったほうがいいですね」
＜セルフケアを高めたいと願望を表す＞

情報はS・O情報をそのまま記載してもよいし、
複雑になるようなら抽象化して記載してもよい。

看護診断リスト

日付	No.	看護診断
11/●	＃1	コントロールを知覚する十分な力がないことに関連した非効果的コーピング*1
11/●	＃2	セルフケア促進準備状態（個人衛生に限定）*2

＊1 定義：認知面や行動面の努力を伴う、ストレッサー評価が無効なパターンで、ウェルビーイングに関する要求を管理できない状態
＊2 定義：健康関連の目標を達成するために、自分のために行う活動パターンが、さらに強化可能な状態

優先順位の根拠

　退院したい気持ちはあるが、具体的な行動には至らず、さらに、病的体験や現在の状況に苦痛を感じているものの対処行動が不十分である。このことより、看護方針としては本人の健康的な部分を活かし退院をめざした苦痛の軽減と社会生活へのイメージができて自ら行動できるよう支援していく。

　服薬の自己管理を進めることも必要であり可能ならそれに対するかかわりも挙げられるが、今回は、本人が困っていること（ニーズ）の改善、現在できていることの強化に焦点をあてて問題を挙げた。

看護計画

看護診断 ＃1　コントロールを知覚する十分な力がないことに関連した非効果的コーピング

期待される結果

＜長期目標＞
1. 飲水以外の対処方法を実行し、地域社会生活を営む準備として主体的に身だしなみに気を配ることができる。

＜短期目標＞期日は実習終了日
1. 学生が準備した用紙に、苦痛の程度1（がまんする）〜10（頓服を飲む）と数値で表現し、現在の対処方法を表在化することができる❶。
2. 現在の方法以外の方法をみつけたほうがよいと言葉で表現することができる。
3. 飲水行為以外の対処方法をみつけることができる。
4. みつけた対処方法を実行することができる。
5. 実行した結果、どのような気持ちになったかを伝えることができる。

❷

看護計画

T-P（援助計画）

1. バイタルサイン（体温、脈拍数、呼吸、血圧）
2. 腸蠕動音

❸

計画の根拠・留意点

❶看護師に頓服を要求することがあるため、苦痛を訴えることはできている。がまんしているという発言も聞かれることから、苦痛を自覚することはできている。「感情を言葉で表現することは、それらの感情に建設的に対処するための第一歩となる」[3]ことを踏まえてストレス対処方法を検討するために、どのような体験をしたときに（言語化することが困難な場合にはこちらが準備した状況を提示する）苦痛を感じるのか、どのような場合にどんな対処をとるのが適切なのか、まずは苦痛の程度と現在の対処方法を整理してみる。
❷実習期間内で目標の評価を行う場合、行動変容を求めるような内容を設定すると達成することは容

O-P：observation plan　C-P：care plan　E-P：education plan

（P.201 につづく）

3. 排便回数、性状（有形か下痢か）

4. 排尿回数（夜間の回数はカルテまたは看護師より聴取）

5. 就寝時間、起床時間

6. 熟眠感

7. 追加内服薬の内容（不穏時・不眠時など）・内服時間・1日の回数・これまでの経過

8. 苦痛訴え時の対応（すぐに与薬されているか、相談のみか、その他）による反応

9. 表情

●硬いか、無表情か、自然な笑顔がみられるか、和やかか

10. 発言内容、口調

11. 苦痛訴え時の状況

12. 日中臥床しているときの状況

●覚醒しているか、眠っているか、何か独語を言っていないか、頭から布団をかぶっているか、声をかけたときにすぐに応答があるか

13. 飲水のタイミング

14. 1日の体重（7時、16時）とその変動

15. 体重測定時の行動❹

●声をかけられて測定しているか、自ら測定しているか

16. 体重測定時、測定することに対する発言、測定結果に対する発言

17. 他者との交流❺

●話しかけているか、話しかけられているか、どのような場面で交流があるか、交流があったときの表情、言動

18. OTへの参加状況❻

●自ら行動しているか、参加中集中しているか、中座はあるか、中座している時間、飲水行為はあるか、表情、他患者・作業療法士との会話

19. 血液データ

●栄養、電解質に関する過去の推移

T-P（援助計画）

1. 常に話しやすい雰囲気を心がける、威圧的（いあつてき）な態度や口調にならないよう支持的にかかわる❼。

2. 毎日朝のバイタルサイン測定時、体調はどうか、睡眠はとれているかどうか尋ねる。

3. 臥床し表情が穏やかなときに、起床可能かどうか、話をしてもよいか尋ね、了解が得られたらベッドサイドにて、苦痛時の対処方法について話し合いたいことを伝え、以下について尋ねる。

①頓服の内服や水を飲む、がまんする以外に苦痛を和らげる方法はありますかと尋ねる。

②その他に対処方法があったほうがよいと思うかどうか尋ねる。

4. 話し合いをするときは静かで落ち着いた、本人が望む場所にて行う❽。

5. 表情が硬いときに、「どうかしましたか」、「つらそうにみえます」と声をかけ、語り始めたら付き添って話を聴く。

6. 一度に続けて飲水をしているときに、「のどが渇きますか」と声をかける。

7. 現在、本人が行っている行動については、否定をしないで見守る。

8. 好きなことや、興味のあることを訪ね、散歩に出る、買い物をする、ラジオや音楽

計画の根拠・留意点

易ではなく、評価が困難であることから、行動を起こす前の段階を考えて設定する。どうすれば、望ましいセルフケアを行うことができるのかは、個人によって異なるため、患者さんと十分に話し合い、情報収集を行いながら、本人のレベルに合った目標を定めていく。

❸目標に直接関連しないことのようにみえるが、体調の変化があれば新たな取り組みは実践できず、実際には毎日観察していることであり、通常の観察も忘れずに観察項目として挙げる。

❹体重測定についてどのように認識しているのか、認識と行動が一致しているかを確認する。

❺患者さんのコミュニケーション能力、社会性について観察し、今後のかかわり方の参考にする。

❻興味・関心のあることであれば、自ら行動を起こすことが可能であり、通常の生活ではみられない本人の可能性を見出すことができる。OTはそのような場面を観察するよい機会であるため、本人の了解が得られれば付き添って観察する。ただし、作業療法の妨げにならないよう十分注意する（いっしょに同じ作業をしたり、他の患者の様子も観察したりして、話しかけたり、手を貸し過ぎたりしないようにする）。

❼実習環境・患者さんに慣れて緊張がほぐれてくると、言葉遣いが乱れてきやすい。親近感を込めているつもりかもしれないが、学生と患者さんとの関係において、距離をもって接することができるよう言葉遣いには注意をしてかかわる。

（❽の解説P.202参照）

PART 6 精神看護学実習の看護過程展開

を聴く、OT活動で好きなことを探す、呼吸法などの対処方法を提案する。

9. 提案した方法のなかでできることがあれば、いっしょに行う。

10. 新たな方法を実行した際の気持ちを訪ねる（可能なら数値で表現してもらい、変化を数値でいっしょに確認する）。

11. 苦痛の程度を数値で表現可能な場合、苦痛を数値で書き込める図表とそのときの対応表を作成し、1日1回本人といっしょに確認しながらその表に書き込む。 ──❾

12. 11を実施する時間帯は、朝のバイタルサイン測定時、昼食前、午後の時間帯など、本人と相談しながら決定する。

13. 話を聴くときには、目を見て相槌を打ち、聴くことに集中し、話が逸れそうになった場合や話題が変わりそうな場合には、話をまとめて内容を確認する。

E-P（教育計画）

1. 持参した図表を用いて苦痛の程度と対処方法との関連を説明する。

● 臥床し表情が穏やかなときに、起床可能かどうか、話をしてもよいか尋ね、了解が得られたらベッドサイドにて、苦痛時の対処方法について話し合いたいことを伝え、以下を行う。

① 苦痛のレベルを1〜10で表し、それに対する現在の対処方法（1. がまんする〜10. 薬を飲む）を書いた図表を見せる。

② 持参した図表の説明をし、理解度を確かめながら、本人の思いと合致しているかどうか尋ねる。

③ 苦痛の程度を数値で表現することが可能かどうか尋ねる。

④ 苦痛時の対処方法について、多くの方法をもっていたほうが、身体的（嘔吐や下痢、薬の副作用による眠気、ふらつきなど）にも今後一般社会で生活をするうえでも、本人にとってはよいことであると説明する。

2. 気持ちを落ち着かせるための方法として、呼吸法を説明する。

3. 新しい行動に移せたときには、笑顔でできた事実をはっきりとした口調で奨励する（成功体験獲得の促進）❿。

4. 話をしたくないときは遠慮なくそのように伝えてほしいと説明する。

5. 現在行っている対処法のよい点・悪い点について説明する⓫。

看護診断 #2	セルフケア促進準備状態（個人衛生に限定）

期待される結果

＜長期目標＞
#1と同様。

＜短期目標＞

1. 声かけにより、「ひげが伸びている」ということを手で触ったり、鏡を見たりして自分の言葉で表現することができる。 ──⓬

❽話の内容によって、適切な場所がある。ベッドサイドで話す場合に、周りの患者さんに影響を及ぼしたり、本人のプライバシーに障ったりすることが考えられる。安全・安楽な環境を守るためにも、話す場所には配慮する。また、話す時間の長さについても考慮しておく。患者さんは、人との距離のとり方が苦手であったり、疲労の感覚に気づきにくかったりするため、こちらから早めに気づいて切り上げるように心がける。そのために、話の内容だけでなく、話しながら表情や手足の動きにも目を向ける。さらに、異性の患者さんと学生が2人きりで閉鎖的な空間に長時間いるようなことが想定される場合、性的逸脱行為に発展する場合があるため、あらかじめ指導者や教員に相談し、話す場所や時間などについて検討しておく。

❾日々のスケジュールや目的をもった活動をすることができていないことから、自己への関心を意識するきっかけをつくる。

❿成功体験は、「自己効力感」を高める因子の1つであり、セルフケアにつながる。その他の因子には「モデリング」、「情緒的体験」、「言語的説得」がある。

⓫必要であれば、パンフレットなど図表を用いて、よい点・悪い点について本人の状況に沿った事実に基づき、具体的に列挙して説明を行う。

2. ひげを剃った後の気持ちを言葉で表現することができる。

3. OTや売店など、病棟外に出るときには声かけでひげを剃ることができる。

4. 声かけにより1日1回食後に歯磨きをすることができる。

5. 歯磨きを行った後の気持ちを言葉で表現することができる。

⑫

看護計画

O-P（観察計画）

1. バイタルサイン（体温、脈拍数、呼吸数、血圧）❸

2. 洗面・ひげ剃り：目やに（眼脂）はついていないか、ひげは伸びていないか。

3. 口腔内：食後に歯を磨いているか。別の時間に磨いているか。口臭はないか。うがいをしていることはあるか。

4. 髪の毛に乱れや悪臭はないか。

5. 着衣に乱れや悪臭、汚染はないか。

6. 排泄後の手洗いはできているか。

7. 爪は伸びていないか。

8. 鏡を見ていることはあるか。

9. 入浴前後、ひげ剃り前後の表情の変化。

10. 声かけで実施する場合の表情、発言内容、行動に移すまでの反応（スムーズか拒否があるかどうか）。

T-P（援助計画）

1. 常に話しやすい雰囲気を心がける、威圧的な態度や口調にならないよう支持的にかかわる。

2. 朝のあいさつ時、ひげが伸びている場合、ほかに異変がなければ、「ひげが少し伸びていると思うのですが、○○さんはどう思いますか」と話しかける。

3. 2に対し、伸びているとの発言があれば、次回の入浴時か今か、剃ってみることを提案する。

4. 2に対し、伸びていないという発言や伸びていても剃らないという発言があれば、毎回入浴時には剃っているため強要しない。

5. ひげを剃った後、以下のことを伝える。

● 見た目もすっきりしていて気持ちがよいと伝える。剃ったお顔のほうが素敵であると伝える。

● 本人はどのような気分か聞き、気分がよければ散歩や売店への買い物に行きましょうと伝える。

⑬

6. 歯ブラシ・歯磨き粉を買うことを提案する。

7. いつなら歯磨きをすることができるか話し合う⑭。

8. 歯磨きをした後、実施する前と比べてどのような気分になったか尋ねる。

9. ベッド周りはきれいに整頓されていて気持ちがよいことを伝える。

10. 歯磨き粉や歯ブラシの購入に付き添う。購入時には、自分で物品を選ぶように声かけ、見守りをすることを心がける。物品を選ぶ際に相談があれば応じる（11月○＋10日追加）。

11. 購入する発言や行動がみられなかった場合、買い物に行く話題を提供する（11月○＋10日追加）。

計画の根拠・留意点

（❸はP.201を参照）

⑫まずは現在できている部分のセルフケアを強化することから始め、実際に行動に移してみることで自己効力感を高め、他領域のセルフケア行動につなげる。

⑬こちらが適切であると考えることが必ずしも本人の価値観と合致するものではない。本人のニーズを尊重するためにも押しつけずに動機づけをするためにも、実行前と実行後の思いを確認する必要がある。しかし、今後の本人にとって、獲得必要なスキルであると判断した場合は、必要性を十分に説明し、どのような方法なら実行し、継続できるのか本人と相談することが重要である。現在できている部分を尊重し、介入をしてみて、本人にとってハードルが高いか支援によって達成可能かどうかを見きわめていく。まずは、実行してみて修正していけばよい。

⑭できない理由や思いについて追及をしても本人も表現することができないため、言葉につまっているようであればすみやかに話題を切り換え、混乱を避ける。説明は端的に行い、理解度を確認しながら進めていく。病識の乏しさゆえにわかっているようでもわかっていなかったり、わからないと言えなかったり、そもそもその説明を聞く気がないといったこともある。そのため、話し合いが必要な場合は、話し合える環境を整えることが必要である。

12. 付き添われることに拒否があれば同行せず見送る（11月○＋10日追加）。

E-P（教育計画）

1. 声をかけられてから剃った（歯を磨いた）場合でも自身でひげを剃った（歯を磨いた）ことを奨励する。

2. 自ら剃る（歯を磨く）ことができた場合には、自信がもてるよう、また次回にもつなげられるよう肯定的フィードバックを行う。

3. ひげを剃る（歯を磨く）ことは、退院して一般社会で生活するにも、対人関係を保つためにも大切なことであると説明する。

4. 歯を磨くことは、う歯や歯周病、口臭を防ぐためにも大切であることを説明する。

5. 毎日続かなくても、OTや売店へ買い物に行くときなど病棟を出るとき、ひげが伸びていれば剃るよう指導する。

6. 歯ブラシ・歯磨き粉を購入した場合は奨励し、1日1回は歯磨きをするよう指導する（11月○＋6日追加）。

❹

（❹はP.203を参照）

実施・評価

看護診断 #1	コントロールを知覚する十分な力がないことに関連した非効果的コーピング

11月○＋5日（受け持ち5日目）

実施計画 ❶	実施したこと	評価
■1朝、訪室前にカルテよりO-P5、7〜12、14について情報収集。 ■2朝、バイタルサイン測定時、O-P1〜6、9の観察、T-P1、2、13の実施。 ■3日中の活動に付き添いながら、O-P8〜17の観察、T-P1、5〜7、13、E-P4の実施。	●本日は入浴日であるため、これまでの習慣以外に新しいことを提示されることによる不安や抵抗をできるだけ回避するためにも、まずは普段の行動に付き添いながら観察と現在の気持ちを傾聴する❷ことに努めた。 ●話を聴いていると布団を頭からかぶって臥床されたため、	S ●「夜は眠れたよ。ときどきトイレに起きたけど」 ●「頭はすっきりしない。ぐちゃぐちゃしてる」 ●「のどが渇くというか、飲むんだね」 ●「水を飲むとね、スーッとする」、「頭が爆発しそうになることもある。ははは……」、「がまんできる」、「じゃあね」 ●「しゃべることないからね、話さない」 O 朝 ●BT36.0度、P80回/分、BP[6]126/76mmHg（脈拍数について、受け持ち2日目68、3日目76、4日目82）。 ●排便回数1回（有形）、腸蠕動音良好。

❶実習でかかわる際には、目的のあるスケジュールをもった活動を実施していなくても、ある程度1日の生活パターンは決まっている。その生活パターンに合わせて実施計画を立案していくことが大切である。

❷かかわりの初期は気持ちを聴くことを優先する。望ましい方向へ導くことは大切であるが、変わらないことに焦る必要はない。意思決定を支援する。

| | そのときはまた後で来ることを伝えてその場を去った。30分ほど時間をおいてから再度訪室して体調を尋ねた。 | ●夜間排尿3回。
●就寝0時、起床7時半ごろ。
●昨日〜夜間追加内服なし。
●体重：7時78.4kg、16時80.0kg。
●16時体重測定時、看護師より声をかけられてスムーズに測定している。
●本日追加内服はなし。
●体調を聴いていると、5分ほどで布団を頭からかぶって臥床する。
●午前中は、臥床しており昼食までに3回ほど飲水している。飲水時は、周囲に誰もいなくても何か独り言を言っている、表情は険しくない。声をかけると笑顔で返答あり。
●昼食後から午後の入浴までの2時間に飲水3回。

A ●病的体験が持続しており、それに対する対処として飲水をしたり、がまんしたりしている。受け持ち当初より脈拍数や体重の増加がみられ、学生である自分に対する緊張感を抱いている可能性がある。会話中に布団をかぶる行為は、病的体験や学生との関係から生じる不安や緊張感、脅威への対処の可能性もある❸。本人は学生に対する拒否的な言動はなく、頓服薬を内服したり、身体的な体調が崩れたり、睡眠が妨げられたりするまでには至っていないが、ストレスとなっている可能性があるため、焦らず引き続き言動を観察しながら付き添ってかかわっていく必要がある。 |

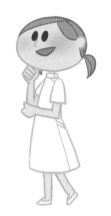

❸障害による影響やそれまでの生活背景によって、スムーズに習慣を変え、継続するためには時間がかかることを受け入れる。他者との関係をとること自体がストレスであり、脅威となることもある。

11月○+7日（受け持ち7日目）

実施計画	実施したこと	評価
❶朝、訪室前にカルテより、O-P5、7〜12、14について情報収集。 ❷朝、バイタルサイン測定時、O-P1〜6、9の観察、T-P1〜4、7、13、E-P1の実施。 ❸日中の活動に付き	●朝のバイタルサイン測定後に、話し合う了解が得られたため、ベッドサイドにて苦痛の程度と現在の対処方法について、図表を用いて話をした。 ●はじめは抵抗がみ	S ●「夜は眠れたよ。トイレに2回ぐらい起きたかな」、「朝は起こされたね」、「便は1回、普通だった」、「今？　ここで」、「よくわからないな〜。そういうのはいいよ」、「苦痛がないってことはないね。いつも苦しんでる」、「買い物とか散歩はいいね」 O ●23時就寝、7時半声かけで起床。 ●追加内服なし。 ●（昨日のカルテより）苦痛の訴えあるが頓

添いながら、O-P7
〜17、T-P1、4〜7、
13、E-P4の実施。

られたが、強い拒否
ではなかったため、
図表を見せて話しか
けた❹。見せると、
見始めたため、説明
を続け、言葉だけで
なく図表の数値を指
しながら苦痛の程度
と現在の対処法につ
いて対応づけ、その
場で記入した。

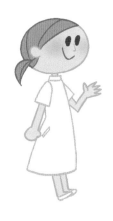

服の希望なく傾聴する。
●5日目体重：7時78.4kg、16時80.0kg。
●6日目体重：7時78.1kg、16時79.6kg。
●BT36.4度、P72回/分、BP128/68mm
Hg。
●腸蠕動音良好。
●苦痛5→対処法：がまん。
●苦痛10→対処法：頓服→苦痛5。
●苦痛7→対処法：水を飲む→苦痛5。
A ●一度は拒否がみられたが、実際にどんな
ことをするのか目の前で見せることで、始
めることができた。図表を患者さん自身で
記入してもらうことも可能かもしれないが、
はじめてであり、抵抗感を下げるためにも、
図表への記入は自分が行ったことで、無理
強いせず取り組むことができたと思われる。
●苦痛を数値で表現できることがわかり、
また、現在の対処法ではがまんをする程度
までであり、苦痛は常にあることもわかっ
た。その他の対処法についての提案に対し
ては、自ら方法を挙げたため、明日実践し
て、作成した図表に書き込むこととする。
書き込めた際には、苦痛の軽減の程度につ
いて数値にて確認し実感を得ることができ
るような声かけを行う。

実施・評価の視点

❹新しいことを始める際
は、抵抗や拒否がみら
れる。自分が患者さん
にとって脅威ではなく、
安心感をもってもらえる
ような関係づくりを心が
け、現在の状況を受け
止めることからゆっくり
と介入していく。また、
意欲や関心が低下した
状態であるため、「した
くない」のではなく、「そ
のような気持ちにならな
い・なれない」ことも考
えられる。気持ちを尊
重することは大切である
が、要望のままに受け
入れていては、セルフ
ケアへの援助とはなら
ない。本人にとって必
要なことであれば、納
得できるような説明と、
導きが求められる。
❺日々の日課については
習慣がついているため、
朝の時点でその日の予
定を確認しておくことで
患者さんもスケジュール
を意識することができ
る。そして、スケジュー
ルを立てることは、活動
と休息のバランスを維
持するセルフケア行動
にもつながり、対処方
法を見出し実践する機
会をつくることが可能と
なる。
（❻の解説P.207参照）

11月○＋10日（受け持ち10日目）実習終了日

実施計画	実施したこと	評価
❶朝、訪室前にカルテより、O-P5、7〜12、14について情報収集。❷朝、バイタルサイン測定時O-P1〜6、9の観察、T-P1〜4、7、8、10〜13、E-P1〜4の実施❺。❸日中の活動に付き添いながら、O-P7〜17の観察、T-P1、4〜13、E-P3、4の実施。	●散歩の提案、付き添い、実施できて気分が変わったかどうか確認し、図表に記入した。●散歩中は表情もよく、自分自身も気分がよくなったことを伝え、今後、水を飲む以外にもときどき散歩に出るよう提案した。	S ●「散歩行こうか」●「散歩はいいね、頭がすっきりする」●「4ぐらいかな」●「これはいいよ」O ●入浴後、自ら話しかけあり。●散歩中は逸脱行動や飲水なく、終始穏やかな表情。病棟内よりも独語がない。●散歩時間は20分程度。●散歩中に気分を数値で聞くと、スムーズに返答あり。散歩後いっしょに図表に記入時、患者さん自身で行うことについては笑顔で拒否❻。A ●図表に自ら記入することはなく、今後も記入をすることについては拒否があること

から、作成した図表を継続することはできない。しかし、これまで病棟内だけで何とか苦痛をやり過ごしてきた患者さんであったが、散歩をすることによって少しは軽減することを数値によって知ることができたのではないかと考える。

●数値については、その量的意味がどれだけ本人に認識できているかは不明であるが、実際に行動に移せたことで笑顔もみられ、肯定的な言葉もみられたことから成功体験の積み重ねに寄与するものであり、効果的であったと考える。

看護診断 #2	セルフケア促進準備状態（個人衛生に限定）

11月○＋5日（受け持ち5日目）午前中OT、午後入浴日

実施計画	実施したこと	評価
1 O-P1、7、8、9の観察、T-P1～4の実施。 **2** E-P1～3の実施。	●短期目標1～3に対して実施した。 ●朝のバイタルサイン時にひげが伸びているかどうか観察し、伸びていたためT-P2、3を実施した。 ●入浴前に臥床していたためひげ剃りを提案し、洗面所へ誘導すると自らひげを剃っていたため、T-P5、E-P1～3を実施した。	S ●「伸びているかな」、「お風呂入るときに剃る」 　●「そうだね」、「これでいいかな」 O ●ひげを指摘すると手であごを触る。 　●入浴前に訪室すると臥床していたが、声をかけると抵抗なく起き上がり、洗面所に向かって鏡を見ながら自分で剃る。剃り残しがあるため指摘をすると、ていねいに剃り仕上げる。剃った後には笑顔でこちらに確認をする。 A ●指摘をすることによって、ひげが伸びているという自覚を促すことができた。しかし、剃るという行動にはすぐには移せない。意欲低下や長期入院生活により受動的になっており、<u>感情が平板化していることも影響している</u>**❼**と思われる。身だしなみを整えることに対する意識づけは社会生活を営むなかで培われると思われる。動機と行動が結びつくように、単にひげ剃りを勧めるのではなく、きっかけと併せて行動する機会を提供していく。 　●T-P2、5に対する反応に乏しいため、次回、病棟外に出る機会があるときに再度

実施・評価の視点

❻学生の計画を実行する（作成したものに取り組む）ことが目的なのではなく、患者さんのセルフケアを支援することが目的であるため、今回のように実習中作成したものは、セルフケア支援の1つの手段であることに留意する。

❼感情が平板化している場合に、刺激を与えていくことは大切であるが、言葉で表現することは難しい場合もある。気持ちを表現することを求めるよりも、その状況や環境について、こちらが楽しいとか気持ちがよいとか、「快」の感情を言葉で伝えて示していくことだけでも意味があると考える。そのことによって、気づきを得ることが可能になる場合もある。

		伝えていく。
		●実施したことを肯定的にフィードバックするためにも明日改めて、ひげを剃って気持ちがよいことを伝える❽。
		●目標1については達成。目標2については確認できていないため、次回ひげ剃り後に確認する。目標3については、次回出かける機会があるときに実施し達成につなげていく。

11月○＋6日（受け持ち6日目）

実施計画	実施したこと	評価
❶O-P2の観察、T-P6、7、E-P1〜5の実施。 ❷昨日のひげ剃りの肯定的フィードバックを行う。	●昼食後の行動観察と、歯ブラシや歯磨き粉の購入の提案を行った。購入に対しては抵抗がなかったため、看護師に確認をして明日買いに行くことにした。❾ また、歯を磨くことの必要性について説明した。 ●ひげがそれほど伸びておらず、これまでよりも表情がよくみえて気持ちがよく、素敵であることを伝えた。また、声をかけられる前に自分でできるようになれるとよいのですが、毎日ではなくても病棟の外へ出るときには鏡を見て伸びていれば剃るようにしてみてはどうか伝えた（E-P1〜4）。	S ●「歯ブラシと歯磨き粉がないからね」、「朝磨く」、「買いに行こうか」 O ●食後に歯磨きやうがいをすることはなく、ベッドに戻った。 ●口臭がある。 ●購入の提案に対しては抵抗がなく、淡々とした表情である。 ●ひげ剃りについては笑顔がみられた。 A ●ひげ剃りと同様に、歯磨きに対する意識は低いが、提案には拒否がないため、実施できるよう歯磨き粉や歯ブラシの購入に付き添うこととする。購入時には、自分で物品を選ぶように声かけ、見守りをすることを心がける。物品を選ぶ際に相談があれば応じる。本日は購入することに拒否がみられなかったが、その必要性が乏しいと思われるため、明日改めて買い物に行く話題を提供する。付き添われることに拒否があれば同行せず見送る。購入された場合は奨励する。 ●ひげ剃りについて伝えたことに対しては笑顔がみられたため、無理のないよう引き続き実施できるよう支援する。T-P10、11、E-P6追加。

11月○＋10日（受け持ち10日目）実習終了日

実施計画	実施したこと	評価
❶朝のバイタルサイン測定時、O-P1〜4	●朝のバイタルサイン測定時に歯磨き実	S ●「触って伸びてるかなと思って剃ったよ」、「すっきりしたね」、「歯磨きはしてな

実施・評価の視点

❽患者さんは苦痛や不安、脅威、あきらめのなかで否定的、消極的となり、「楽しい」、「うれしい」などの「快」感情が生まれ養われる機会が制限されている。患者さんに関心を持ち続け、「快」、「肯定的」感情を提供することは自尊心、自己効力感を高め回復への糸口となる。認められることで自己・自信を取り戻していく。

❾日用品など何か購入しようとするときには、金銭の自己管理を行っていない場合があるため、事前に看護師に確認をしておく必要がある。また、患者さんによって金額や内容が決められていたり、すでに購入済みであったり、家族が用意してくれる場合などがある。そして、買い物は病棟外に出ることでさまざまな体験が得られ、患者さんの健康的な場面や違った側面もみられるよい機会である。出かける際には安全に留意し、買い物に行く際の注意（観察・介入）点も具体的に立案しておくことが求められる。

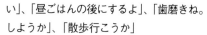

の観察、T-P1〜4、7、12の実施。

2 入浴前後、O-P3〜9の観察、T-P1、4、5の実施。

3 実行後、E-P1〜5の実施。

施の有無と、ひげ剃りについて観察した。

●歯磨きは実施していなかったが、非難せずいつならできるか再度話し合った**⑩**。昼食後、そのままベッドに臥床し歯磨きをする様子がみられなかったため、声かけをしていっしょに行った。

●ひげ剃りは、前回いっしょに実施して以降、声かけにより毎日実施していたが、本日はすでに行っていたため、T-P5、E-P2、3、5を実施した。散歩に行く前に鏡の前に立って、いっしょに身だしなみを確認した。

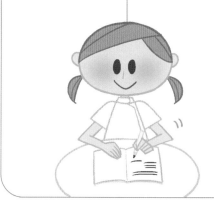

い」、「昼ごはんの後にするよ」、「歯磨きね。しようか」、「散歩行こうか」

O ●朝のバイタルサイン測定時にはすでにひげは剃られていた。

●T-P5に対して笑顔がみられた。

●朝、歯磨きはしていないが、口臭はしない。

●声かけに表情は笑顔で返答あり、昼食後の歯磨きにも抵抗はみられなかった。

●歯磨きの方法は粗雑であった。

●頭髪や着衣に乱れはない。やや爪が伸びていたため指摘するとスムーズに自身で爪を切った。

●散歩前にいっしょに鏡を見ることに抵抗はなく、髪の毛やあごを触っていた。

A ●ひげ剃りについては、自ら行動し実施できた。毎日、声をかけている成果であるとも考えられるが、開始してからまだ5日目であるため、習慣化できるように引き続き支援していく。目標1、2は達成。目標3に対しては、社会生活を送るうえで朝ひげを剃るという習慣を取り戻すことを想定しながらも、まずはひげ剃りの必要性を認識してもらうための、ひげを剃る動機づけをするために設定したものであった。そのため、朝ひげを剃ることを目標にはしなかったが、毎朝こちらから確認をしていたことが実施につながったのではないかと考える。目標の設定として、妥当ではなかったと考える。

●歯磨きについては、本人と相談し、幅をもたせることで実施できた。目標は達成したが、今後も引き続き、確認、声かけをしていく必要がある。

実施・評価の視点

⑩「したくない」という意思表示がないのであれば、実施しない要因（忘れている、精神症状に左右されている、方法を知らない、など）を探り、どうすればできるようになるのか本人と話し合い、実施できるよう支援する。

<略語一覧>
※1【BT】body temperature：体温
※2【P】pulse：脈拍
※3【R】respiration：呼吸（数）
※4【BMI】body mass index：体格指数、肥満指数。体重（kg）÷［身長（m）］^{2}
※5【OT】occupational therapy
※6【BP】blood pressure：血圧

サマリー（看護要約）

#1 | コントロールを知覚する十分な力がないことに関連した非効果的コーピング

実施内容	評価	自己評価
●受け持ち5日目：入浴日であり、ひげ剃りについてかかわる予定であったことより、これまでの習慣以外に新しいことを提示されることによる不安や脅威、拒否、抵抗を回避するためにも、まずは普段の行動に付き添いながら観察することと現在の気持ちを傾聴することに努めた。布団を頭からかぶって臥床されたときはその場を去って、30分ほど時間をおいてから再度訪室して体調を尋ねた。 ●受け持ち7日目：朝のバイタルサイン測定後に、話し合う了解が得られたため、ベッドサイドにて苦痛の程度と現在の対処方法について、図表を用いて話をした。はじめは抵抗がみられたが、強い拒否ではなかったため、図表を見せて話しかけた。見せると、見始めたため、説明を続け、言葉だけでなく図表の数値を指しながら苦痛の程度と現在の対処法について対応づけ、その場で記入した。 ●受け持ち10日目：散歩の提案、付き添い、実施できて気分が変わったかどうか確認し、図表に記入した。散歩中は表情もよく、自分自身も気分がよくなったことを伝え、今後、水を飲む以外にもときどき散歩に出るよう提案した。	●一度は拒否がみられたが、実際にどんなことをするのか目の前で見せることで、図表を用いて始めることができた。図表に患者さん自身で記入をしてもらうことも可能かもしれないが、はじめてであり、抵抗感を下げるためにも、図表への記入は自分が行ったことで、無理じいせず取り組むことができ、目標1達成はできた。また、現在の対処法ではがまんをする程度までであり、苦痛は常にあることが明らかになった。その他の対処法についての提案に対しては、自ら散歩を挙げることができ、図表を用いて苦痛の程度を図ることができ、目標2〜5も達成できた。 ●図表に患者さん自身で記入することはなく、今後も記入をすることについては拒否があることより、作成した図表を継続することはできない。しかし、これまで病棟内だけで何とか苦痛をやり過ごしてきた患者さんであったが、散歩をすることによって少しは軽減することを数値によって知ることができたのではないかと考える。 ●数値については、その量的意味がどれだけ本人に認識できているかは不明であるが、実際に行動に移せたことは、感情を言葉で表現することもでき、さらには成功体験の積み重ねに寄与するものであり、効果的であったと考える。	●苦痛に対して、本人が行っている対処方法を尊重しながらかかわることができた。今後に向けて、散歩だけでは対処方法としては不十分であると思われるため、OT活動に対しても、もう少し動機づけができるような介入をすることができたかもしれない。

#2 | セルフケア促進準備状態（個人衛生に限定）

実施内容	評価	自己評価
●受け持ち5日目：朝のバイタルサイン時にひげが伸びているかどうか観察し、伸びていたためT-P2、3を実施した。入浴前に臥床していたためひげ剃りを提案	●長期入院生活でパターン化した受動的な生活、意欲低下、社会性の低下により周囲への関心が低下し、個人衛生を保つセルフケアが不足していたが、退院したいという気持ちを強みとし	●身だしなみについて、他者から、しかも年下の学生から指摘をされることに対し、自尊心や羞恥心（しゅうちしん）に触れ、関係が

し、洗面所へ誘導すると自らひげを剃っていたためT-P4、E-P1〜4を実施した。

●受け持ち6日目：昼食後の行動観察と、歯ブラシや歯磨き粉の購入の提案を行った。購入に対しては抵抗がなかったため、看護師に確認をして翌日買いに行くことにした。歯を磨くことの必要性について説明した。

●受け持ち10日目：

▶ひげが剃れるほど伸びておらず、これまでよりも表情がよく見えて気持ちがよく、素敵であることを伝えた。また、声をかけられる前に自分でできるようになれるとよいのですが、毎日ではなくても病棟の外へ出るときには鏡を見て伸びていれば剃るようにしてみてはどうか伝えた（E-P1〜4）。

▶朝のバイタルサイン測定時に歯磨き実施の有無と、ひげ剃りについて観察した。

▶歯磨きは実施していなかったが、非難せずいつならできるか再度話し合った。昼食後、そのままベッドに臥床し歯磨きをする様子がみられなかったため声かけをしていっしょに行った。

▶ひげ剃りは、前回いっしょに実施して以降、声かけにより毎日実施していたが、本日はすでに行っていたため、T-P5、E-P2〜4を実施した。

▶散歩に行く前に鏡の前に立って、いっしょに身だしなみを確認した。

て介入を行った。

●入浴は自身で行動できているため、声かけでできているひげ剃りについてセルフケア行動がとれるよう支援した。

●歯磨きについても同様に、歯磨きを行う習慣が欠如していたものの、道具がない、という理由を述べることができたため、購入して準備を整えることから始めた。

●さらに、身だしなみについては、自尊心を傷つけることのないような声かけ、自己への気づきが図られるように心がけ、目標を設定した。ひげが伸びていることへの指摘については、受け持ち5日目で、学生の自分への受け入れも拒否がなく関係がとれてきた入浴日に行った。結果、これまでどおり声かけでひげを剃るということであったが、自分であごに手をあてて確認する行動がみられ、気づきを図ることができた。

●鏡を見ながらいっしょに行うことで、ひげを剃って見た目にもきれいになること、他者からの印象が変わること、気分が変わることについて、実際に体験することができたと思われる。翌朝には、ひげを剃ったことに対する肯定的フィードバックを行った。以降、毎朝、声をかけることを続け負担になるかとの懸念もあったが、受け持ち10日目の朝には自ら実施することができ、散歩に行くこともできた。目標1、2は達成できた。

●目標3については、社会生活を送るうえで朝ひげを剃るという習慣を取り戻すことを想定しながらも、まずはひげ剃りの必要性を認識してもらうための、ひげを剃る動機づけをするために設定したものであった。そのため、朝ひげを剃ることを目標にはしなかったが、毎朝こちらから確認をしていたことが実施につながったのではないかと考える。目標の設定として、妥当ではなかったと考える。

●歯磨きについては、物品を購入することができ、習慣化には至っていないが、声をかけて実践することができたため目標4は達成できた。

壊れてしまわないかという不安があったが、それまでの関係づくりをゆっくりと進め、入浴日という時期を見計らって介入し始めたことが実践へとつながったと思われる。また、学生（女性）に言われることで、男性としての自覚を刺激することができたのではないかと考える。

●清潔セルフケアについては、周囲の環境整備という点で、ベッド周囲が乱雑となっていたり、衣装ケース内が整理整頓されていなかったりしたことについても、はじめは問題に挙げていた。しかし、一度にいろいろとかかわることは、本人にとって負担であり、さらに、声かけで実践できたとしてもその場限りとなる可能性があるため問題から下げた。かかわりを続けていくなかで、ゴミはゴミ箱に捨てたり、衣類を衣装ケースに片づける際に、本人なりにたたんで収めたりしていることがわかった。また、タイミングをみながら声をかけると少し修正することができた。患者さんを継続的にみてかかわっていくことの重要性を実感することができた。

＜引用文献＞
1. 南裕子，稲岡文昭 監修，粕田孝行 編：セルフケア概念と看護実践－Dr. P.R.Underwoodの視点から．へるす出版，東京，1987：37.
2. 南裕子，稲岡文昭 監修，粕田孝行 編：セルフケア概念と看護実践－Dr. P.R.Underwoodの視点から．へるす出版，東京，1987：28.
3. ジュディス M. シュルツ，シェイラ L. ヴィデベック 著，田崎博一，阿保順子，佐久間えりか 監訳：看護診断にもとづく精神看護ケアプラン 第2版．医学書院，東京，2007：169.

＜参考文献＞
1. 南裕子，稲岡文昭 監修，粕田孝行 編：セルフケア概念と看護実践－Dr. P.R.Underwoodの視点から．へるす出版，東京，1987.
2. 岩瀬信夫，柴田恭亮，堤由美子 編：ケーススタディ 精神看護診断ガイド事例を中心とした看護過程展開の実際．ヌーヴェルヒロカワ，東京，2002.

成人の検査基準値一覧②

生化学検査

検査項目		基準値の範囲
電解質・金属	血清ナトリウム（Na）	● 137〜145mEq/L
	血清カリウム（K）	● 3.5〜5.0mEq/L
	血清カルシウム（Ca）	● 8.4〜10.4mg/dL
	血清鉄（Fe）	● 男性：50〜200μg/dL ● 女性：40〜180μg/dL
	血清クロール（Cl）	● 98〜108mEq/L
	血清マグネシウム（Mg）	● 1.7〜2.6mg/dL
タンパク関連・含窒素成分	血清総タンパク（TP）	● 6.7〜8.3g/dL
	血清アルブミン（Alb）	● 3.8〜5.3g/dL
	血清尿素窒素（BUN）	● 8〜20mg/dL
	血清クレアチニン（Cr）	● 男性：0.6〜1.0mg/dL ● 女性：0.4〜0.8mg/dL
	クレアチニンクリアランス（Cor）	● 80〜110mL/分
	血清尿酸（UA）	● 男性：3.8〜7.0mg/dL ● 女性：2.5〜7.0mg/dL
	血清ビリルビン	● 総ビリルビン：0.2〜1.0mg/dL ● 直接ビリルビン：0.0〜0.3mg/dL ● 間接ビリルビン：0.1〜0.8mg/dL
	アンモニア（NH_3）	● 40〜80μg/dL
糖質	血糖（BS）	● 70〜109mg/dL
	糖化ヘモグロビン（HbA1c）	● 6%未満
脂質	総コレステロール（TC）	● 120〜219mg/dL
	HDL-コレステロール（HDL-C）	● 40〜65mg/dL
	LDL-コレステロール（LDL-C）	● 65〜139mg/dL
	リポタンパク	● HDL→男性：29〜50%、女性：34〜53% ● VLDL→男性：8〜29%、女性：3〜23% ● LDL→男性：30〜55%、女性：33〜53%
	トリグリセリド（TG）	● 30〜149mg/dL
酵素	AST（GOT）	● 10〜40U/L
	ALT（GPT）	● 5〜45U/L
	アルカリホスファターゼ（ALP）	● 80〜260U/L
	乳酸脱水素酵素（LDH）	● 120〜245U/L ● LDH 1：20〜35% ● LDH 2：30〜40% ● LDH 3：20〜30% ● LDH 4：5〜15% ● LDH 5：2〜15%
	クレアチンキナーゼ（CK）	● 男性：50〜197U/L ● 女性：32〜180U/L
	アミラーゼ（AMY）	● 60〜200U/L
	γグルタミルトランスペプチダーゼ（γ-GT）	● 男性：10〜50U/L ● 女性：9〜32U/L
	コリンエステラーゼ（ChE）	● 214〜466U/L
	トリプシン	● 100〜550ng/mL

検査項目			基準値の範囲
その他	血液ガス	pH	●7.35〜7.45
		PaCO₂	●35〜45Torr
		PaO₂	●80〜100Torr
		HCO₃⁻	●22〜26mEq/L
		BE	●−2〜＋2mEq/L

一般検査

検査項目		基準値の範囲
尿検査	尿 pH	●4.5〜7.5前後
	尿比重	●1.015〜1.025
	尿糖（US）	●定性：陰性（−） ●定量：100mg／日未満（蓄尿）
	尿タンパク	●定性：陰性（−） ●定量：150mg／日未満（蓄尿）
	尿潜血	●定性：陰性（−）
	尿ケトン体	●定性：陰性（−）
	ビリルビン	●定性：陰性（−）
	ウロビリノゲン	●弱陽性（±）
便検査	便潜血	●陰性（−）
	寄生虫卵検査	なし

免疫血清学検査

検査項目	基準値の範囲
抗核抗体（ANA）	●陰性（40倍未満[IFA 法]）
リウマトイド因子（RF）	●定性：陰性（−） ●定量：20U／L 未満
C 反応性タンパク（CRP）	●0.30mg/dL 以下
抗ストレプトリジン O（ASO）	●成人：166ToddU 以下 ●小児：250ToddU 以下
B 型肝炎ウイルス（HBV）	●HBs 抗原：陰性（−） ●HBs 抗体：陰性（−） ●HBe 抗原：陰性（−） ●HBe 抗体：陰性（−） ●HBV-DNA：30cpm 未満（RA 法）
C 型肝炎ウイルス（HCV 抗体）	●HCV 抗体定性：陰性（−） ●HCV-RNA 定性：陰性（−） ●HCV-RNA 定量：検出なし ●HCV ウイルス型：いずれの型も検出なし

プチナースBOOKS

領域別　看護過程展開ガイド　第2版

地域・在宅　成人　老年　小児　母性　精神

2015年3月4日	第1版第1刷発行	編　著	任　和子
2021年4月10日	第1版第7刷発行	発行者	有賀　洋文
2022年4月18日	第2版第1刷発行	発行所	株式会社　照林社
2024年7月24日	第2版第2刷発行		〒112-0002

東京都文京区小石川2丁目3-23
電　話　03-3815-4921（編集）
　　　　03-5689-7377（営業）
https://www.shorinsha.co.jp/
印刷所　大日本印刷株式会社